Vierundzwanzig Meister-Lektionen zur

MAZDAZNAN

Wiedergeburts- und Familien-Kunde

Von

Dr. O. Z. A. Hanish

(1844 - 1936)

Begründer

der internationalen und interdenominationalen

Mazdaznan-Bewegung

1956 in deutscher Sprache bearbeitet und herausgegeben von

Dr. Otto Rauth M.D., Ph.D.

(1881 - 1967)

ehem. Elektor der deutschsprachigen Mazdaznan-Bewegung

leicht überarbeitete

22. Auflage

2005

Verlag MAZDAZNAN GmbH

Verlag Mazdaznan GmbH
Zur Ziegelhütte 13
D - 76228 Karlsruhe
Tel: 0721-9453144
Fax: 0721-9453148
Verlag@Mazdaznan.de

ISBN: 3-938678-03-8

Zum Geleit

Das Ziel
dieser Wiedergeburts- und Familien-Kunde
ist nicht,
die Welt an Haupt und Gliedern
zu reformieren.

Aber jedem und allen
den Weg zu weisen,
wie der Mensch durch Entfaltung
seiner Körper- und Geisteskräfte
zur Verwertung aller
seiner Fähigkeiten, Gaben und Talente
gelangen kann,
wird den Fortschritt mehr fördern
als alle Opfer, die von
Märtyrern, Heiligen und Weisen
gebracht worden sind.

Sobald auch nur einige
wenige anfangen fortzuschreiten,
folgen bald viele nach
und je mehr Einzelne beginnen,
ein individuelles, selbstbewusstes, freies Leben
zu führen, um so leichter
kann sich die Masse sozialisieren.

„Gott geht geheimnisvolle Wege,
seine Wunder zu vollziehen.“

MEISTER
DR. O. Z. A. HANISH

Vorwort

Die Grundlage dieser „Wiedergeburts- und Familien-Kunde“ bildet das Werk „Innere Studien“, das **Meister Dr. O. Z. A. Hanish** 1902 in Chicago in englischer Sprache erscheinen ließ und das der deutsche **Botschafter** der Mazdaznan-Bewegung **David Ammann Ph. D.** in die deutsche Sprache übertragen und 1909 in Leipzig als Mazdaznan-Wiedergeburtslehre veröffentlicht hat, die 1929 die 9. bis 20. Auflage und bis 1935 eine ständig wachsende Nachfrage erlebte.

Die weltgeschichtlichen Ereignisse verhinderten dann die Weiterverbreitung. Nun ist fast ein Vierteljahrhundert ins Land gegangen und die weltlichen Verhältnisse steuern unter dem Druck des **Zeitgeistes** zunächst auf die **wirtschaftliche Befriedigung der Welt** zu, woraus aber von selbst das Streben nach einer **höheren Kulturstufe** erwächst, die den kommenden **Menschheitsstaat** vorbereitet.

Für dieses Ziel hat sich die „Mazdaznan-Wiedergeburtslehre“ seither schon eingesetzt und den Samen ausgestreut, der nun aufzugehen beginnt. Aber es ist noch **viel Aufklärung nötig**, bis die Menschheit das Ziel erreicht. Deshalb ist die **Weiterverbreitung** der Wiedergeburtskunde ein dringendes Gebot der Gegenwart.

Gegenüber der letzten Auflage aus dem Jahre 1929 sind viele **wichtige Ausführungen** des Meisters Dr. O. Z. A. Hanish **neu in das Werk aufgenommen** worden, das dadurch den Titel „Mazdaznan-Wiedergeburts- und Familien-Kunde“ verdient und auch dem Besitzer einer früheren Ausgabe neue Offenbarungen vermittelt.

Wer das Werk nicht nur **liest**, sondern sich in ernstem Studium hinein **vertieft** und die Anweisungen und Winke **befolgt**, soweit die innere Stimme ihn dazu treibt, wird das Werk als **eine Perle** betrachten, deren Wert alle Schätzung übersteigt und alle Zeiten überdauert und an deren Glanz sich ungezählte Geschlechter erfreuen können und werden. Sei dem so!

Leipzig, am 29. Februar 1956 — Dr. Rauth

Inhaltsverzeichnis

1. KAPITEL

Wiedergeburts-Kunde

1. Lektion Der Universal-Zustand 11

2. Lektion Der Kollektiv-Zustand 15

3. Lektion Der Individual-Zustand 17

4. Lektion Der rechte Weg 22

2. KAPITEL

Ordnung im Körper

5. Lektion Der morgenländische Sitz 37

6. Lektion Die Lenden gürten 40

Leibgürtel 42

7. Lektion Darm-Schmarotzer 45

1. Wurm-Kur 55; 2. Wurm-Kur 55; 3. Wurm-Kur 55; 4. Wurm-Kur 56; 5. Wurm-Kur 56; 6. Wurm-Kur 56

8. Lektion Darmfieber 58

Fieber-Mittel 58; Schleichendes Darmfieber 59; Darm-Bad 61; Die Dauer der Darmbade-Kur 62; Der Darmbade-Apparat 62; Das Wasser zum Darmbad 62; Der 1. und 2. Einlauf 63; Der 3. Einlauf 64; Zusätze zu den Einläufen 64; Nach den Einläufen: 66; Die Zeit für die Darmbäder 66; Die Ernährung während der Kur 66

9. Lektion Fasten-Ordnung 68

Der wöchentliche Fasttag 68; Fasten als Volkssitte 70; Die beste Zeit zum Fasten 73; Vorbereitung auf das Fasten 74; Der Ort des Fastens 76; Der Fastengang 77; Das Fastenbrechen 81

3. KAPITEL

Das Geschlecht

10. Lektion Die Geschlechtsorgane 89

11. Lektion Weiblich und Männlich 94

12. Lektion Die weiblichen Organe 102
Die Monats-Regel 103; Die Monats-Pflege 107; Monats-Regel und Neumond 110; Zunehmender Mond 111; Hymen-Lösung 114; Curettement 114; Bauchmuskel-Übungen 115

13. Lektion Die männlichen Organe. 118
Pflege des Neugeborenen 127; Die Beschneidung 128; Die Geschlechtsreife 131; Die Waschungen 132; Heiße Sitzbäder 133; Kalte Sitzbäder 135; Wechsel-Bäder 136; Sitzbad-Übung 137; Samen-Verluste 139; Verjüngungs-Kuren 142; Kali-Kur 143; Zimtöl-Kur 145; Menphor-Kur 146; Selbst-Beobachtung 147

4. KAPITEL

Die unbefleckte Empfängnis

14. Lektion Der Lichtkörper 151

15. Lektion Die Lichtsamen 166

16. Lektion Die Lichtbäder 172

17. Lektion Das Lichtfest 183

5. KAPITEL

Die Ehe

18. Lektion Das Universal-Verhältnis 197

19. Lektion Das Kollektiv-Verhältnis 207

20. Lektion Das Individual-Verhältnis 219

6. KAPITEL

Familienkunde

21. Lektion Die Eltern 235

22. Lektion Die Vorausbestimmung des Geschlechtes 244

23. Lektion Die vorgeburtliche Erziehung 254

24. Lektion Die Familien-Erziehung 266

Kombi Darm- und Scheidenspülsystem 291

Stichwortverzeichnis 293

1. KAPITEL

Wiedergeburts-Kunde

1. Lektion

Der Universal-Zustand

Gott ist der große Meister der Wiedergeburt. Er ist der Urheber, Schöpfer und Gestalter aller Lebensformen und der größte aller Künstler, da er den **Entwicklungsgang** eingeleitet hat, dessen Ziel der **Mensch** und seine Vervollkommnung ist. Daher ist die Wiedergeburtskunde die alles einschließende **Schöpfungs- und Entwicklungskunde,** die soweit zurückliegt, wie das Leben selbst. Sie ist unbegrenzt nach Höhe, Breite und Tiefe und kann daher nicht ausgeschöpft werden. Denn sie vermittelt uns nicht nur die Wissenschaft des schon Erschaffenen, sondern auch die des Wieder- oder Neuschaffens. Auf den Ebenen der irdischen Offenbarungen umfasst sie vor allem die Wissenschaft von der bewussten **Schöpfung, Entwicklung und Vervollkommnung des Menschen.**

Alle Menschen ohne Ausnahme sollten darum in der Wiedergeburtskunde vollständig bewandert sein und sich dadurch der **Verantwortung** ihres Schöpfertums bewusst werden und die **Schöpfungskunst** erlernen. Denn von deren bewusster und gewissenhafter Handhabung hängt der künftige Fortschritt des Einzelnen und der ganzen Menschheit ab, da gegenwärtig der Samen gesät wird, aus dem die künftigen Geschlechter emporwachsen, und der heute in der Entwicklung begriffene Mensch muss seine Kenntnisse und seine Erkenntnis auf dem Gebiete der Wiedergeburtskunde erweitern, damit sich im künftigen Menschen die **Vollkommenheit** offenbaren kann oder damit der Zustand der Vollkommenheit sich allmählich verwirklicht.

Daher ist **Aufklärung** auf allen Gebieten der Wiedergeburtskunde das, wessen die Welt heute am meisten bedarf. Denn der Mensch kann nur dann mit dem auf Fortschritt drängenden Zeitgeist Schritt halten, wenn er sich den Weg zu einem höheren Menschentum ebnet, indem er das ihm eingeprägte Bild göttlicher Vollkommenheit mittels seiner Körperlichkeit offenbart oder das Siegel der Göttlichkeit an seiner Stirn trägt.

Unwissenheit kann heute nicht mehr als Entschuldigung auf solchen Gebieten gelten, auf denen sich jeder betätigt und durch seine Betätigung entscheidenden **Einfluss auf die Gestaltung der Zukunft** übt. Das gilt ganz besonders auf dem Gebiete der **Naturgesetze**, die sich auf die Erzeugung, Entwicklung und Vervollkommnung menschlichen Lebens beziehen. Wo die Gesetze nicht beachtet werden, gleichviel ob aus Mangel an Kenntnis und Selbstbeherrschung oder aus Gleichgültigkeit und Willkür, kommt es zum Stillstand der Entwicklung oder zum Rückschritt.

Deshalb ist es die oberste **Pflicht jeder Regierung**, die Wiedergeburtskunde zu verbreiten und der Gesamtheit die Erfüllung der Wiedergeburtsgesetze zu erleichtern. In allen öffentlichen Schulen sollte die Wiedergeburtskunde wie Lesen, Schreiben und Rechnen als **Lehrfach** eingeführt werden, damit schon den Kindern die Grundlage der Wiedergeburt durch Belehrungen und Übungen nahe gebracht werden und ihr steter Fortschritt körperlich, moralisch und geistig gesichert ist. Dann tritt die schulentlassene Jugend mit einem **höheren Lebensziel** ins Leben hinaus und wird, obwohl sie sich ihre individuelle Freiheit bewahrt, zu nützlichen, geachteten und schöpferischen Mitgliedern der menschlichen Gesellschaft.

Wo sich dann erwachsene Männer und Frauen zur Gründung einer **Familie** verbinden, sind sie sich bewusst, dass sie durch Befolgung der Wiedergeburtsprinzipien gesunde, befähigte und geweckte Kinder ins Leben rufen, und werden sich deshalb aus eigenem Antrieb auf die **Elternschaft vorbereiten**. Die Männer und Frauen, die sich noch nicht mit der Wiedergeburtskunde vertraut gemacht haben, müssen Gelegenheit bekommen, in **Mütterschulen** und **Abendschulen** für Erwachsene über ihre Pflichten und ihre Verantwortung gegenüber der Gesamtheit belehrt zu werden.

Denn solange die Eltern ihre Leidenschaft nicht zügeln können, vermehren sie die Menschheit durch **unerwünschte, ungewollte, unwillkommene Kinder**, die ins Dasein hineingezwungen worden sind und schließlich den Eltern und der Gesamtheit zum Fluche werden. Kinder, die im Dunkel der Unwissenheit und des Aberglaubens gezeugt und geboren werden, können unmöglich den Anforderungen einer aufgeklärten fortschrittlichen Zeit genügen, sondern werden im Gegenteil die minderen Zustände, die ihnen angeboren sind, verewigen und damit den **Fortschritt der Gesamtheit bedrohen**.

Jede noch natürlich empfindende **Mutter** ist sich der Verantwortung bewusst, die sie durch die Mutterschaft dem Kind und der Gesamtheit gegenüber trägt, und ist dankbar, wenn ihr der sichere Weg des Erfolgs gezeigt und geebnet wird. Wenn sie schon die **Verantwortung und die Bürde der Mutterschaft** auf sich nimmt, so verdient sie es, dass die Gesamtheit solche **Vorkehrungen** trifft, die ihr die Segnungen einer bewussten und gewollten Mutterschaft sichern und dafür bürgen, dass ihre Kinder ihr volles Erbe erlangen, damit ihnen die **Glückseligkeit** des Lebens und der Gesamtheit **beständiger Fortschritt** zuteil werden.

Der aller Menschenwürde bare Missbrauch der Geschlechtsorgane ist die Ursache für alle **Krankheit, Unmoral, Kriminalität und Verblödung** und liegt wie ein Alp auf dem Leben der Familie und der Gesamtheit und lässt die Menschen des Lebens nicht froh werden. Deshalb müssen sich alle Männer und Frauen, die einem Kind ins Leben verhelfen wollen, wieder bewusst werden, dass sie für dessen Fortschritt verantwortlich sind, und ihr Tun und Lassen dementsprechend einrichten.

> Kann es überhaupt etwas Notwendigeres und zugleich Erhabeneres geben, als **vollkommene menschliche Wesen** zu erschaffen, vollkommen im Gesinnes-, Seelen- und Geisteszustand, vollkommene Kinder, die zu vollkommenen Männern und Frauen, zu vollkommenen Vätern und Müttern werden! Solch rühmliches Vollbringen ist die größten Anstrengungen des gegenwärtigen Menschengeschlechtes wert. Denn nur dann wird sich der glückselige oder **paradiesische Zustand** verwirklichen, den die erleuchteten Denker, Dichter, Seher und Propheten vergangener Zeiten mit prophetischem Blick vorausgeschaut und vorausverkündet haben.

Die Menschen der Gegenwart fangen hier und da an, zu erwachen und ihre Verantwortung als Mitschöpfer einer neuen Zeit, neuer Verhältnisse und einer neuen Menschheit der Vollkommenheit zu begreifen, weil die Natur sie durch die **Unerbittlichkeit der Folgen** gegenüber Übertretungen der **Naturgesetze** zwingt, diese Gesetze und deren Handhabung zu ergründen, zu begreifen und zu befolgen. Denn gewissenlose Verletzung der Naturgesetze reißt die Menschheit in den abgrundtiefen Strudel der **Selbstvernichtung,** wie es die Geschichte der Vergangenheit und die Ereignisse und Zustände in der Gegenwart verbildlichen.

Durch immer neue **Entdeckungen und Erfindungen** treibt der **Zeitgeist** den Fortschritt voran, warnt die Menschen, gedanken- und gewissenlos in den Tag hineinzuleben, und spornt sie an, sich zu erheben und im Zustand der Erhobenheit zu verbleiben, damit sie ihrer Verantwortung gerecht werden können, durch Erzeugung und Erziehung höherer und edlerer Menschenwesen am **ewigen Entwicklungsplan** der Gottheit mitzuwirken.

Befolgt der Mensch die Naturgesetze verantwortungsbewusst, so erhebt er sich zu einer Höhe, dass er die **Mächte und Kräfte der Natur meistert** und dass die Natur ihm willig dient bei der Erfüllung seiner Schöpferaufgabe, die ihm die Gottheit übertragen hat mit dem Ziel, die göttliche Vollkommenheit in der Menschengestalt zu offenbaren. Den **Weg** hierzu zeigt uns die **Wiedergeburts- und Familienkunde** und dem Volk wird die Siegespalme und die Führung der Menschheit zuerkannt werden, dessen führende Männer und Frauen sich aus eigenem innersten Drang für die **Verbreitung** der Wiedergeburtskunde einsetzen und lebendige **Vorbilder** für deren Durchführung sind.

Hierin liegt nicht nur die Lösung der verwickeltsten Lebensfragen jedes **Einzelnen,** sondern auch die Verwirklichung des Wiedergeburtszustandes der **Gesamtheit**. Nur auf dem Weg der Wiedergeburt kann der Menschheit der glorreiche Morgen nahen, an dem die Gottheit den sonnenbekleideten Tag der Ewigkeit heraufführt, in dessen Licht **Gesundheit, Wohlstand und Fortschritt** bis zur Vollkommenheit für jeden und alle Menschen **selbstverständlich** sind.

Deshalb, alle ihr noch natürlich empfindenden **Frauen und Männer**, fangt jetzt, fangt heute an, euch zu dem **höheren Ideal** umzuformen, das in euch eingeprägt ist, entsagt der blinden Leidenschaft, lasst euch nicht durch einen materiellen Augenblicksgenuss zu Verbindungen hinreißen, begegnet euch gegenseitig mit Achtung und Rücksicht, aber nicht mit Selbstsucht, Herrschsucht und Besitzdünkel und lasst den Geist frei aus eurem Herzen aufsteigen, der die **schöpferische Liebe** in euch weckt, damit **Erlöserkinder** geboren werden, die die Familien, das Volk und die ganze Menschheit in die **Freiheit des ewigen Fortschritts** führen!

2. Lektion

Der Kollektiv-Zustand

Jeder Mensch nimmt am ewigen Entwicklungs- oder Wiedergeburts-Vorgang entsprechend seinem **Denkvermögen** Anteil, und wir müssen uns vergegenwärtigen, dass jeder Mensch entsprechend seinem Entwicklungsgrad denkt und als ein **materielles Wesen** anfängt. Obwohl in jedem Menschen **alle Intelligenzen** der Unendlichkeit enthalten sind, muss er sie doch erst **rege machen**, bevor er Gebrauch davon machen kann.

Die Schädel der **Eingeborenen** beweisen es bis auf den heutigen Tag, dass die Regsamkeit gewisser **materieller** Intelligenzen im Hinterkopf ihr Denken bestimmt. Aber diese Intelligenzen sind nicht das große Ganze der materiellen Gehirngruppe im Hinterkopf, sondern beleuchten sozusagen nur die Teile des materiellen Gehirnes, die nötig sind, um den wilden Menschen durch den **Selbsterhaltungstrieb** aufrecht zu erhalten.

Erst nach ungezählten Generationen und Jahrtausenden greift die Entwicklung auf die seitlichen Gehirnteile über und lässt aus dem materiellen Denken allmählich das **moralische Denken** emporsteigen. Gleichzeitig damit kommen hinter der Stirn gewisse Intelligenzen im **intellektuellen** Gehirngebiet auf, und zwar zunächst das **Begriffsvermögen** oder die Perzeption hinter der Stirnmitte. Wieder nach einem langen Zeitraum entwickelt sich die **Spiritualität** an den Seiten des Kopfes und damit gleichlaufend allmählich das **Denkenswesen** über dem Begriffsvermögen im Gebiet der intellektuellen Gehirngruppe. Infolgedessen fängt der Mensch an **nachzudenken**; bis dahin dachte er nur, dachte aber nicht nach.

Beim olivgrünen Insulaner entwickelte sich das **Spirituelle** und beim grauen Paria erscheint das **Nachdenken**. Aber das Denkenswesen streitet noch um den Vorrang mit der Spiritualität, der Ethik, der Moral und dem Selbsterhaltungstrieb, neben dem die **Eingebung** und auch die **Einbildung** liegen, womit man sich einen Gedanken zu verbildlichen sucht, also sich schon dieses und jenes vormalt.

Dann nimmt es wieder Tausende von Jahren, bis sich der Intellekt hinter der Stirn auf dem Gebiet der **Kalkulation und Mathematik** erweitert, und erst zuallerletzt entwickeln sich bei allen Menschen die **Mechanik** und die **Entdecker- und Erfindergabe**. Das sind die besonderen Gaben der weißen Menschheit, die sie sich zu erarbeiten, zu beweisen, zu materialisieren oder zu verwirklichen hat.

Sogar noch zur **Zeit des Heilandes** bewegte sich das Denken seiner Jünger im Mysteriösen, Okkulten, Geheimnisvollen, Übernatürlichen, und erst, nachdem der Heiland jahrelang unter ihnen gewirkt hatte, dämmerte es ihnen allmählich, dass es auch für das scheinbar Übernatürliche **eine natürliche Erklärung** geben müsse, und baten deshalb den Heiland um Aufklärung, der ihnen aber sagen musste: „Wie kann ich euch über höhere oder himmlische Dinge aufklären, wenn euer Denkenswesen noch so beschränkt ist, dass ihr nicht einmal für die gewöhnlichen Alltagsdinge das rechte Verständnis habt!"

Es hat seitdem wieder lange Zeit gebraucht, bis die Menschen diese Beschränktheit wenigstens bis zu einem gewissen Grad abstreiften, die Mechanik, die Entdecker- und die Erfindergabe entwickelten und **selbständig wurden im Denken**, so dass sie sich gegenüber all den Einflüssen der Umgebung behaupteten und es jetzt sogar den Autoritäten bange wird, dass die Schäflein, die sie bisher geschoren haben, ihren Händen entschlüpfen.

> Wir haben uns also als denkende Menschen so einzurichten, dass wir unser **Denkenswesen beständig erweitern**, indem wir alle mechanischen Entdeckungen und Erfindungen fördern und unterstützen, bis die **freie Energie** und der **Luftdruck** in Gebrauch kommen und sich dadurch jeder Mensch in seiner Selbständigkeit behaupten wird.

Die alten Autoritäten versuchen zwar, dem eine **Schranke** entgegenzusetzen, indem sie den **Allgemein-Gebrauch** der freien Energie und des Luftdrucks zu verhindern suchen. Aber der Entdecker- und Erfindergeist ist bereits in vielen Menschen so rege geworden, dass er sogleich Mittel und Wege entdeckt und findet, wie man um diese Schranken herumkommt, und es gibt keine Macht der Erde, die dem **Entdecker- und Erfindergeist** des Menschen eine Schranke setzen oder den Menschen seiner **Denkfreiheit** berauben könnte.

Dass es zu dieser **Befreiung der Menschheit** kommt, ist so sicher, wie eine Solarsonne im Weltall vorhanden ist, um die sich die Erde wie um den Pol eines Magneten zu bewegen hat, und der Tag der völligen Befreiung, da ein jeder die **Schätze seines Herzens und Gesinnes** in voller Freiheit gebrauchen und genießen darf, erscheint uns, sobald wir uns vermittels der Wiedergeburt in den entsprechenden Zustand **empor entwickelt** haben.

3. Lektion

Der Individual-Zustand

Wir sollten uns längst in jeder Beziehung der **individuellen Freiheit** erfreuen. Aber das gedankenlose Leben, das wir blind in den Tag hinein führen, hat uns in einen unnatürlichen, menschenunwürdigen Zustand gebracht. Anstatt als freie Menschen leben wir als **Sklaven** in selbst geschaffener Unterwürfigkeit dahin, und weil wir uns geradezu scheuen, die wirkliche Ursache unserer Unfreiheit zu ergründen, sind wir so hilflos geworden, dass wir zaudern, den Weg in die Freiheit zu betreten, selbst wenn er uns gezeigt und geebnet wird.

Wenn aber alles **selbständige Denken** in uns erstorben ist und wir uns der Unendlichkeit und Ewigkeit unbewusst sind, kann unsere Seele dem Gesinn die großen Möglichkeiten des ewigen Lebens und die Unerschöpflichkeit der Unendlichkeit nicht zum Bewusstsein bringen. Vielmehr bestimmen dann die **Ideen, Ansichten und Meinungen** anderer und die äußeren **Eindrücke** auf unsere Sinne unsern Gedankenlauf.

Betrachten wir die Vorgänge in der Natur unvoreingenommen, so müssen wir von selbst zu dem Schluss kommen, dass wir nicht im Einklang mit der **Natur** leben. Obwohl in der Natur alles beständigem Wechsel unterliegt, führt doch jeder Wechsel zu einem neuen **Höhepunkt,** und die Natur bleibt lebensvoll, gesund, kraftvoll, jugendlich und schöpferisch, während wir fast nur Hemmungen, Schwächen, Krankheiten, Gebrechen und Auflösung zur Schau stellen und unser Leben weder körperlich noch geistig einem Höhepunkt zustrebt.

Daher tauchen die **wichtigsten Fragen des Lebens** in uns gar nicht auf: „Woher komme ich? Wie kam ich hierher und warum gerade jetzt? Zu welchem Zweck bin ich hierher gekommen? Wohin gehe ich von hier?“ Fangen wir aber doch an, hierüber nachzudenken, dann befriedigen wir uns mit den begrenzten Ideen, Ansichten und Meinungen vergangener Zeiten und haben förmlich Angst vor unserm eigenen besseren Urteil, so dass wir im Irrtum befangen bleiben und nicht begreifen, dass wir uns den traurigen Zustand, in dem wir uns befinden, selbst schaffen.

Da wir aber nicht nur in solchen Zuständen **aufgewachsen**, sondern von Geschlecht zu Geschlecht **hineingeboren** worden sind, so sind wir zu Sklaven der **unnatürlichen Sitten und Gebräuche** nicht nur der Gegenwart, sondern der ganzen Vergangenheit geworden und verschwenden überdies unsere Zeit mit dem Studium und der Rechtfertigung dieser unnatürlichen Zustände, die uns im Grunde gar nichts angehen, und finden keine Zeit, uns um die dringendsten **eigenen Angelegenheiten** zu kümmern. Krankheit, Kummer, Sorgen, Herzeleid, Armut, Not, Kampf und Streit gehören nicht zu uns, sind nicht unser Teil; denn die Schätze der Ewigkeit und Unendlichkeit stehen uns zur Verfügung.

Aber wir ermangeln dieser **Erkenntnis** und aus Mangel an Erkenntnis versuchen wir es mit einem **Bekenntnis**, wechseln wohl auch noch damit, erreichen jedoch damit nicht unser Ziel, selbständig zu werden und unsere individuelle Stellung im Leben einzunehmen, weil wir vermittels unseres Bekenntnisses immer noch nach einer **Stellung außerhalb uns** streben und dabei entweder rückwärts in die Vergangenheit oder vorwärts in die verschleierte Zukunft blicken, anstatt einfach unsere Stellung und Aufgabe in der **Gegenwart** zu finden und zu erfüllen.

Wir haben den **Mittelpunkt unseres Wesens** noch nicht gefunden, sind noch nicht zum **Selbstbewusstsein** erwacht, leben daher gar nicht in der Gegenwart unseres eigenen Wesens und damit auch nicht in der Gegenwart Gottes und hören darum nie auf zu suchen, zu forschen, anzuklopfen, zu beten und zu bitten, indem wir uns mit den Worten der Schrift trösten: „Suchet, so werdet ihr finden! Klopfet an, so wird euch aufgetan! Bittet, so wird euch gegeben!“

Wir sind uns aber nicht bewusst, was wir eigentlich suchen, welche Verantwortung wir tragen, wenn sich etwas auftut, und was uns eigentlich auf unsere Bitte zuteil werden soll. Wir sind so im Bann der eingewurzelten Idee, dass wir den Sinn der Schrift gar nicht erfassen: „Suchet, so werdet ihr das finden, **was ihr wünscht!** Bittet, so wird euch das gegeben, **was ihr verlangt!**" Deshalb sind wir auch nie ganz sicher, was uns das Suchen und Bitten bringen werde. Solange wir aber die Folgen der Erfüllung einer Bitte nicht übersehen, ist es besser, wir bitten nicht.

Das Volk Israel hatte die beste Verfassung seiner Zeit. Denn in seinem Grundgesetz oder seiner Verfassung, den **Zehn-Geboten**, kommt die größte Weisheit zum Ausdruck, da die Gebote bezwecken, den Menschen zur **Selbsterkenntnis** und damit zur **Gotterkenntnis** zu bringen. Allein im Laufe der Zeit ließ sich das Volk von den Ideen der Nachbarvölker, mit denen es sich mischte, beeinflussen, vergaß seine in den Geboten verankerte Bestimmung, ein **Gottes-Volk** zu sein, und wollte eine **Weltmacht-Nation** werden. Eine Abordnung des Volkes verlangte von Samuel, dem als Staatsoberhaupt amtierenden Hohenpriester, er möge Gott bitten, dem Volk einen König zu geben, gleich den Nachbarvölkern. Samuel warnte zwar vor dem Verfassungsbruch und der Verletzung des mit Gott geschlossenen Vertrages oder Bundes, aber das Volk berief sich auf die Schrift: „Bittet, so wird euch gegeben!" und bestand auf einem König. Samuel ging mit seinem Gott zu Rate und gab dem Volk den Bescheid: „Israel, was du bittest, wird dir gegeben werden. Du sollst einen **König** haben; aber es wird dein **Verderben** sein!" Israel bekam seinen König, verwickelte sich sehr bald in Kriege, geriet in Gefangenschaft, seine Weisheitsschulen wurden zerstört, das Volk zerstreute sich in alle Winde und irrte heimatlos über die Erde ohne einen geistigen Mittelpunkt.

Es ist ganz natürlich und uns angeboren, dass wir den **Pfad des Fortschritts** suchen. Ihn aber zu finden und bis zum Ziel zu verfolgen, hängt von der **Verbindung mit Gott** ab, der **inwendig** in uns ist und den Menschen zu seinem Ebenbild und sich gleich geschaffen hat. Suchen wir aber Gott **außerhalb** uns in allen möglichen Richtungen, dann geraten wir auf Abwege und schließlich in die weglose Irre, wo Hindernisse über Hindernisse jeden Fortschritt versperren.

Um Fortschritte zu machen, bleibt uns also keine andere Wahl, als alle **Hindernisse wegzuräumen**, die uns den Weg versperren, und aufzuhören, uns selbst Hindernisse in den Weg zu werfen. Für die Hindernisse kommt es nicht darauf an, wer sie uns in den Weg gelegt hat, ob andere oder wir selbst. Sie sind da und das allein muss unser Tun bestimmen. Es ist also zwecklos, anderen oder uns selbst Vorwürfe zu machen, den Eltern, dass sie uns keine Ausbildung gegeben haben, uns selbst, dass wir nicht geweckt genug sind. Bedenke immer, dass du selbst dich von denen angezogen fühltest, die dir zur körperlichen Geburt verhalfen, und vielleicht warst du übereifrig, auf dieser Erde in die Erscheinung zu treten! Höre also auf zu murren und anerkenne einfach die Tatsache: „**Ich lebe!**" und dass die Mächte und Kräfte, die dir zur Geburt verholfen haben, in dir selbst sind, dir also auch zur **Wiedergeburt** verhelfen können! Du brauchst nur zu **wollen,** nachdem einmal dein **Interesse** erwacht ist!

> Zu allererst bedarfst du, wenn du bewusst den Weg der Wiedergeburt beschreiten willst, eines **neuen Gedankens.** Sage dir: „Ich will ein **höheres Ideal** anziehen und mein Bestes tun, um es zu verwirklichen! Ich weiß, dass mein **Körper** für die Verwirklichung den Ausschlag gibt; ich werde ihn also nicht mehr schlecht, sondern **gut behandeln**!"

Lasse alle **Nahrung** beiseite, die dich schwerfällig macht und niederdrückt, dich also nicht zu besserem Tun anregt! Löse alle **Beziehungen**, die dich in den alten niederziehenden Gewohnheiten festhalten wollen! Übe dich in der **Selbstbeherrschung** und vergeude die Kräfte nicht, von denen die Wiedergeburt abhängt! Da Zeugung und Geburt, Neuzeugung und Wiedergeburt einander in stetem Wechsel folgen, so **erweitere deinen Gedankenlauf** mit jeder Stufe des Fortschritts und erkenne, dass die **Wiedergeburt** nicht nur deine persönliche Angelegenheit ist, nicht nur dich allein angeht, sondern sich gemäß dem ewigen Schöpfungs- und Entwicklungsplan der Gottesintelligenz **ununterbrochen vollzieht**, so dass nicht nur jeder **Mensch**, sondern jedes **Geschöpf** daran beteiligt ist, der Mensch aber mit der Vorzugsstellung, dass er den Wiedergeburtsvorgang **bewusst leiten,** also am ewigen Schöpfungs- und Entwicklungsplane der Gottheit **bewusst mitarbeiten** kann.

Weil der Mensch das **kann,** ist es aber auch seine **Pflicht.** Was du also auch tun magst für deine Wiedergeburt, und sei es selbst nur das alltägliche Essen und Trinken, tue es **„zur Ehre Gottes"**, ja, tue alles „zur Ehre Gottes", weil selbst die unscheinbarste Handlung auf den ewigen Gang der Wiedergeburt reflektiert. Es ist aber keine Ehre für Gott, wenn du dich mit Unrat anfüllst, so dass du bei lebendigem Leibe verfaulst! Du kannst dir auch nicht Krankheiten erzeugen ihm zu Ehren!

> Nur das gereicht „Gott zu Ehre", was den Menschen auf eine **höhere Entwicklungsstufe** führt, und dazu bedarf er eines **erweiterten Denkenswesens,** also der Entwicklung des Gehirnes, die von der **Zeugungssubstanz der Geschlechtsdrüsen** abhängig ist.

Deshalb darf diese Zeugungssubstanz weder vergeudet, noch ziellos sich selbst überlassen werden, sondern muss bewusst zur **Neuzeugung und Neu- oder Wiedergeburt** gebraucht werden, damit die schlummernden **Gehirnfähigkeiten** geweckt werden und der **Gedankengang** des Menschen immer weiter, klarer, erkenntlicher und vergeistigter werde. Denn der Mensch ist ein **geistiges Wesen** und nur in die gewordene Materie eingekleidet mit dem Ziel, dass er die Materie dem Geist immer mehr angleiche und seine geistigen Kräfte mit Hilfe der vergeistigten Materie **Größeres** für den ewigen Schöpfungs- und Entwicklungsplan der Gottesintelligenz leisten können.

Das kann der Mensch nur auf dem Weg der Wiedergeburt erreichen. Deshalb sagte auch der Heiland zu Nikodemus, der ihn um Rat fragte, wie er weiterkommen könne: **„Du musst wiedergeboren werden!"** Du musst bewusst in den Zustand der Wiedergeburt, der Erneuerung, der Vergeistigung deines Wesens, der höheren Erkenntnis des Reiches Gottes eintreten! Denn der Geist gebar sich in diesen Körper ein, um durch dessen Vermittlung seinen Wirkungsbereich zu erweitern.

Deshalb muss sich alles Körperliche, Materielle, Geschaffene, Zusammengefügte immer wieder trennen, scheiden, zerkleinern, auflösen, um dem Geist Gelegenheit zu geben, in jeder Wiedervereinigung einen **höheren Grad der Vergeistigung** darzustellen. So muss auch der Mensch mit seinem bewussten Wiedergeburtsgang ein **höheres Ideal** anstreben, das sich durch ihn verkörpern soll. Also verkörpere dein Ideal in dir und du wirst eine Stufe höher steigen!

Ein höheres Ideal setzt voraus, dass wir aufhören, den Ideen, Ansichten und Meinungen nachzujagen, die auf uns gewälzt worden sind. Lege dir also für eine gewisse Zeit ein **geistiges Fasten** auf, lass dem überanstrengten und aus dem Gleichgewicht geratenen Gehirn einmal Ruhe, lass die Zweifelsstürme verwehen und **sei stille!** Dann fängt das **Gesinn** in der Zirbel an zu arbeiten und vermittelt deinem Denkenswesen die Schwingungen des **Herzgedankens**, so dass du **eigene Gedanken** entwickelst, nicht mehr fremden Ideen, Ansichten und Meinungen nachzujagen und auch keine Fragen mehr zu stellen brauchst, sondern jeden Augenblick die richtige Entscheidung selbst triffst.

Also sei stille! **Übe dich, stille zu sein!** Nimm bewusst und gesammelt einige **tiefe Atemzüge**, und alsbald wird sich die Herztätigkeit verbessern, **der erlösende Gedanke** wird sich gleich dem Kinde der Verheißung in dein Gesinn eingebären, und mit jedem Schlag deines Herzens wird das Kindlein wachsen, bis es eins ist mit deinem ganzen Wesen oder du in den **Zustand der Wiedergeburt** eingetreten bist!

Damit verbindet sich das Bewusstsein, dass eine grundlegende Änderung in der Herztätigkeit und im ganzen Organwesen vor sich gegangen ist, so dass der **Geistestrieb im Herzen** ein erweitertes Wirkungsfeld oder neue Schöpfungsmöglichkeiten vor sich sieht und sie vermittels des Gesinnes dem Denkenswesen **offenbart**.

4. Lektion

Der rechte Weg

Das Wichtigste ist, dass wir unser **Denken** richtig einstellen und begreifen lernen, dass unser gegenwärtiges **Erdenleben** nur ein kleiner Bruchteil des **ewigen Lebens** ist und dass selbst dieses Erdenleben von allen, mit allen und für alle gelebt wird, so dass wir als **Einzelne** uns nie als außerhalb der **Gesamtheit** stehend betrachten dürfen.

Wir müssen im Gegenteil erkennen, dass wir Einzelnen das Gegenwartsleben sind und es als Teil des ewigen Lebens darzustellen haben. Deshalb sollten wir uns bemühen, den wahren **Sinn** des endlosen Lebensstromes zu ergründen, die sich uns jetzt darin bietenden **Möglichkeiten** zu erkennen, zu ergreifen und zu verwirklichen mittels der **Gaben, Fähigkeiten und Talente**, die uns als Menschen oder als den höchst entwickelten Wesen anvertraut worden sind.

Ja, wir haben uns als die berufenen Vertreter und **Mitarbeiter der Gottheit** zu betrachten, die mit deren Macht und Kraft ausgestattet sind, um hier und jetzt und nicht erst in einem künftigen Leben Gebrauch davon zu machen. **„Heute ist die angenehme Zeit"**, heute müssen wir uns erhoben und erhaben fühlen, wenn wir unsere richtige Stellung zum wirklichen, ewigen Leben einnehmen wollen.

Dann haben wir weder Zeit noch Raum, uns mit Mängeln, Krankheiten, Gebrechen, Alterserscheinungen, Kummer, Sorgen und Herzeleid abzugeben. Dies und überhaupt alles, was uns begrenzt oder beschränkt, muss aus unserer Gegenwart weichen, weil es mit unserem wahren Wesen nichts zu tun hat. Denn wir begreifen allmählich, dass wir die höchste **Vollkommenheit in uns** haben und mit allen Fähigkeiten und Eigenschaften ausgestattet sind, die der Gottheit eigen sind.

Dann können wir uns ans Werk machen und diese **göttlichen Fähigkeiten und Eigenschaften** herausarbeiten und mit der Tat darstellen oder offenbaren. Das ist das Ziel, dem wir zustreben, das **Ideal**, das uns vorschwebt, die **himmlische Berufung** des Menschen, die die Glückseligkeit einschließt.

Jeder von uns hat ein Ideal und fühlt sogar, wie glücklich er sein würde, wenn er das, wonach er sich mit allen Kräften seines Innersten sehnt, erreichen und besitzen könnte. Und angenommen, es würde uns jetzt und hier die Erfüllung unseres Sehnens: wie erhoben würden wir uns fühlen! Alles Kleinliche, Beschränkte, Begrenzte, fiele von uns ab über der großen **Freude** der Erfüllung unseres Herzenswunsches. Wir wären bereit, den hässlichsten Menschen zu umarmen und zu küssen. Unsern grimmigsten Feind könnten wir in die Arme schließen und ihm alles Unrecht vergeben, das er uns je angetan hat. Wir fühlten nur unendliche **Liebe** gegen alle Menschen, sähen in allen nur Freunde, erinnerten uns gar nicht, je einen Feind gehabt zu haben; alle wollten uns wohl. Wir fühlten uns leicht und beschwingt wie ein Vogel, wären erfüllt von Freude über die Schönheiten des Lebens und überzeugt, dass das **Himmelreich in uns** und um uns ist.

So sollte es aber immer in uns aussehen! Denn das höchstdenkbare Ideal ist uns zuteil geworden mit der **Erkenntnis des ewigen Lebens in uns**. Diese Erkenntnis sollte uns so durchdringen, dass wir förmlich in uns den Pulsschlag des ewigen Lebens fühlen. Wir haben ein göttliches Recht auf diesen Zustand der Glückseligkeit für das ganze Erdenleben. Er sollte sich nicht auf einige Augenblicke der Verzückung beschränken, sondern uns dauernd verbleiben, und das ist möglich, wenn wir die Voraussetzungen dafür schaffen.

Wir müssen zuerst den Boden bearbeiten und zubereiten oder die Bedingungen schaffen, unter denen die Pflanze wachsen, sich entfalten, blühen und Frucht tragen kann; das sind dann nur die natürlichen Folgen der getroffenen **Vorbereitungen.** Vom Menschen gilt dasselbe in erhöhtem Maße. Denn von ihm als dem höchstorganisierten Wesen wird erwartet, dass er beständig wächst, sich entfaltet und entwickelt und reifer wird mit zunehmenden Jahren und **beständig höhere Leistungen** an den Tag legt. Wenn er die Voraussetzungen hierfür schafft, wachsen ihm die entsprechenden Folgen zu. Zwar fügen wir dadurch unserer Individualität oder dem unsterblichen Teil unseres Wesens nichts hinzu, sind aber unserer Individualität durch unser Heranreifen behilflich, sich **mehr und feinere Kräfte** aus der umgebenden Atmosphäre anzuziehen und dadurch enger mit der **Weltenseele** und dem **Weltengeist** in Verbindung zu kommen, so dass sich uns die Wege zu neuen **Entdeckungen und Erfindungen** ebnen.

Schon wenn wir unsern Körper in eine Verfassung bringen, dass er die **Nahrungsstoffe**, die ihm dargeboten werden, vollständig verarbeiten und das Unbrauchbare davon restlos ausscheiden kann, wird sich unser ganzes Wesen so erweitern, entfalten, aufblühen und Früchte reifen lassen, die so vollkommen in Form, Farbe und Duft sind, dass sie die Vollkommenheit unseres Inneren widerspiegeln. Dass für dieses Heranreifen auch die Dynamik oder **Lungentätigkeit** geübt werden muss, ist uns durch das Studium der Atemkunde und die Durchführung der Atemübungen schon bewusst geworden, und wir haben auch begriffen, dass wir die Antriebskraft, den **Atem**, kontrollieren, lenken und leiten müssen, wenn wir den Körper-Mechanismus in Gang halten wollen.

Aber von der Ernährung und Atmung abgesehen, muss sich der Körper in sich selbst aufrechterhalten und sogar verbessern, wenn wir ihn zu höheren Leistungen benutzen wollen. Diese innere Aus- und Aufbau-Arbeit leisten die **Lebenssäfte oder Sekretionen der Geschlechtsdrüsen**, wenn sie bewusst geleitet und verwendet werden. Die inneren Sekretionen enthalten die **schöpferische Substanz** für den Aufbau und die Erhaltung des Aufgebauten und die äußeren Sekretionen, die eine Verfeinerung der schöpferischen Substanz darstellen, enthalten die **verewigende Substanz** für die Verbesserung und Verfeinerung des Aufgebauten.

Deshalb ist es möglich, dass die Geschlechtsdrüsen durch die inneren Sekretionen zwar schöpferische Substanz an den Körperhaushalt liefern, aber nicht imstande sind, aus der schöpferischen Substanz die verewigende Substanz herzustellen. Solange die Geschlechtsdrüsen noch keine verewigende Substanz oder keine mehr in den Körperhaushalt liefern, mögen wir uns vermittels der schöpferischen Substanz wohl gerade in dem vorhandenen **körperlichen Zustand** aufrechterhalten und sogar erweitern, selbst über das natürliche Maß hinaus, dürfen aber nicht erwarten, uns zu verbessern, zu verfeinern, zu vergeistigen, heranzureifen oder **Früchte des Geistes** zu tragen. Dann machen wir nur von unsern **vererbten Gaben und Fähigkeiten Gebrauch**, wie es das Tier auch schon tut, werden uns aber unserer **größeren Möglichkeiten und Fähigkeiten** nicht gewahr, sehen den Weg vor uns nicht klar, haben kein Ziel vor Augen, erwarten auch nichts weiter vom Leben und wissen nicht, wofür wir eigentlich leben.

In Wirklichkeit befinden sich die meisten Menschen in diesem Zustand. Sie wachsen und entwickeln sich nur **körperlich**, wiederholen nur das, was sich in ihr **Gedächtnis** eingeprägt hat, und bewegen sich nicht weiter, als ihnen der Weg gezeigt und geebnet wird. Sobald sie einen Schritt aus dem gewohnten Gleis tun, fühlen sie sich verloren, sind unentschlossen und geraten in Angst und Sorge. Dabei mögen sie körperlich gut daran sein, weil sich die schöpferische Substanz bei einer natürlichen Ernährungsweise automatisch ergänzt und den körperlichen Mechanismus in Gang hält.

Entspricht die Ernährungsweise den Naturgesetzen nicht, dann werden die für den Körper unbrauchbaren Abfälle nicht vollständig ausgeschieden, gehen insoweit in faulige Gärung über, die eine **fiebrige Überhitzung** verursacht, und können einen so starken Reiz auf das sympathische Nervensystem ausüben, dass die Geschlechtsdrüsen keine Zeit und Gelegenheit erhalten, einen Teil der inneren Sekretionen in äußere Sekretionen mit verewigender Substanz zu verwandeln. Wird die fiebrige Überhitzung durch die unnatürliche Ernährungsweise zu einem Dauerzustand, so führt das zu einer **Stauung der inneren Sekretionen** mit schöpferischer Substanz und zu Spannungs- und Reizzuständen in den Geschlechtsorganen, schließlich bis zu dem Grad, dass sie sich keinen anderen Ausweg wissen, als sich des Übermaßes an schöpferischer Substanz gewaltsam zu entledigen, woraus sich beim Mann **Samenverluste** und bei der Frau **unnormaler Regelablauf** ergeben, ohne dass aber dadurch die Ursache behoben wird, die in der Überhitzung des Organismus durch die falsche Ernährungsweise liegt.

Dadurch leidet dann auch der allgemeine **Gesundheits- und Kräftezustand**. Der Eine sagt „Ich hatte doch immer ein **gutes Gedächtnis**, und jetzt bin ich so vergesslich; ich weiß gar nicht, was das ist." Ein Anderer sagt: „Ich war immer so **sicher im Rechnen**, und jetzt lasse ich beim Addieren immer eine Zahl aus." Ein Dritter sagt: „Wenn ich zusammenrechne, sehe ich seit einiger Zeit immer noch eine besondere Zahl über den Reihen stehen." Er denkt dann, seine Augen seien schuld. Aber in allen solchen Fällen handelt es sich um eine **Vergeudung und schließlich Erschöpfung der schöpferischen Substanz** in den Geschlechtsdrüsen, so dass die körperliche Gesamtordnung gestört ist.

Dass dann zu wenig oder überhaupt keine verewigende Substanz erzeugt wird und die äußeren Sekretionen fehlen, ist selbstverständlich. Sie sind aber notwendig zur Verfeinerung der **Nerventätigkeit** und des **Nervenfluidums**, das der Erweckung und Belebung der **Gehirnzellen** zu dienen bestimmt ist, in denen unermessliche **geistige Schätze** aufgehäuft sind, die der Hebung durch den Menschen harren. Jede Gehirnzelle korrespondiert mit einer bestimmten Richtung der Unendlichkeit und hat dementsprechend die Aufgabe, uns in ein besonderes Gebiet der Unendlichkeit einzuführen.

Allmählich müssen wir es begreifen, wohin es führt, wenn wir unsern Körper vernachlässigen, anstatt ihn bewusst als ein Instrument zu unserer **Höherentwicklung in das Geistige** zu benutzen. Studieren und Auswendiglernen allein verschafft uns das nicht. Denn alle Gaben der Natur und alle Möglichkeiten der Unendlichkeit sind im Augenblick der Empfängnis in den Lebenskeim eingelegt worden und warten der Entwicklung durch die schöpferische und die verewigende Substanz der Geschlechtsdrüsen, deren Ätherstoffe den Ausschlag für die Wiedergeburt geben, indem sie helfen, die gröberen, erdigen **Elementarstoffe** auszuscheiden.

Jede Umwandlung in dieser Richtung bedeutet ein Stück Wiedergeburt, die also **teilweise sogar von Natur** aus vor sich geht, wie es das aufwachsende und heranreifende **Kind** beweist. Aber der **erwachsene Mensch** hat die Aufgabe, den natürlichen Wiedergeburtsgang **bewusst** in der Richtung der **Vergeistigung seines Wesens** weiterzuführen, und sich **im Zustand der Wiedergeburt** zu erhalten.

Durch die bewusste **Atempflege** und die bewusste natürliche **Ernährungsweise** kommt die Wiedergeburt in Gang, was sich dadurch zu erkennen gibt, dass wir anfangen, **selbständig zu denken** und nach einem Lebensziel auszuschauen. Suchen wir dann dieses Ziel nicht nur in materieller, sondern auch in geistiger Richtung, dann wird es uns bewusst, dass jeder Mensch hier auf Erden eine **individuelle Aufgabe** zu erfüllen hat, die nur er allein und niemand anders erfüllen kann. Dann bricht sich das **erhaltende Denken** Bahn, das **jeden und alle** in ihrer individuellen Stellung als berechtigt **anerkennt,** so dass man Gedanken des Neides, der Konkurrenz, des Nachahmens oder Ausstechens nicht mehr denken kann.

Neid, Missgunst, Rechtsverletzungen beweisen Stillstand des selbständigen und des erhaltenden Denkens und dass sich das Körperwesen nicht in der Richtung der Vergeistigung weiterentwickelt, so dass wir uns nicht des eigenen Geisteszustandes und seiner unerschöpflichen Kräfte, also nicht unserer eigenen **Originalität** bewusst werden.

Sind wir im Zustand der Wiedergeburt, dann sind wir **unnachahmbar**, und haben auch keine Konkurrenz zu fürchten. Denn nachgeahmt kann ja nur das werden, was aus unserem Inneren bereits in dessen

Umgebung getreten, also schon offenbart worden ist und deshalb nicht mehr uns allein gehört. Noch bevor sich aber der Nachahmer davon etwas recht angeeignet hat, hat unsere Originalität oder Schöpferkraft schon wieder etwas Neues geschaffen.

Auf diese Weise werden wir sogar angespornt, neben dem selbständigen und erhaltenden Denken das **aufbauende Denken** zu entwickeln und zu lernen, alles in unserer **Umgebung** Befindliche zur Entfaltung des in uns Enthaltenen zu benutzen. Die Umgebung bietet uns alles an, was hierzu nur irgendwie nötig ist, und zwar zeitlich und räumlich unbeschränkt und in einer **Unerschöpflichkeit**, dass jeder das Seine nehmen kann, ohne dadurch einen anderen zu beeinträchtigen. Wir brauchen dazu nur die in uns ruhenden ewigen Kräfte in entsprechende Verbindung mit dem in unserer Umgebung Befindlichen zu bringen, also unser Denken von der **Selbst-Erkenntnis** zur **All-Erkenntnis** zu erweitern.

> Dann weicht auch alle Furcht vor **Armut** und die Armut selbst, alle Angst vor Krankheit und die **Krankheit** selbst. Im Zustand der Wiedergeburt werden die Menschen also von selbst davon abkommen, aus Furcht vor Armut Sozialpolitik und aus Angst vor Krankheit Wohlfahrtspflege zu treiben; denn das heißt die Armut und die Krankheit hätscheln, anstatt sie als nicht zum menschlichen Wesen gehörig grundsätzlich zurückzuweisen, weil der Mensch im Grunde seines Wesens ein **geistiges oder göttliches Wesen** ist.

Schreiten wir weiter auf dem Weg der Wiedergeburt, so entwickeln sich nach dem aufbauenden Denken und der All-Erkenntnis schließlich das **göttliche Denken** und die **Gott-Erkenntnis** und gleichzeitig unsere Gaben und Fähigkeiten von innen heraus, so dass sich unsere **Individualität** voll und frei offenbaren kann und unser **Denkenswesen** sich nach dem **Reich Gottes und dessen Eigentum** streckt. Damit fällt uns dann alles andere unbegrenzt und unbeschränkt von selbst zu. Richtet sich aber unser Sinnen und Trachten nur auf **irdischen Besitz**, der kaum ein Stäubchen von der **Fülle der Unendlichkeit** ist, so begrenzen wir uns und der Segen des Ganzen entgeht uns.

Sind wir erst einmal in den Zustand der Wiedergeburt getreten, dann erkennen wir darin ein **einheitliches Prinzip**, das nur durch die **verschie-**

denen Entwicklungsrichtungen unterschiedlich erscheint, die lediglich die parallellaufenden oder verwandtschaftlichen Beziehungen des einen Entwicklungsprinzips darstellen. Es macht infolgedessen nichts aus, ob ich meine neu hervortretenden Gaben und Fähigkeiten anbringe, um noch nie gesehene Kartoffelernten zu erzielen oder noch nie dagewesene Blumengattungen, Obst- und Gemüsearten oder Edelzüchtungen von Tieren aller Art. Der Erfolg in Gestalt von schöpferischen Leistungen wird mir in jedem Fall, wenn ich im Bereich der Naturgesetze verbleibe und nicht auf den Irrweg der Selbstsucht gerate. Ich muss erkennen, was die Natur will und wie sie arbeitet, und dann kann ich das Fehlende ergänzen und das Zuviel abnehmen, so dass etwas Neues geschaffen wird oder Gestalt annimmt.

Das gleiche gilt auch für die menschliche Natur, deren Fruchtbarkeit beeinträchtigt wird, wenn hier etwas fehlt und dort etwas zuviel ist. Das richtige **Maß und Verhältnis** zu erkennen hilft mir die Wiedergeburtskunde, wenn ich sie **ohne Vorurteile studiere** und die mich berührenden Ratschläge **durchführe**. Der Erfolg ist mir dann sicher. Wer aber die Wiedergeburtskunde nur oberflächlich liest, ohne sich in ihren Sinn und Zweck zu vertiefen, und nur einen schwachen und ziellosen Versuch hinsichtlich einer Nebensächlichkeit macht, darf sich nicht wundern, wenn er keinen Erfolg hat. Die Ratschläge der Wiedergeburtskunde zu **befolgen,** muss uns nicht nur notwendig erscheinen, sondern **selbstverständlich** werden. Dann werden wir erkennen, dass hinter jedem Satz die Wahrheit steht.

Mit **Theorien**, Ideologien und **Weltanschauungen** ist uns heute nicht mehr gedient. Denn wir haben erkannt, dass sie dem Menschen nur **geistige Unselbständigkeit** eintragen, ihm im täglichen Leben nicht von Nutzen sind, sondern infolge ihrer Einseitigkeit nur körperliche Schwächen oder Störungen verursachen, die dem Menschen den Lebensmut nehmen und ihn sogar oft der Verzweiflung nahe bringen.

Deshalb ist auch der erste Meilenstein am Weg zur Wiedergeburt die **körperliche Gesundheit**, damit wir unsere Alltagspflichten in der Gegenwart erfüllen können. Die Gesundheit baut sich auf der **Reinheit des Körpers und des Denkens** auf. Körperpflege zur Reinigung und Reinhaltung des Körpers ist uns also zwar selbstverständlich, wird uns aber nicht zum Selbstzweck, mit dem wir unsere Zeit vertändeln. Reinheit ist das Ziel unserer Körperpflege, aber nicht nur die Reinheit des Körpers, sondern auch die Reinheit des Denkens. Damit entfällt von vornherein die falsche Vorstellung, als sei die Wiedergeburtskunde für neugierige oder lüsterne Müßiggänger geschrieben.

Wer noch nicht bewusst atmet, sich noch unrein ernährt und deshalb seinen Gedankenlauf noch nicht kontrollieren kann, mag durch die Befolgung dieser oder jener Anweisung der Wiedergeburtskunde einen vorübergehenden Erfolg erzielen, kann aber den Zustand der Wiedergeburt nicht erreichen, weil hierzu notwendig ist, dass wir die alte Lebensweise hinter uns lassen und **ein neues, bewusstes, glückliches Leben in der Gegenwart beginnen, wodurch sich uns eine bessere Zukunft von selbst vorbereitet.**

Weil die Wiedergeburtskunde bezweckt, den Körper zu verbessern und zu veredeln, so ist es selbstverständlich, dass ihre Ratschläge auch das Krankhafte im Körper ausmerzen helfen. Doch liegt die **Behandlung und Heilung von Krankheiten nicht im Rahmen dieses Werkes,** das einfach den Durchschnittsmenschen darüber aufklären will, wie er sich selbst verbessern und veredeln kann. Insbesondere befasst sich diese Wiedergeburtskunde auch nicht mit Anweisungen gegen **Geschlechtskrankheiten,** weil sie sowieso nicht in den Bereich eines bewusst atmenden, sich naturgemäß ernährenden und sich beherrschenden Menschen kommen.

Die besorgniserregende Ausbreitung der **Geschlechtskrankheiten** ist das Ergebnis falscher Theorien und kurzsichtiger Gesetze, wonach geschlechtliche Ausschweifungen nicht nur geduldet, sondern sogar gutgeheißen und für notwendig erklärt werden, weil angeblich sonst Nachteile eintreten. Gegen **Syphilis** gibt es überhaupt keine Medizin! Denn gäbe es eine, dann müsste diese Seuche durch alle die wissenschaftlichen Anstrengungen, die schon gemacht worden sind, längst auf das kleinste Maß eingeschränkt worden sein.

Für jeden, der die Mazdaznan-Atemkunde und die Mazdaznan-Ernährungskunde befolgt, ist es selbstverständlich, dass er sich **gesund machen und gesund halten muss.** Denn wenn unser **Körper** auch nur teilweise erkrankt, leidet auch der entsprechende Teil unseres **Ge-**

hirnes. Wir denken und handeln dann einseitig, vergrößern dadurch den Krankheitszustand, verlieren immer mehr die Selbstkontrolle und werden zu einem Ballast, ja, zu einer Gefahr für unsere Mitmenschen, bis wir schließlich aus Mangel an innerem Halt und innerer Führung zerschellen wie ein Kraftwagen, dessen Führer die Besinnung verloren hat. Schon Verlagerungen dieses oder jenes Körperteils beeinträchtigen die Gehirntätigkeit und sollten deshalb nicht geduldet werden.

Der Arzt kann wohl einen erkrankten Körperteil eine Zeitlang anregen und dadurch sogar dessen scheinbare Heilung erzielen. Aber die **Krankheitsursache** wird dadurch nicht beseitigt, so dass die Krankheit über kurz oder lang in anderer Weise und an einer anderen Stelle wieder hervortritt, wenn es nicht gelingt, die **inneren Heilquellen des Körpers** oder die „Ströme lebendigen Wassers", wie die alten Schriften sagen, fließen zu machen. Solange die Geschlechtsdrüsen genügend innere und äußere Sekretionen herstellen, kann Krankheit im Körper nicht Fuß fassen, sondern **Gesundheit und Jugendlichkeit** behaupten sich.

Auf dem einmal für richtig erkannten Weg müssen wir nun bleiben und den **Zustand der Wiedergeburt in uns aufrechterhalten**, der einer Schwangerschaft gleicht und alle körperlichen und geistigen Kräfte auf ein Ziel, auf eine **Neugeburt** konzentriert. Das erfordert ein hohes Maß von Pflichtgefühl und Verantwortungsbewusstsein, damit die Neugeburt etwas **Vollkommenes** darstelle.

Wir dürfen uns also nicht mehr dieser **Verantwortung** entziehen oder pflichtvergessen sein oder auch nur zweifelnde Fragen in uns aufkommen lassen. Schon wenn es uns fraglich wird, ob wir auf dem rechten Weg seien oder dies und jenes auch richtig machen, unterschätzen wir unser eigenes **Denkens- und Urteilsvermögen**, geraten also in die Negativität, haben Misserfolg und verfehlen das Ziel.

Deshalb muss der Wiedergeburtsgang so **bewusst und sorgfältig geleitet** werden, wie eine verantwortungsbewusste Mutter den vorgeburtlichen Gang ihres Kindes leitet, indem sie sich stets gegenwärtig hält, dass sie ein **vollkommenes** Kind zur Welt bringen will.

Die Bemühungen der Mazdaznan-Bewegung, **weitere Kreise** und schließlich die ganze **Öffentlichkeit** für die Notwendigkeit der Wiedergeburtspflege zu interessieren, haben bisher in vieler Hinsicht über Erwarten **gute Erfolge** gehabt, da sogar die kirchlich-orthodoxen Kreise an der Wiedergeburtsfrage nicht mehr stillschweigend vorübergehen können, wenn sie auch noch nicht die Einstellung dazu gewonnen haben, die man eigentlich von Nachfolgern Christi erwarten sollte, da doch kein Geringerer als der **Heiland** selbst **die Wiedergeburt verkörperte** und für ihre Verwirklichung eintrat. Einsicht und Erkenntnis auf dem Gebiet der Wiedergeburt wachsen beständig, so dass es nur eine Frage der Zeit ist, dass die Prinzipien der Wiedergeburt **in allen Kulturstaaten im öffentlichen Interesse** gefördert und verwirklicht werden.

Um diese Einsicht und Erkenntnis zu beschleunigen, sollte sich sowohl das **weibliche** als auch das **männliche** Geschlecht überall nach **Altersgruppen** zusammenschließen, etwa die **Jugendlichen** zwischen 13 und 20 Jahren, die **Unverheirateten** zwischen 21 und 28 Jahren und alle **Verheirateten** und alle **Nichtverheirateten** vom 29. Jahr an.

Diese Gruppen nehmen entsprechend ihren Altersstufen das **Studium** der Wiedergeburts- und Familienkunde auf, unterrichten sich über die richtige **Körperpflege** und führen die einfachen **Übungen** durch, die helfen, die schöpferischen Einrichtungen des Körpers für die Gesamtentwicklung zu fördern.

Wenigstens alle 6 Monate sollte sich jede Gruppe einen mit der Wiedergeburts- und Familienkunde vertrauten **Arzt** einladen, damit er das für jede Altersstufe Wesentliche erläutert.

Soweit in der Mazdaznan-Bewegung **zentrale Veranstaltungen** stattfinden, sollte jede Gruppe wenigstens einen Vertreter daran teilnehmen lassen.

Mitglied der Gruppe kann jeder, der an der Wiedergeburtskunde interessiert ist, entsprechend seiner Altersstufe werden. Aber man muss **eingeschriebenes** Mitglied in einer Gruppe sein, um die Wiedergeburtsstudien aufnehmen zu können. Fremde haben also, um Missverständnissen vorzubeugen, zu den **Stundungen** über Wiedergeburtskunde keinen Zutritt. Die Stundungen jeder Gruppe finden in **Privatwohnungen** statt, sind also **nicht öffentlich**. Wird die Zahl der Mitglieder zu groß, dann bilden sich örtliche **Sektionen**, die alle 3 bis 6 Monate in einem

Saal zu einer nichtöffentlichen Versammlung zusammenkommen, um sich gegenseitig auszutauschen, zu ergänzen und auszugleichen.

Jede Sektion braucht nur einen **Sekretär** und eine **alphabetische Mitgliederliste**, während der **Vorsitz** oder die Leitung von Stundung zu Stundung nach dem Alphabet wechselt. Der Sekretär ist verantwortlich für die Sektion und ist der Erste in der Versammlung und der Letzte, der sie verlässt. Wenn die Stundung beginnt, tritt der jeweilige Vorsitzende vor und leitet sie; ist er nicht erschienen, dann vertritt ihn der Sekretär. So werden alle zufrieden gestellt, weil jeder wenigstens einmal ein Amt hat, und den Sekretär will sowieso nicht jeder machen, weil der Sekretär für den ganzen **Wirtschaftsbetrieb** verantwortlich ist und das doch viel Arbeit macht.

Man darf die **Studien nicht übertreiben** und an einem Abend nicht zuviel Auseinandersetzungen machen wollen, weil es sonst nicht behalten wird. Aber man macht regelmäßig seine **Übungen,** singt solche **Lieder,** die die Muskeln des Unterleibes anziehen, hat eine Tasse Tee mit einem **Ingwerplätzchen** und geht wieder nach Hause. Als Tee eignet sich besonders **Zimttee** mit einer Spur Cayenne-Pfeffer darin, weil er die Wiedergeburtsorgane unmittelbar belebt. Man kann auch etwas Zitrone zum Tee geben; jedoch ist das nicht gerade nötig. Nach kurzer Zeit sieht man es schon jedem Mitglied an, ob es sich der Wiedergeburtspflege wirklich gewidmet hat.

Nach und nach gibt das dann eine mächtige Frauen- und Männerbewegung, die ein **neues Zeitalter der Zivilisation** einleitet.

2. KAPITEL

Ordnung im Körper

5. Lektion

Der morgenländische Sitz

Durch die einleitenden Lektionen ist es uns bewusst geworden, dass es sich beim Studium der Wiedergeburtskunde um **Studien höherer Art** handelt, die unser wahres **Lebensglück** betreffen, das zwar alle Menschen suchen, aber nur die Wenigen erlangen, die **ehrlich gegen sich selbst** sind, und sich von anderen **nicht beeinflussen** lassen. Nehmen wir das Studium in diesem Geiste auf, also ohne Vorurteil und aus dem inneren Drang, zur Erkenntnis der Wahrheit zu gelangen, so werden wir größeren Nutzen daraus ziehen, als wir erwarten oder auch nur vermuten.

Die **inneren Studien,** die wir für das Verständnis der Wiedergeburtskunde betreiben, müssen wir von einem anderen Standpunkt aus beginnen, als es heute allgemein üblich ist. Um zu einem **praktischen Erfolg** zu kommen, können wir die heute gebräuchlichen oberflächlichen Methoden nicht befolgen, die der Sache nicht auf den Grund gehen und daher Irrtümern unterliegen. Deshalb wählen wir die einfachste Art des Studiums und lassen die **Natur** unsern Lehrmeister sein, die **ihr Buch offen** vor uns aufgeschlagen hat, worin keine Irrtümer zu finden sind.

Der Erfolg unseres Wiedergeburtsstudiums ist davon abhängig, dass wir **unsern Körper** so pflegen und entwickeln, dass darin vollkommene **Ordnung** herrscht. Deshalb befasst sich unser Studium mit allen unsern **Körpereinrichtungen** und deren Zustand, wie er ist und wie er sein muss, wenn die Wiedergeburt erreicht werden soll.

Wir beginnen also das Studium sogleich an uns selbst und liefern uns dadurch den Beweis, dass die gegebenen Regeln und Ratschläge richtig sind und halten, was sie versprechen, mag es auch unserem durch vor- oder nachgeburtliche Einflüsse noch begrenztem Urteilsvermögen anfänglich nicht immer verständlich erscheinen, warum diese oder jene Regeln und Ratschläge für unsere Entwicklung wichtig oder sogar notwendig sind. Am besten halten wir dann mit unserer Kritik zurück, die ja nur dem unausgeglichenen Zustand unseres Gehirnes entspringt, und befolgen die Regel oder den Ratschlag einfach so gut, wie wir können.

So fordert unser praktisches Studium von uns als erste und einleitende Übung, dass wir uns mit dem orientalischen oder **morgenländischen Sitz** vertraut machen und ihn üben.

Morgenländischer Sitz

Dazu stehen wir aufrecht, kreuzen den rechten Unterschenkel über den linken, lassen uns **leicht und entspannt** auf den Boden nieder, ohne die Hände zu Hilfe zu nehmen, halten das Rückgrat aufrecht und ruhen in dieser Stellung mit untergeschlagenen Beinen beliebig lange. Der Körper darf nicht niederfallen oder niederstürzen, und wird auch nicht steif gehalten beim Hinuntergehen, sondern bewegt sich **anmutig in sich selbst** abwärts; das fällt uns leicht, wenn wir beim Niedergehen **ausatmen**.

Anfänglich ist uns das Sitzen in dieser Stellung unbequem und unbehaglich und ruft vielleicht sogar ein schmerzhaftes Gefühl im Unterleib und in manchen Gelenken hervor. Das beweist aber nur, dass **Spannungen** vorhanden sind und gewisse Stellen dringend einer **Reinigung** bedürfen. Nach einigen Tagen getreulichen Übens verschwinden die Beschwerden und wir überzeugen uns, dass der Sitz nicht nur wohltätig auf unser Allgemeinbefinden wirkt, sondern uns auch **Anmut, Gleichmut und Selbstvertrauen** verleiht. Wenn wir uns des Abends nach getaner Arbeit in diesen Sitz setzen, fühlen wir uns nach kurzer Zeit angenehm **erfrischt** im ganzen Körper, besonders im **Gehirn**.

Die **Kinder** haben noch das natürliche Verständnis für diesen Sitz und machen sich ein Vergnügen daraus, mit untergeschlagenen Beinen am Boden zu sitzen, weil sie dabei am besten ausruhen. Den **morgenländischen Frauen** ist dieser Sitz selbstverständlich, und sie verdanken ihm ihre anmutigen Formen und Bewegungen, die jedem Auge wohl tun.

Wollen wir die Übung beenden, dann erheben wir uns langsam, anmutig und **aus innerer Kraft**, also ohne die Hände zu Hilfe zu nehmen, und **atmen dabei ein.** Nach einigen Versuchen gelingt es uns leicht. Wollen wir uns anfangs das Erheben erleichtern, so schieben wir ein Knie etwas vorwärts, verlagern das Gewicht des Körpers auf beide Knie und erheben uns von den Knien aus.

Wem es ernstlich um seine **Entwicklung** zu tun ist, der übt diesen morgenländischen Sitz, d. h. das Niederlassen und Erheben, **sechs-**

bis zwölfmal hintereinander, beim Niederlassen **ausatmend**, beim Erheben **einatmend**, und zwar mehrmals am Tag. Wer sich der **Fettpolster** des Unterleibes entledigen oder sonst **aufgeschwemmte Körperformen** auf das natürliche Maß zurückführen will, übt sich in derselben Weise und wird über den raschen Erfolg freudig überrascht sein.

Durch diese einfache Übung lockert sich der Unterleib und die **Unterleibsorgane** werden in die **richtige Lage** gebracht. Überanstrengte Muskeln, erschlaffte Nerven des Unterleibes erholen sich, der **Blutumlauf** wird besser, die **Beckenorgane**, die für den Wiedergeburtsgang schließlich die Verantwortung tragen, fangen an, normal zu arbeiten und die ihnen entsprechenden **Gehirnteile** arbeiten leichter, besser und ausgeglichener, so dass auch im **Denkenswesen** allmählich das **Gleichgewicht** hergestellt wird.

Bei den meisten Menschen sind die Unterleibsorgane und besonders die Geschlechtsorgane gespannt oder verlagert. Dadurch werden sie ungenügend durchblutet, verlieren allmählich an **Leistungsfähigkeit**, versagen schließlich in dieser oder jener Beziehung gänzlich, und legen so den Grund zu allen möglichen Leiden und Krankheiten. Aber diese können sich nicht auswachsen und keine schlimmen Folgen zur Schau stellen, wenn wir uns den morgenländischen Sitz angewöhnen und ihn einnehmen, wo immer sich uns eine schickliche Gelegenheit bietet.

Der morgenländische Sitz hat nichts gemein mit der Gewohnheit, die **Beine übereinander zu schlagen**, während man auf dem Stuhl sitzt. Diese Gewohnheit ist schädlich, weil dabei ein unnatürlicher Druck auf die Geschlechtsdrüsen ausgeübt, ihre Durchblutung beeinträchtigt und weniger Fluidum in den Nervenknoten hergestellt wird. Der Schaden dieser unnatürlichen Gewohnheit mag anfänglich unbedeutend sein und uns gar nicht zum Bewusstsein kommen; mit der Zeit werden aber die schlimmen Folgen offenkundig. Das Rückgrat krümmt sich, die Unterleibsorgane werden aus ihrer natürlichen Lage gedrängt und dadurch geschwächt und fangen an zu leiden und ihren Dienst zu versagen.

Der morgenländische Sitz dagegen bestärkt die **Muskeln** und **Nerven** des Unterleibes und belebt das **Gehirn**.

6. Lektion

Die Lenden gürten

Mit der zunehmenden Ordnung im Unterleib schreiten wir vorwärts auf dem Wege zur Wiedergeburt. Der morgenländische Sitz hilft uns dabei viel und lässt uns vor allem unsern Zustand erkennen. Damit wir uns aber nicht wieder vergessen und von der Schwäche unserer Unterleibsorgane nicht wieder in die alten Bahnen der Gleichgültigkeit und Gedankenlosigkeit zurückgezogen werden, müssen wir **dem Unterleib eine dauernde Stütze geben,** bis sich alle Organe wieder auf ihre Aufgabe besonnen haben und soweit erstarkt sind, dass sie sich **von selbst in ihrer natürlichen Lage behaupten.**

Der in sich selbst haltlose und schlaff hängende Unterleib zieht den Brustkorb mitsamt dem Herzen, den Magen und die Leber herunter und lässt deren **Gewicht auf das Becken fallen**, so dass die Geschlechtsorgane beständig unter einem unnatürlichen Druck stehen. Dann kann man sich nicht beherrschen, hat auch nicht den Mut, sich zu behaupten, und fällt negativen und krankhaften Einflüssen zum Opfer.

Bei den Frauen verursacht dieser unnatürliche Druck auf das Becken Neigung zu allerhand Frauenleiden, und den Mann verhindert er, sich ein hohes Ziel zu setzen und darauf zuzustreben. Es ist also für Frauen und Männer geradezu eine moralische und ethische Pflicht, den Unterleib in die Zügel zu nehmen oder ihre **„Lenden zu gürten"**, wie die alten Schriften sagen; der Frau verleiht es außerdem die edlen Linien einer Venus, und dem Manne die Gestalt eines Apollo.

Als Erwachsene sollten wir es uns gewahr geworden sein, dass während dieses Erdenlebens **der Geist die Materie zu lenken hat**, und dass wir deshalb dem Geist die Zügel in die Hand geben und uns ein geistiges Ziel setzen müssen. Ebenso sollten wir als Erwachsene wissen, dass wir ein höheres Lebensziel nicht nur vor Augen haben, sondern auch alle unsere Kräfte für dieses Ziel einsetzen müssen.

Die Natur hat unseren Körper in eine obere und eine untere Hälfte eingeteilt und in den **oberen Teil** den Brustkorb mit den Lungen und dem Herz gelegt, in dem die ewigwirkende **Intelligenz** innewohnt, während sie die der **Materie** dienenden Einrichtungen in den **unteren** Teil verlegt hat, wobei die Trennungslinie in der Lendengegend liegt. Die zwei entgegengesetzten Pole, das **Gehirn** und die **Geschlechtsdrüsen**, sind deshalb aufeinander angewiesen und voneinander abhängig.

Sind die Lenden gegürtet und ist die Lendengegend in der richtigen Lage und Verfassung, dann dienen sie der Intelligenz im Herzen gleich Zügeln, mit denen diese die Kräfte und Mächte der oberen und der unteren Körperhälfte lenkt und leitet, so dass die Gehirnkräfte beständig auf die **Vergeistigung der Materie** zielen, und die Geschlechtsdrüsen dem Gehirn beständig **ätherialisierte Substanz** zwecks größerer Leistungsfähigkeit zuleiten.

Wenn die untere Körperhälfte diese ihre natürliche Aufgabe erfüllt, verbleibt uns nicht nur die **Reinheit** des Körpers, sondern wir werden uns sogar der **Heiligkeit** gewahr, die darin besteht, dass wir uns von dem drückenden Zwang der Materie, der Welt und aller ihrer Einflüsse lösen, freimachen und schließlich freihalten und dadurch auf den Stufen der **Selbsterkenntnis** zur **All-Erkenntnis** und schließlich der **Gott-Erkenntnis** emporsteigen.

Ist der Unterleib nicht unter unserer Kontrolle, so wird das **Gehirn** nicht genügend durchblutet und auch die **Stimme** hat nicht den richtigen, klaren, hellen Klang, der nötig ist, damit ihre Schwingungen fein genug sind, um die Gehirnzellen in höhere Schwingungen zu versetzen und das Denkenswesen zu erweitern. Das **Blut** verdickt in den Blutgefäßen des Gehirns und verklumpt sich. Von irrsinnigen Personen sagt man, sie hätten einen Blutklumpen im Gehirn, der nur durch Operation entfernt zu werden brauche, damit ihr gesundes Denken wieder hergestellt werde.

Die Alten erfanden für diesen Zweck die **Zwangsjacke**, ähnlich der, die heute noch gebraucht wird. Sie banden ein handtellergroßes Stück Leder über den Unterleib und zogen es mit Stricken fest und immer fester, so dass der Kranke aus Leibeskräften schrie, aber nicht aus dem Unterleib schreien konnte, sondern vermittels der **oberen Teile der Lunge** schreien musste. Dadurch wurde das Gehirn mehr durchblutet, das verdickte Blut wurde zerteilt und verlor sich, und der Kranke hatte bald wieder normales Denkvermögen.

Für die heutige Zeit müssen wir bedenken, dass wohl die wenigsten von uns schon in der Jugend angehalten worden sind, den Unterleib in Zucht zu halten und ihn vermittels des gehobenen Brustkorbes zu leiten, so dass jeder von uns etwas nachzuholen hat, um das Denkvermögen, die Moral, die Ethik, kurz die Vergeistigung der Materie zu erweitern. Deshalb sollten **jedes junge Mädchen** und **jeder Junge** vom 16. Lebensjahr an und ebenso **alle erwachsenen Männer und Frauen,** wenn sie ernstlich den Weg der Wiedergeburt betreten und darauf bleiben wollen, einen einfachen

Leibgürtel

tragen, der dazu anhält, die Brust zu heben, wodurch der **Unterleib** von selbst eingezogen wird, und unter die Leitung des **Atems** kommt.

Der Gürtel muss so gearbeitet sein, dass er gleichzeitig die **Magengegend** festsetzt und mittels richtig angebrachter Stäbchen oder Spangen auch einen leichten Druck auf das **Zwerchfell** ausübt, so dass das Atmen von selbst leicht wird. Der Gürtel darf aber die Rippen oder den Brustkorb nicht einengen oder einschnüren, wie es bei den üblichen Schnürleibchen der Fall zu sein pflegt.

Sobald wir den Gürtel eine Weile getragen haben, werden wir uns bewusst, wie jetzt der **Atem** beim Einatmen **von unten nach oben zieht** und wie die Ausatmung vermittels **Einwölbung** oder Aushöhlung des Unterleibes vor sich geht. Durch den gehobenen Brustkorb und das gehobene Zwerchfell dehnt sich die **Lunge** innerhalb des Brustkorbes mehr als seither aus, und zwar nicht nur vorübergehend, sondern dauernd, so dass das **Denkenswesen** lebhafter schwingt und uns bewusst wird, dass sich die **Atemschwingungen** durch den ganzen Körper fortpflanzen, und zwar um so mehr je entspannter, gelassener und konzentrierter wir das innere, auf- und ausholende Atmen vollziehen.

Bald erkennen wir, dass wir unsere Körpereinrichtungen besser zu kontrollieren und leichter in Zucht zu halten vermögen, und fühlen uns von innen heraus getrieben, das Fehlerhafte **auszugleichen** und das **Vollkommene** an den Tag zu bringen.

Immer **neue Beziehungen** unserer Körpereinrichtungen werden uns klar. Wir finden heraus, dass unser Körper dem **Erdkörper** ähnlich ist, wenn wir uns vorstellen, dass die Erde gleich einer Schildkröte den Kopf und die Gliedmaßen in ihren Rumpf zurückgezogen hätte. Der **Nordpol** gleicht der Mundöffnung und der **Südpol** den unteren Öffnungen des Menschenkörpers; der Nordpol hat einzunehmen und der Südpol auszuscheiden und Neues hervorzubringen. Die Zonen der beiden Halbkugeln entsprechen und treffen sich an der Mittellinie, dem Äquator.

Im Menschenkörper bestehen **Beziehungen** zwischen Kopf und Füßen, Stirn und Fußknöcheln, Augen und Waden, Kinn und Knien, Stimmbändern und Geschlechtsdrüsen, Brusthöhle und Bauchhöhle, Zirbel und Nabel. Wir werden immer mehr Beziehungen finden und immer klarer erkennen, dass wir mit den entsprechenden Teilen der **oberen Körperhälfte** um so mehr leisten können, je besser wir die entsprechenden Teile der **unteren Körperhälfte** in Ordnung halten.

Nimmt der **Mann** seine Unterleibsorgane wieder in Zucht, überlässt er sich nicht mehr einer gedankenlosen Esserei und Trinkerei, atmet er besser und strebt er einem höheren, geistigen Ziel zu, dann wird er körperlich und geistig wieder ein **Vorbild für die Frau** werden und die Frau sieht wieder Ideale vor Augen, deren Tugenden und Fähigkeiten sie durch die **Macht des Gedankens** auf ihr werdendes Kind überträgt, so dass sich der Aufstieg eines Volkes, ja, der ganzen Menschheit, innerhalb einer einzigen Generation vollziehen kann.

Sollte der Mann versagen, aber wenigstens die **Frau** es einsehen, dass es ihre Pflicht ist, ihre „Lenden zu gürten", weil von ihr die Zukunft der Menschheit abhängt, dann dürfen wir immer noch Hoffnung haben; denn **die Mutter ist die Hoffnung der Welt.** Je aufrechter, geweckter, selbstbewusster, erkenntlicher die Mutter ist, um so eher offenbart sich durch sie eine vollkommene Menschheit, ein neues Zeitalter und das Paradies der Menschheit auf Erden.

Die **Frau** darf dem Lauf der Dinge nicht mehr gleichgültig und gedankenlos zusehen, sonst verfällt sie der Unmoral und der Gewissenlosigkeit des Durchschnittsmannes, darf auch nicht mehr phantastischen Ideen der Weltverbesserung nachlaufen, weil sie dadurch das geistige Gleichgewicht verliert und schließlich auch körperlich leidet. Sie hat Wichtigeres zu tun und sollte sich vor ihr geistiges Auge jenes unbeschreibliche Etwas stellen, das sie ihr **Ideal** nennt, und dieses Ideal verwirklichen.

Dabei kommt es nicht so sehr darauf an, was sie sich als Ideal wählt, den Aufbau ihres Charakters, das Schreiben eines Buches, das Malen eines Bildes, das Führen eines Autos, wenn nur die getroffene Wahl zu einem **Konzentrationspunkt** für sie wird, also alles andere sich der Verwirklichung ihres Ideals unterordnet. Sobald sie den Unterleib in Zucht hält und mehr mit den oberen Lungenflügeln atmet, wird sie sich ihrer innewohnenden Kraft und Macht bewusst, so dass sie es mit allen Lebensverhältnissen erfolgreich aufzunehmen vermag. Also sollte **jede Frau** und auch **jeder Mann** sich eines Leibgürtels bedienen.

Am besten verwendet man **zwei Gürtel** abwechselnd, damit der eine getragen und der andere währenddessen rasch gewaschen, getrocknet und durch die Sonnenstrahlen desinfiziert werden kann.

Von Zeit zu Zeit sollte man **ätherische Öle** zur Anregung der Nerven in der Weise anwenden, dass man unmittelbar auf den Körper und unter den Gürtel einen Streifen **Löschpapier**, abwechselnd rosa, blau und weiß, legt und dieses mit 12 Tropfen **Menphor**, am nächsten Tage mit 12 Tropfen australischem **Eukalyptusöl** und am 3. Tage mit 12 Tropfen vegetabilischer **Mazdaznan-Essenz** oder wenigstens **Pfefferminz-Essenz** benetzt. Statt des Löschpapiers kann man auch **Pfefferminzblätter** verwenden. Die getränkten Einlagen sollen alle 6 Stunden erneuert werden. Die gute Wirkung dieser einfachen Anwendung ist so überraschend, dass man die Behandlung am liebsten wochenlang fortsetzen möchte; das ist aber nicht nötig.

Das „Gürten der Lenden" scheint dem wissenschaftlich ausgebildeten Spezialisten der Gegenwart so wenig zu bedeuten, dass er den vollen Wert nicht ermisst. Aber doch gibt die **medizinische Wissenschaft** bereits zu, dass der Zustand des Blutes die Tätigkeit der Organe beeinflusst, und fängt auch schon langsam an einzusehen, dass die Drüsensekretionen zwischen Blut und Nerven vermitteln und für die Belebung des Gehirnes ausschlaggebend sind.

Je mehr wir lernen, vermittels der **oberen Lungenteile** die Kräfte der Unterleibsorgane zu kontrollieren, um so mehr werden wir uns der Bedeutung und der Beschaffenheit des **Blutes** und der **Nerven** bewusst, erkennen immer mehr Zusammenhänge und werden geistig geweckter.

Die **junge, aufkommende Generation** hebt sich dann immer deutlicher von den Alten ab, sie sieht klarer, fühlt sich besser in alles hinein, begreift rascher, gebraucht ihre feineren Sinne besser, fängt an, im Buch der Natur zu lesen, Entdeckungen und Erfindungen zu machen und damit zu offenbaren, dass sie auf **dem Weg zur Wiedergeburt** ist.

Das „Gürten der Lenden" oder der Leibgürtel wird uns ins Gedächtnis zurückrufen, in welcher Körperverfassung wir zwischen dem 8. und 13. Jahr waren und dass wir den Zustand der Wiedergeburt oder der **Jugendlichkeit** besaßen, den die **Dichter** in begeisternden Liedern besungen, die **Propheten** der Menschheit als Ideal vor die Augen gestellt und die **Erlöser** der Menschheit vorgelebt haben.

Oft tönt es uns im Ohr: „O, wäre ich doch wieder ein Kind! Ach, käme doch die goldene Jugendzeit noch einmal zurück!" Weshalb sehnen wir uns aber zu dieser Jugendzeit zurück? Weil sie den **Zustand beständigen Wachstums und beständiger Entwicklung** bedeutet, der überall da vorhanden ist, wo sich die obere und die untere Körperhälfte vollkommen **entsprechen**, Nerven und Blut in harmonischen **Wechselbeziehungen** stehen und die Drüsen diese harmonische **Ausgleichung** vermitteln.

Die Jugendzeit oder die Jugendlichkeit kann also für jeden von uns wiederkommen, wenn wir nur **wollen** und das Nötige für diese harmonische Ausgleichung **tun.**

7. Lektion

Darm-Schmarotzer

Das Wesen der Wiedergeburt wird uns klar und klarer, sobald wir erkannt haben, dass **das Leben ewig** ist und dass der Mensch, der Anteil an diesem ewigen Leben hat, deshalb auch **das Ewige in sich** hat. Das Erdenleben ist nur eine kurze Spanne des ewigen Lebens in einer besonderen Form zu einem besonderen Zweck.

Diese besondere Form oder Menschengestalt enthält in sich alle Einrichtungen, die notwendig sind, damit sich der Mensch die Fülle und

Herrlichkeit des ewigen Lebens **bewusst** machen kann, und der besondere Zweck dieses Erdendaseins ist, dass der Mensch diese Fülle und Herrlichkeit des ewigen Lebens entsprechend seiner Erkenntnis und seinen Fähigkeiten **benutzt und erweitert.**

Erst wenn wir begreifen, dass uns das Leben eine **unerschöpfliche Fülle von Möglichkeiten** anbietet, die wir benutzen können und sollen, erwacht in uns der **Wille,** Gebrauch davon zu machen, und bestärkt sich die **Willenskraft,** unsere Fähigkeiten dafür einzusetzen, immer Höheres zu erzielen. Dann sehen wir in unserem Erdenleben ein Glied in der endlosen Kette des ewigen Lebens, begreifen allmählich unsere **Beziehungen** zu den einzelnen Gliedern der Kette und auch die Beziehungen der einzelnen Glieder der Kette untereinander und zur Gesamtheit der Glieder und haben keinen Grund mehr, bedrückt oder mutlos zu sein. Denn wir begreifen, dass wir in diesem Erdenleben im **Höhepunkt** des ewigen Lebens stehen, so dass wir den Dingen stets eine **Wendung zum Besseren** geben können.

Hierdurch erklärt sich auch der in jedem Menschen vorhandene **Drang,** sich gesund, schön, jugendlich und leistungsfähig zu erhalten und das Altern abzuwehren. Denn **Jugendlichkeit, Schönheit, Kraft** sind Eigenschaften des ewigen Lebens und kommen daher auch dem Menschen zu. Verlieren sich diese Eigenschaften aber doch, dann muss eine Ursache dafür vorhanden sein, die wir erkennen und aus dem Weg räumen müssen.

Es ist also unser gutes Recht, jugendlich, gesund, kraftvoll, leistungsfähig zu sein, und zugleich auch unsere Pflicht. Wir wissen sehr wohl, welche **Anziehungskraft** ein jugendliches Wesen besitzt, und sollten deshalb alles daran setzen, so jugendlich wie nur möglich zu erscheinen, weil wir dann beständig **Harmonie** vermitteln, uns allen Lagen leicht anpassen und selbst die schwierigsten Verhältnisse meistern können.

Ebenso wie die **Gottheit** ewig jugendlich ist und nicht altert, altert auch die **Natur** nicht, sondern verjüngt sich ununterbrochen. Anerkennen und befolgen wir das **Naturgesetz**: „Was der Mensch sät, das wird er ernten", dann brauchen wir nur im Einklang mit der Natur zu leben, um uns beständig mit ihr zu verjüngen. Unser Körper würde sich dauernd jugendlich und leistungsfähig erhalten, wenn die **Verdauungs-**

und die Geschlechtsorgane ihre Ausscheidungs- und Umwandlungsarbeit dauernd naturgemäß vollzögen.

Die Arbeit der Verdauungsorgane besteht darin, aus der Nahrung **Vitamine** oder Lebenskräfte zu entwickeln, die die aufgenommenen Nährsalze in **Saline** verwandeln, wonach die hierzu unverwendbaren Bestandteile durch den Dickdarm vollständig ausgeschieden werden müssen. Die Arbeit der Geschlechtsorgane besteht darin, die Saline in neue **Elementarstoffe** für das Blut und in neue **Ätherstoffe** für das Gehirn umzuwandeln, so dass sich das Denkenswesen erweitert und zu größeren schöpferischen Leistungen befähigt wird.

Wenn Jugendlichkeit, Schönheit, Gesundheit und Leistungsfähigkeit schwinden, entspricht unsere **Ernährungsweise** nicht den Naturgesetzen, nicht unserem Temperament, nicht unserer Altersstufe, so dass die Verdauungsorgane die Umwandlung der Speisen und die Ausscheidung des Unbrauchbaren nicht naturgemäß und nicht vollständig durchführen können.

Von Natur aus haben die Darmentleerungen **vor den Mahlzeiten** und **vollständig** zu erfolgen, d. h. so, dass eine oder besser zwei **Nachentleerungen** stattfinden und keinerlei schleimige Rückstände im Darm verbleiben. Wenn wir nach einer Mahlzeit sofort Stuhldrang verspüren und auch Entleerung haben, ist das immer ein Zeichen, dass der **Schließmuskel** nicht in Ordnung ist. Denn erst der durch die Nahrungsaufnahme erzeugte Druck brachte die Entleerung zustande. Wir sind aber als Menschen keine Tiere mehr, die erst fressen und sich dann entleeren, sondern sind andere, **durchgeistigte** und nicht mehr nur **materielle** Wesen und dürfen deshalb auch keine Abfallstoffe mit uns herumtragen, weil wir keine Abfallkübel sind.

Arbeitet der Schließmuskel am Darmausgang nicht richtig, so dass die Entleerungen erst nach den Mahlzeiten erfolgen, dann **stauen sich die Abfall- oder Kotmassen** im Darm und **erweitern** ihn in seiner oberen Krümmung mit der Folge, dass sich die untere Krümmung des Darmes verengt. Dann werden die Nerven und Muskeln, die die Darmfalten zwecks Weiterförderung des Darminhaltes zusammenziehen und ausdehnen, teils gelähmt, teils gespannt und können nicht mehr natürlich arbeiten, so dass sich der Darm unregelmäßig und unvollständig entleert.

Wenn nun von den unbrauchbaren Bestandteilen oder der Kotmasse auch nur von Zeit zu Zeit ein kleiner Teil zurückgehalten wird, so bleibt auch ein Teil des auszuscheidenden **Schleimes** an den Wänden des Dickdarmes zurück. Die Natur ist zwar willig, ihn auszuscheiden, wird er aber gegen ihren Willen zurückgehalten, so wird er zum **Nährboden für Schmarotzer** aller Art, deren Ausscheidungsprodukte den Schleim in Gifte für den menschlichen Körper verwandeln.

Dieser **giftige Schleim** dringt auch **in die feinen Kanäle** der Geschlechtsorgane ein, die sich seiner nicht anders erwehren können, als dass sie ihn verarbeiten und daraus den normalen Elementar- und Ätherstoffen ähnliche, aber **giftige Stoffe** herstellen, die teils in die Blutbahnen, teils über die graue Masse des Rückenmarkes in das Gehirn übergehen und dadurch die Lebenskraft des Körpers untergraben, ihn **widerstandsunfähig** machen bis zum völligen Versagen der Körperkräfte, also schließlich den Tod verursachen. Die in das Gehirn gelangenden vergifteten Ätherstoffe machen das **Denkenswesen** sowohl des Mannes als auch der Frau **unausgeglichen und leidenschaftlich,** so dass beide die Kontrolle über die Geschlechtsorgane verlieren und diese ihre Aufgabe, die Wiedergeburt vorzubereiten, nicht mehr erfüllen können.

Nach und nach wird **der ganze Körper vergiftet,** die Haut wird grau und welk, ein Organ nach dem andern verringert seine Leistungen, Gesundheit, Jugendlichkeit, Schönheit schwinden dahin und das Dasein erscheint nicht mehr lebenswert. Wir fühlen auch, dass es keinen Zweck hat, das Erdenleben weiterzuführen, wenn wir nicht glücklich sind und keine nützliche Arbeit leisten können.

Deshalb sucht der Mensch intuitiv solchen Verfallserscheinungen zu begegnen und geht, wenn er sich selbst keinen Rat weiß, zum Arzt, der ihm eine „einfache" **Operation** empfiehlt und in diesem Falle den ausgedehnten Teil des Dickdarmes entfernt, in dessen zu Taschen ausgeweiteten Falten die Kotmassen zurückgehalten werden, die den ganzen Körper verjauchen, wie dessen Ausdünstung verrät. Der Darm wird also verkürzt und die Schnittstellen werden zusammengenäht.

Das Ergebnis der Operation ist aber, dass die Nerven und Muskeln des Darmes noch mehr gelähmt und die **Beschwerden schlimmer** werden als zuvor. Der Darm kann sich nicht mehr normal entleeren und der Operierte ist ein Krüppel, dem das Leben zur Pein wird. Es gibt sogar Unglückliche, die nach einer solchen Operation ihr Heim nicht mehr verlassen können, ohne Kot-Taschen zu tragen.

Das kann also nicht der richtige Weg sein, die Darmtätigkeit zu normalisieren. Sorgen wir aber für regelmäßige und vollständige Darmentleerungen und für die vollständige Entfernung der Schleimrückstände, dann entziehen wir den Schmarotzern **den Nährboden,** so dass sie absterben und wir frei von ihnen werden. Dann werden die Speisesäfte vollständig umgewandelt und vom Körper vollständig ausgenutzt.

Allmählich wird der Darm **wieder normal** arbeiten, d. h. mit zwei Entleerungen täglich, die Leber verliert ihre Trägheit, die Haut hellt sich auf, die Regel der Frau verläuft ohne Schmerzen und dauert nicht länger als neun Stunden, mit einem Wort, der Körper wird aufblühen in Gesundheit, Kraft und Schönheit.

Um dies zu erreichen, machen wir uns wenigstens einmal täglich heiße Aufschläge auf den Darmausgang und lassen uns die Mühe nicht verdrießen, bis sich regelmäßige und vollständige Entleerungen einstellen. Soviel Mahlzeiten wir täglich halten, genau soviel Darmentleerungen sollten wir haben und daneben mindestens 6 vollständige Entleerungen der Blase, sonst bleibt ein Satz im Darm und in der Blase zurück.

> Zu den heißen Aufschlägen falten wir uns ein **Handtuch** der Länge nach zusammen, tauchen den mittleren Teil in **kochendes Wasser,** winden ihn aus, indem wir die trockenen Enden des Handtuches zusammendrehen, hocken uns in den **Hockesitz** nieder und bringen das feuchtheiße Tuch auf den **Darmausgang.** Wenn das Tuch die Hitze abgegeben hat, tauchen wir es wieder in das kochende Wasser und legen es wieder auf. Das wiederholen wir für zehn Minuten. Sobald die Entleerungen normal geworden sind, hören wir mit den heißen Aufschlägen auf.

Die feuchte Wärme dieser heißen Aufschläge dehnt die verkrampften Muskeln des Darmes aus und allmählich gewöhnen sie sich wieder daran, sich zusammenzuziehen und wieder auszudehnen, bis sie wieder beständig natürlich arbeiten. Während wir das heiße Tuch auflegen, **atmen wir lang und langsam aus.** Wir machen die Aufschläge immer heißer und heißer, so dass wir **die Wärme** bis hinauf zu dem querliegenden Teil des Dickdarmes **fühlen.**

Beim Niederhocken hängt das **Körpergewicht** sozusagen in den Knien und die Füße berühren den Boden mit der **ganzen Sohle.** Wir begreifen bald, dass diese **hockende Stellung** die Entspannung der Muskeln begünstigt und die peristaltische Selbstbewegung des Darmes anregt, so dass sich am Schluss der Entleerung auch der Schleim entleert. Deshalb werden wir uns überhaupt bemühen, künftig für die Darmentleerungen diesen niedrigen **Hockesitz** einzunehmen. Auch die Toilettensitze sollten dem Rechnung tragen und niedrig genug eingerichtet sein, um den Hockesitz zu ermöglichen. Das würde allein schon viel dazu beitragen, um Darmbeschwerden und Darmleiden zu verhüten, unter denen Unzählige leiden.

Im allgemeinen macht man die heißen Aufschläge **am Abend** vor dem Schlafengehen mit bestem Erfolg; findet man aber heraus, dass sie morgens besser wirken, dann wählt man diese Zeit. Haben wir mit den heißen Aufschlägen bei den ersten Versuchen noch keinen Erfolg gehabt, so fahren wir doch fort damit, überdenken immer wieder **alle Einzelheiten,** ob wir sie auch richtig durchführen, und nehmen noch folgendes hinzu:

> Bevor wir uns niederhocken und das heiße Tuch anwenden, legen wir ein Stück **trockene Brotkruste** auf die Zunge, kauen sie aber nicht, sondern bewegen sie nur im Mund von einer Seite zur anderen und verschlucken den Speichel, der sich dabei bildet. Der **Speichel,** der sich während etwa dreißig Bewegungen reichlich bildet und verschluckt wird, die **Hockestellung** und die entspannende feuchte **Hitze** des Tuches wirken zusammen auf die peristaltische Darmbewegung und den Schließmuskel und lösen die Entleerung des Darmes aus.

Manche haben von dieser guten Wirkung des Speichels gehört, nahmen die Idee aus dem Zusammenhang heraus und empfehlen jedermann, jeden Bissen Nahrung dreißig mal zu kauen, um zu regelmäßigen Darmentleerungen zu kommen. Der Erfolg bleibt zwar aus, aber der Beweis ist erbracht, dass man auch Zeit und Umstände berücksichtigen muss, um sich eines Erfolges sicher zu sein.

Haben wir bisher trotz aller gewissenhafter Behandlung die schleimigen Nachentleerungen noch nicht erzielt, so tun wir noch folgendes:

Unmittelbar nachdem wir die heißen Aufschläge gemacht haben, die behandelten Stellen also noch durchwärmt und ausgedehnt sind, legen wir **ein Stück Eis** darauf, so dass sich die Stellen zusammenziehen. Gewöhnlich tritt die schleimige Nachentleerung sofort ein, in manchen Fällen aber auch erst mehrere Stunden später.

Bringt uns auch das noch nicht den gewünschten Erfolg, so erweitern wir die Heißbehandlung wie folgt:

Tritt 15 Minuten nach der ersten Serie heißer Aufschläge noch keine Entleerung ein, so **wiederholen** wir die heißen Aufschläge nochmals und, wenn nötig, ein drittes Mal. Erfolgt auch dann noch keine Entleerung, so geben wir mit einer dafür geeigneten Spritze ein achtel Liter **kaltes Wasser** oder 2 Esslöffel Petrolatum oder Knoblauchöl **in den Darm** und begeben uns zu Bett. Bald wird sich Stuhldrang einstellen. Durch diese Behandlung verlieren sich gleichzeitig **Leberleiden** und **Verstopfung** vollständig.

Haben uns die heißen Aufschläge zu den Nachentleerungen verholfen, dann **erweitern wir die Aufschläge** in folgender Weise:

Nachdem wir die heißen Aufschläge auf den **Darmausgang** gemacht haben, legen wir das feuchtheiße Tuch so heiß wie möglich und solange wie es Hitze abgibt, auf die **rechte Leistengegend,** während wir beständig ausatmen, und fahren damit fort, bis wir die **rechte Niere** durchwärmt fühlen. Dann behandeln wir die **linke Leistengegend** ebenso, bis wir die Wärme im **Rückgrat bis zum fünften Halswirbel** spüren, der an dem leichten Vorsprung im Nacken kenntlich ist. Dann behandeln wir in derselben Weise auch den **Nacken** oberhalb des fünften Halswirbels und schließlich auch die **Kreuzbein-Wirbel.** Die Aufschläge auf die Kreuzbein-Wirbel erhitzen das Ende der Wirbelsäule und die Hitze muss **durch die ganze Wirbelsäule hindurch** bis zum fünften Halswirbel gefühlt werden. Dann ist das Nervensystem in Ordnung.

Haben wir dieses Gefühl nicht, so lassen wir den heißen Aufschlägen folgende Behandlung folgen. Wir drücken das feuchtheiße Tuch dreimal rasch hintereinander **auf den Nabel.** Selbst wenn es etwas schmerzt, wird die Nervenerschütterung doch ihre gute Wirkung haben. Am besten wiederholt man diese Behandlung mit Pausen von 3 bis 4 Tagen und macht sie im ganzen nicht mehr als neunmal.

Jedenfalls dürfen wir mit den heißen Aufschlägen nicht nachlassen, bis sich die Darmentleerungen vollständig geregelt haben. Denn wir kommen damit nicht nur den **Ausscheidungsorganen**, sondern auch den **Verdauungs- und Geschlechtsorganen** und sogar den **Atmungsorganen** oder den Lungen zu Hilfe.

Unvollständige Ausscheidung der Abfallstoffe oder des für den Körper Unbrauchbaren lässt einen **Satz im Darm und in der Blase** zurück, der sich allmählich verhärtet, ja, sogar versteinert, die Nahrungsumwandlung beeinträchtigt und schließlich eine Krankheitserscheinung nach der anderen hervorruft. Wir geraten dann in einen Zustand, dass wir immer essen und essen möchten und es auch tun und trotzdem hungrig und unterernährt sind.

Das übermäßige Essen beeinträchtigt die Ausatmung, die gegenüber der Einatmung zu kurz kommt. Wird aber die eingeatmete Luft nicht vollständig verarbeitet, weil der Atemstrom nicht durch alle Lungenbläschen hindurchströmen kann, so dass das Brauchbare nicht vollständig umgewandelt und das Unbrauchbare nicht vollständig ausgeschieden wird, so bleibt **auch in den Lungen ein Satz zurück**, der ähnliches Unheil stiftet wie die Ablagerungen in Darm und Blase, indem er die **Herztätigkeit** beeinträchtigt. Daraus entstehen Blutlaufstörungen, die die Bildung und Verteilung des Nervenfluidums behindern, so dass die schlummernden Talente nicht erwachen und die schon erwachten Talente nicht nutzbringend angewendet werden, weil wir sie nicht kontrollieren und lenken können.

Wenn aber die Ausscheidungsorgane alle Abfallstoffe restlos **ausscheiden**, die Verdauungsorgane dafür sorgen, dass sich aus der Nahrung Vitamine und Saline bilden können, die Geschlechtsorgane neue Elementarstoffe in das Blut und neue Ätherstoffe in das Gehirn liefern, dann sind wir sicher, dass uns dieser Körper in Gesundheit und Jugendlichkeit dient und dass uns durch schöpferische Arbeit alles zuteil wird, was uns **das Leben lebenswert** macht.

Regelmäßiger Stuhlgang allein ist noch kein Beweis dafür, dass der Darm rein oder frei von Abfallstoffen ist, weil er durch deren Anhäufung bis zum Doppelten seiner natürlichen Größe **erweitert** werden kann, wobei in der Mitte ein Gang frei bleibt für die Entleerungen. Im

Laufe der Jahre werden die Anhäufungen zu einer festen **Kruste auf den Darmwänden**, die selbst von Abführmitteln nicht gelöst und abgeführt werden kann.

Diese Ablagerungen im Dickdarm sind der geeignete **Nährboden für Schmarotzer** aller Art, die sich darin massenhaft entwickeln. Die **Pfortadern,** die das Blut aus den Bauchorganen sammeln und der Leber zuführen, und die **Lymphgefäße oder Saugadern** des Darmes, die ihren Inhalt in das Blutadersystem ergießen, verbreiten dann die Schmarotzer und deren giftige Ausscheidungen **im ganzen Körper,** so dass Katarrhe, Lungen- und Kehlkopfleiden, Magenverschleimung, Seitenstechen, Kreuzschmerzen und ähnliches in Erscheinung treten und Würmer, Maden und andere Parasiten bis zum Bandwurm und Krebs entstehen. Diese ganze Menagerie füttert und mästet sich **mit den besten Säften** der Speisen, entwertet das Übrigbleibende noch durch ihre Ausscheidungsprodukte und zehrt an unserer Lebenskraft. Alle diese unwillkommenen Gäste müssen wir **entfernen**, weil sie unsere Erneuerung oder Wiedergeburt verhindern.

Niemand sollte glauben, dass er frei von Schmarotzern sei, weil im Stuhlgang keine gefunden werden. Aber schon eine **belegte Zunge** ist ein Beweis dafür, dass Schmarotzer im Darm vorhanden sind. Es dauert oft Jahre, bis dieser Erbfeind vollständig überwunden ist, und oft müssen verschiedene und kräftige Mittel angewendet werden, ehe er weicht.

Fleisch, tierische Fette, verdorbenes Obst, verwelkte Gemüse, alte Speisen erzeugen **Schmarotzer.** Würmer und Bakterien, die **in den Speisen** enthalten sind, werden gewöhnlich von dem scharfen Magensaft abgetötet und sind deshalb nicht so gefährlich wie die Schmarotzer, die **im Körper** durch faulige Zersetzung der Speisen **entstehen.** Jedenfalls meiden wir alle Speisen, die einen Anflug von **Zersetzung** haben, und auch Zubereitungen und Zusammenstellungen von Speisen, die während der Verdauung in **Gärung** übergehen könnten.

Die **Mazdaznan-Ernährungskunde** klärt uns in dieser Beziehung über alle Einzelheiten auf und es wird vorausgesetzt, dass jeder, der sich dem Wiedergeburtsstudium ernstlich widmen will, die Ratschläge der Ernährungskunde gewissenhaft und getreulich befolgt. Dasselbe gilt von der Mazdaznan-Atem- und Gesundheitskunde, die uns auf das Wiedergeburtsstudium vorbereiten soll.

Wenn **Gärung im Verdauungsapparat** ein Dauerzustand geworden ist, dann müssen wir dem ein Ende machen. Zitronensaft ist dagegen ein zuverlässiges Mittel und wir machen eine Zitronen-Kur.

Wir können bis zu 2 Weingläser Zitronensaft täglich nehmen. Denn wir sollen wenigstens zweimal täglich Stuhlgang haben, wenn wir zwei Mahlzeiten am Tag halten. Der Zitronensaft verhilft uns dazu. Nehmen wir zuviel davon, dann wird der Stuhlgang zu häufig, was wiederum nicht gut ist. Wir beobachten uns also und **bestimmen selbst das rechte Maß.**

Die Zitronen **backen** wir im Ofen **nach,** so dass sie völlig durchhitzt worden sind und sich weich anfühlen; sie sollen aber nicht anbrennen und nicht bersten. Solcher Zitronensaft enthält natürliche Salizylsäure, die die **Gärungskeime** allmählich, aber sicher **vernichtet,** wenn man den Saft genügend lange, manchmal wochenlang und in hartnäckigen Fällen sogar 3 bis 4 Monate lang täglich nimmt.

Den ausgepressten Saft gießt man durch ein Sieb, damit das Gewebe zurückgehalten wird, fügt **1 Prise Salz** hinzu und schüttelt alles tüchtig. Man nimmt auf einmal nicht weniger als den Saft von 2 Zitronen und isst und trinkt daneben nichts, wenigstens für 1 Stunde vorher und nachher, da es sich um **eine Kur** handelt, mit der wir einen bestimmten Erfolg erzielen wollen. Man mische auch kein Wasser unter den Saft und trinke auch kein Wasser hinterher.

Nachdem man 10 Tage lang Zitronensaft genommen hat, kann man für die nächsten 10 Tage zu einem **anderen Obstsaft** übergehen, z. B. Traubensaft oder Apfelsaft aus roh geriebenen Äpfeln. Von den Apfelsinen eignen sich für diese Kur nur solche mit Kernen. Dem Pampelmusensaft kann man wie dem Zitronensaft eine Prise Salz beifügen. Im allgemeinen macht man die Kur 6 bis 8 Wochen. Eines Tages wird man sich von selbst bewusst, dass die Gärung beseitigt ist, und dann hört man einfach auf.

Nach der Kur lässt man einen **Wechsel in der Ernährung** eintreten, hütet sich aber, zuviel zu essen, sondern isst nur, wenn man so hungrig ist, dass einem selbst eine alte Brotkruste gut schmeckt und man gar nicht daran denkt, die Möhren zu kochen, sondern sie roh gerieben genießt. Der Erfolg der Kur ist einem sicher; aber natürlich darf man nicht erwarten, dass die Kur schon nach 24 Stunden die verlorene Jugendlichkeit zurückbringt. Gewissenhafte Arbeit hat aber noch immer Erfolg gebracht.

1. Wurm-Kur

Zur Beseitigung von Würmern, Bakterien, Parasiten und anderen Schmarotzern bereitet man sich das folgende Mittel. Koche 250 Gramm geriebene **Möhren** in 1 Liter Wasser 30 bis 45 Minuten. Seihe den Saft ab, bringe ihn wieder aufs Feuer, füge 30 Gramm **Anissamen** hinzu, lasse 10 Minuten weiterkochen und seihe durch; der Saft ist dann auf etwa ½ Liter eingekocht. Füge nun 2 Esslöffel **weißen Sirup**, 30 Gramm **Sennesschoten-Extrakt** und 50 Gramm **Spigelia-Extrakt** hinzu und bewahre das kühl und dunkel auf. Dann nimm 3 Tage lang morgens nüchtern 2 Esslöffel voll, nach einer Woche Pause wieder 3 Tage lang dieselbe Menge und fahre einen Monat so fort.

2. Wurm-Kur

Bereite dir folgendes Mittel. Simmere 3 geschälte und zerkleinerte **Knoblauchzehen** in 1 Tasse **Milch** über gelindem Feuer 5 Minuten lang, ohne dass die Milch zum Kochen kommt. Füge etwas **Honig** und bei schwacher Verdauung auch etwas **Salz** hinzu. Diese Knoblauch-Milch nimmt man morgens nüchtern für sich allein, also ohne weitere Zutaten oder Zukost. Gleichzeitig reibt man die **Fußsohlen**, die **Handteller** und die Gegend um den **Nabel** und um die **Nase** mit einer aufgeschnittenen Knoblauchzehe ein.

Gewöhnlich gehen schon nach 1 Stunde Würmer ab. Während der Kur trinkt man 1 Woche lang jeden 2. Tag reichlich **destilliertes Wasser**, in dem ein **glühendes Eisen** abgeschreckt worden ist. Diese Kur ist besonders für **Kinder** zu empfehlen, die die Knoblauchmilch gern nehmen.

3. Wurm-Kur

Das echte, 62prozentige australische **Eukalyptusöl** ist ein ausgezeichnetes Wurmmittel. Man nimmt davon täglich dreimal je 3 Tropfen auf einem Stück **Zucker**, reibt gleichzeitig die **Fußsohlen** und die **Nabelgegend** mit dem Öl ein und isst reichlich roh geriebene **Möhren** mit etwas Anis, Fenchel, Kümmel oder Veilchenwurzelpulver.

Das kalifornische Eukalyptusöl hat nicht die gleiche Wirkung, weil ihm gegenüber dem australischen 3 Bestandteile fehlen; es beseitigt deshalb z. B. die Aftermaden nicht. Bringt man diese in kalifornisches Eukalyptusöl, dann schwimmen sie lebhaft darin herum, während sie in australischem Eukalyptusöl absterben.

4. Wurm-Kur

Ist der Körper stark mit Schmarotzern behaftet und vielleicht schon ein Bandwurm zu vertreiben, so unterzieht man sich der **großen Knoblauch-Kur.** Dazu simmert man 500 Gramm zerkleinerte **Knoblauchzehen** in 1½ Liter Milch und nimmt diese gleiche Menge täglich für 3 bis 6 Tage. Nach je 3 Tagen nimmt man ein kräftiges **Abführmittel,** damit die durch den Knoblauch aus ihren Schlupfwinkeln hervorgelockten und betäubten Schmarotzer auch wirklich aus dem Körper hinausgeschafft werden.

5. Wurm-Kur

Die meisten Bandwurmarten lassen sich auf folgende Weise entfernen. Man lebe 3 oder mehr Tage ausschließlich von rohen geriebenen **Möhren** mit etwas **Kümmel**. Dann trinke man 3 oder mehr Tage täglich ½ Liter **Knoblauchmilch,** die mit 250 Gramm zerkleinerten Knoblauchzehen zubereitet worden ist, und nehme vom 2. Abend an täglich ein kräftiges **Abführmittel** oder auch vom 2. Tage an täglich und dreimal im Laufe des Tages 1 Esslöffel **Rizinusöl** mit 20 Tropfen **Farnwurzel-Auszug** oder vom 2. Tage an 2 Tage hintereinander dreimal täglich je 6 Gramm **Farnwurzelpulver** und darauf 1 Esslöffel **Rizinusöl.**

6. Wurm-Kur

Bandwürmer lassen sich meist schon mit den 4 üblichen Mitteln, nämlich **Farnkraut, Knoblauch, Seife** und **Chloroform** ausrotten. Aber es gibt eine Bandwurmart, die Chloroform selbst in starken Dosen verträgt.

Dann ist das echte **australische Eukalyptusöl** die letzte Zuflucht;

es wirkt zwar etwas langsamer, aber sicher. Gewisse Bandwurmarten lassen sich damit in 3 Stunden entfernen. Gelingt das nicht, so wählen wir den folgenden etwas längeren Weg:

Wir nehmen abends vor dem Schlafengehen **3 Tropfen** Eukalyptusöl in 1 Glas heißem Wasser, fügen jeden folgenden Abend 1 Tropfen hinzu bis zu 9 Tropfen. Dann gehen wir wieder tropfenweise auf 8, 7, 6, 5, 4, 3 Tropfen zurück, steigen wieder bis auf **9 Tropfen** und gehen wieder zurück. Es mag 2 bis 3 Wochen dauern, bis wir den Bandwurm los sind; aber mit Geduld und Ausdauer ist uns der Erfolg sicher. Kein anderes Öl hat solche Wirkung.

Es kann nicht eindringlich genug gesagt werden, dass wir die **Darmschmarotzer** vollständig beseitigen müssen, wenn uns die Wiedergeburt zuteil werden soll. Denn die Schmarotzer verursachen **Schleimhautentzündungen** im Darm und **fiebrige Zustände** im ganzen Unterleib, also auch in den Geschlechts- oder Wiedergeburtsorganen. Dann gelangen **Fremdstoffe** in den Blutkreislauf, Leukokytos, das magnetische Feld oder die Ätherstoffatmosphäre um die Blutkörperchen zieht sich zurück, der Rhythmus des Blutes und des Nervenfluidums verlangsamt sich, die Drüsen leiden Not und sekretieren ungenügend zugunsten des Blutes und der grauen Nervenmasse.

Infolgedessen erweitert sich das **Denkenswesen** im Gehirn nicht mehr und wird unempfänglich für die Schwingungen des **Gesinnes in der Zirbeldrüse,** unserer Bewusstseins-Zentrale, so dass wir das Interesse verlieren, unsere **objektiven Kenntnisse** zu vermehren, und sich uns noch viel weniger die **Erkenntnis des Abstrakten,** Seelischen, Geistigen, Ewigen, Unendlichen und Göttlichen erschließt. Im Gegenteil arbeitet unser Gehirn dann immer weniger normal, unser Gedankenlauf wird immer mehr und mehr unkontrolliert oder unbeherrscht, wir lassen den **niederen Regungen** die Zügel schießen, gleichviel ob heimlich oder offenkundig, und begehen Handlungen, die die eigene und die Unschuld anderer zerstören.

Schon bei den **Kindern** beobachten wir dann, dass sie Gedankengänge unterhalten, die eines menschlichen Wesens unwürdig sind, dass sie **schlechte Gewohnheiten** annehmen, sich zu leidenschaftlichen Handlungen hinreißen lassen und schließlich noch andere zu dergleichen verführen. Die schlechten Gewohnheiten verfolgen uns durch das ganze Leben, beladen uns mit Sorgen, Schande, Gewissensbissen, Krankheit und Misserfolg und verraten durch **unverkennbare Merkmale,** dass wir unsere Lebenskraft vergeudet und den Willen zum Fortschritt und Aufstieg eingebüßt haben.

Wir werden also von nun an unseren **Verdauungs- und Geschlechtsorganen** viel größere Aufmerksamkeit schenken, die Vorgänge in ihnen studieren und uns bewusst machen und dafür sorgen, dass die **natürliche Ordnung** darin herrscht und aufrecht erhalten bleibt, damit wir beständig größeren Nutzen daraus ziehen.

8. Lektion

Darmfieber

Fieber

Es gibt Fälle von **akutem Fieber,** das durch ungenügende Darmentleerungen verursacht wird. Die Ausscheidungsorgane können die Abfallstoffe nicht mehr abstoßen und sogar die Poren der Haut sind verstopft; dann tritt Fieber ein. Solches Fieber muss gebrochen werden, lässt sich aber nicht mit den üblichen Fiebermitteln beseitigen. Vielmehr muss zu allererst **der Darm vollständig entleert** werden. Ein Klistier oder Einlauf in den Darm würde zwar in manchen Fällen teilweise Erleichterung schaffen, aber nicht genügend durchgreifen. Deshalb bereiten wir uns das folgende einfache, aber sicher wirkende

Fieber-Mittel

Wir geben in ½ Liter **Portwein** je 15 Gramm bittere **Aloe, Chinarinde und Schwarzwurzel** und 5 Gramm **Cascara sagrada,** alles gepulvert, schütteln es tüchtig und lassen es stehen, bis sich das Pulver absetzt. Davon kann man schon kleinen Kindern, von 1 Jahr an aufwärts, geben, und zwar erst kleine Mengen von etwa ½ Teelöffel und allmählich ansteigend bis zu 1½ Teelöffel. Vom 17. Jahr an kann man 2 Esslöffel voll mit 1 Teelöffel Lakritzen-Extrakt geben; wirkt das nicht innerhalb ½ Stunde, dann gibt man sofort nochmals die gleiche Menge. Das bricht dann das Fieber sicher.

Selbst wenn man das Fieber schon 7 Tage hatte, vielleicht sogar schon bewusstlos geworden war, wird man nach der 2. Dosis das Bewusstsein wieder erlangen, nach weiteren 9 Stunden sich aufsetzen und die erste Mahlzeit einnehmen. Nach 3 Tagen fühlt man sich gesund, nimmt nun aber eine Zeitlang vor jeder Mahlzeit 1 Esslöffel **Gummi-arabicum-Lösung** (30 Gramm Gummi-arabicum auf 1 Liter destilliertes Wasser), um die Magen-Schleimhäute auszukleiden.

Sind die Darmentleerungen so ungenügend, dass wir schon an **Verstopfung** leiden, dann nehmen wir zweimal täglich von dem **Portwein** und anschließend 1 Esslöffel russisches **Petrolatum**[1] und fahren damit fort, bis sich die Entleerungen von selbst regeln. Es muss aber russisches Petrolatum sein; dem amerikanischen fehlt ein Bestandteil.

Schleichendes Darmfieber

Schlimmer als ein akutes Fieber infolge ungenügender Darmentleerungen ist **das schleichende Darmfieber**, das durch **faulige Abfallstoffe** hervorgerufen wird, die sich in den Darmfalten abgelagert haben, **giftige Gase** entstehen lassen und diese in die Nachbarorgane und sogar in den Magen, den Kehlkopf und in die Lunge verbreiten, so dass die **Organintelligenzen betäubt** werden und ihre Aufgabe nicht mehr richtig erfüllen.

Je mehr sich die Darmfalten mit solchen fauligen Abfallstoffen anfüllen, um so mehr **dehnt sich der Darm aus**, nimmt auf Kosten der Nachbarorgane mehr Raum ein, als ihm von Natur aus zukommt, und **drückt** auf diese Organe, so dass sie ebenfalls aus ihrer natürlichen Lage geraten und gesenkt oder gar geknickt werden. Am meisten sind die **Geschlechtsorgane** gefährdet, weil sie dicht neben dem Dickdarm liegen und deshalb nicht nur einen stark reizenden mechanischen Druck, sondern auch den unmittelbaren Zustrom der giftigen Gase aus dem Dickdarm zu erdulden haben.

Diese **innere Unreinheit** des Darmes, die sich auf die Geschlechtsorgane überträgt, lässt sich nicht durch **äußere Reinlichkeit** beseitigen, weil diese weder die **Verlagerungen** noch die **Gasvergiftungen** beseitigt.

---

[1] Petrolatum ist heute in Deutschland unter dem Begriff dickflüssiges Mineralöl bzw. dickflüssiges Paraffinöl erhältlich.

Trotz der größten äußeren Reinlichkeit, der sorgfältigsten Hautpflege und der Parfümierung mit den kostbarsten ätherischen Ölen, können die Geschlechtsdrüsen nicht die notwendigen **Elementarstoffe** für die körperliche Erneuerung und noch viel weniger die notwendigen **Ätherstoffe** für die Erweiterung der Gehirnfähigkeiten herstellen.

Schon wenn Organe **verlagert** sind, leidet ihre harmonische **Zusammenarbeit** und ihre **Verbindung mit dem Gehirn** und ihre **Leistungen** lassen nach. Werden dazu noch die Organintelligenzen durch die giftigen Gase betäubt, dann lässt die **Widerstandskraft** der Organe nach und **Krankheitserscheinungen** treten zutage.

Alle die **krankhaften Zustände** wie Verdauungsschwäche, Darm- und Lungentuberkulose, Asthma, Katarrh, Verstopfung, Hämorrhoiden, Durchfall, krankhafte Regel der Frau, Samenverluste des Mannes, Reizbarkeit der Geschlechtsorgane, Leidenschaftlichkeit, Unmoral, Schürzenjägerei, Männertollheit, Charakterlosigkeit, verbrecherische Neigung und ähnliches **lassen sich beseitigen,** wenn der Dickdarm von fauligen Abfallstoffen befreit und freigehalten wird und die Organintelligenzen nicht mehr mit Giftgasen betäubt werden.

Im Kopf bewirken diese Giftgase eine so starke **Gehirntrübung**, dass die Betroffenen ihren Zustand nicht einmal mehr erkennen und nicht begreifen, dass sie schweres Darmfieber haben. Alle **leidenschaftlichen** Menschen, alle religiösen, wissenschaftlichen und politischen **Fanatiker,** alle **Rührseligen,** die stets bereit sind, in Tränen auszubrechen, alle **blindlings** ins Blaue Handelnden, alle, die heute hier und morgen da zum andern Geschlecht **in „Liebe" entbrennen,** leiden an Darmfieber. Häufig verfallen gelehrte und berühmte Männer und Frauen in **Irrtümer,** die mit ihrer Gelehrsamkeit und ihrem Ruhm unvereinbar sind, handeln dann so unüberlegt und unvernünftig, dass es ihrer unwürdig ist, und verraten damit, dass sie unter Darmfieber leiden.

Eine Frau, die alle Bewegungen des Mannes **eifersüchtig** beobachtet, ihn überall verfolgt, aus nichtigen Anlässen **hysterische Anfälle** und Ohnmachten bekommt und den Mann glauben machen will, dass sie ihn liebt, hat weiter nichts nötig, als ihr Darmfieber zu beseitigen. All das unsägliche Elend **zerstörter Liebesbande,** die unzähligen **Missverständnisse** zwischen Mann und Frau, die **reizbare Natur** der Kinder und der Eltern wären nicht, wenn kein Darmfieber bestünde.

Wir wollen nie vergessen, dass **Leidenschaftlichkeit** nicht das geringste mit **Liebe** zu tun hat! Das Darmfieber erzeugt nervöse Spannung, die das Gehirn fiebrig und reizbar macht, die Konzentration im **Denkenswesen** hinter der Stirnmitte und damit das ruhige Abwägen und Beurteilen stört, den Gedankengang unausgeglichen und zerfahren macht und ihn den phantastischen Vorstellungen der **Einbildung** überlässt, so dass die niedrigen, blinden **Naturtriebe** die Zügel an sich reißen und der Mensch gefährlicher werden kann als das wilde Tier oder die reißende Bestie.

Die gewöhnlichen und üblichen Reinigungsmittel sind nicht imstande, die in den Darmfalten oft im Laufe vieler Jahre angehäuften und verhärteten Abfallstoffe wegzuräumen. Wir müssen außergewöhnliche und durchgreifende Mittel wählen, wenn wir unsere ursprüngliche, in der Jugend vorhanden gewesene **innere Reinheit** wiederherstellen wollen, damit die Verdauungsorgane die Nahrung wieder vollständig umwandeln, und die Geschlechtsorgane wieder ihre inneren und äußeren Sekretionen für die Erneuerung des Blutes und die Belebung des Gehirnes liefern.

Seit unvordenklichen Zeiten ist das einfache und sicheren Erfolg gewährleistende Mittel, welches das Darmfieber beseitigt, bekannt; es ist das innere Bad oder das

Darm-Bad

Es bezweckt Reinigung des Darmes und Beseitigung des Darmfiebers, nicht aber Heilung der Verstopfung, wogegen die heißen Aufschläge gute Dienste leisten. In allen Zeitaltern ist vom Darm-Bad Gebrauch gemacht worden und es ist auch heute noch bei solchen Völkern im Gebrauch, die sich mit den **inneren Vorgängen** ihres Körpers vertraut zu machen pflegen.

Das Darm-Bad darf weder zur Gewohnheit werden, etwa um chronischer Verstopfung damit zu begegnen, noch darf es so angewendet werden, dass die Verdauungsorgane geschwächt werden. Vielmehr nehmen wir Darmbäder immer **nur für eine gewisse Zeit** und nur um das Ziel zu erreichen, das Darmfieber loszuwerden.

Wir machen es uns zur Pflicht, uns genau an die folgenden **Anweisungen** zu halten, die das Ergebnis tausendjähriger Erfahrungen und

Überlieferungen sind, und lassen uns nicht verleiten, Änderungen und vermeintliche Verbesserungen daran vorzunehmen. Wir liefen dadurch nur Gefahr, des bezielten Erfolges verlustig zu gehen und obendrein noch Schaden zu nehmen. Der bezielte Erfolg besteht darin, dass sich alle Organe, besonders der Darm, der Magen, die Leber, die Nieren und die Blase deutlich erleichtert fühlen und beleben, dass alle Spannung aus dem Nervensystem weicht und alle die bereits beschriebenen unnatürlichen Zustände verschwinden.

Die Dauer der Darmbade-Kur

Wie lange es dauert, bis der Darm frei von Fieber ist, seine natürliche Tätigkeit wieder aufnimmt und seine Aufgabe erfüllt, lässt sich nicht für alle Fälle und nicht im voraus sagen. In den meisten Fällen brauchen **drei Monate** für eine Darmbade-Kur nicht überschritten werden. In schweren Fällen kann sie etwas länger dauern; in leichteren Fällen ist aber das Darmfieber auch schon nach wenigen Darmbädern beseitigt. Die Dauer der Kur hängt also vom Zustand des einzelnen ab, wobei sein **Temperament**, sein **Alter**, sein **Gesamtzustand** und die besonderen **Umstände** des Falles eine Rolle spielen. Jeder muss also durch Selbstbeobachtung bestimmen, wann er mit den Bädern aufzuhören hat.

Der Darmbade-Apparat

Für die Darmbäder beschafft man sich einen **Irrigator** für mindestens 4 Liter Wasser mit einem mindestens 2 Meter langen **Schlauch,** mit Abstellhahn oder **Abstellklemme,** einen 60 bis 75 cm langen **Darmschlauch** und eine **Öl-Spritze**, mit der eine kleinere Menge Flüssigkeit, besonders Öl, in den Dickdarm eingegossen werden kann. Am besten eignet sich ein eigens für die Darmbäder hergestellter **Darmbade-Apparat** wie im Anhang beschrieben.

Das Wasser zum Darmbad

Zum Darmbad verwenden wir nur warmes Wasser, nie kaltes, und die Wärme des Wassers muss etwas über der Blutwärme liegen. Man bestimmt den richtigen Grad am besten mit der Hand; das Wasser soll „**handheiß**" oder so heiß sein, dass man die Hand gerade noch darin halten kann, also etwa 44 Grad C oder 110 Grad F. Anfangs fällt es einem schwer, das Wasser im Darm zu halten; die Wärme des Wassers erleichtert es aber wesentlich. Deshalb soll das Wasser auch **langsam und gleichmäßig einfließen** und nicht stoßweise oder mit Gewalt hineingepresst werden, so dass Klistierspritzen und Pumpen in keinem Fall zu empfehlen sind. Wenn man auch anfänglich nur eine kleine Menge Wasser halten kann, so vermehrt man die Menge mit der Zeit immer leichter und schließlich vermag man bis zu 4 Liter Wasser aufzunehmen und etwa 10 Minuten lang zu halten. Jedoch legt man sich in keiner Weise und zu keiner Zeit Zwang auf.

Der 1. Einlauf

Nachdem man alles vorbereitet hat, stellt oder hängt man das gefüllte Wassergefäß etwa 1 ½ Meter über dem Boden auf, damit der Wasserdruck stark genug ist. Dann legt man sich auf den Boden auf einen Teppich oder dergleichen, und zwar **auf die linke Seite**, zieht die Beine leicht an, schließt die Klemme am Schlauch, schiebt den Darmschlauch ca. 15 cm durch den Schließmuskel hindurch, öffnet die Klemme und lässt das warme Wasser in den Darm einfließen. Am Anfang stellt sich gewöhnlich ein starker Drang ein, das Wasser wieder zu entleeren. In diesem Fall schließt man die Klemme vorübergehend und widersteht dem Drang 1 bis 2 Minuten; es sind nur Spannungszustände, die das warme Wasser löst. Darauf lässt man wieder Wasser einfließen. Nachdem man den Drang mehrmals überwunden hat und das Wasser nicht länger halten kann, zieht man den Darmschlauch heraus, geht zur Toilette und lässt das Wasser ausfließen.

Der 2. Einlauf

Nachdem das Wasser des 1. Einlaufes vollständig entleert worden ist, lässt man den 2. Einlauf in derselben Weise folgen. Jedoch legt man sich diesmal **auf den Rücken** und **massiert,** während das Wasser gehalten wird, **den Unterleib** in kreisförmigen Bewegungen dem Darm entlang, indem die rechte Hand auf der rechten Seite beginnt, unter dem Nabel nach der linken Seite und von da über dem Nabel zurück nach der rechten Seite massiert. Das Massieren geschieht sanft und leicht; nur wenn die Hand unter dem Nabel nach der linken Seite gleitet, übt sie einen leichten Druck auf den Darm aus. Während des Massierens **atmet** man kräftig, aber ohne Spannung, und sammelt sich ganz auf den Zweck des Massierens, nämlich das Wasser im Darm möglichst hochzubringen. Beim 2. Einlauf kann man leicht mehr Wasser halten und auch dem Entleerungsdrang länger widerstehen.

Der 3. Einlauf

Zum 3. Einlauf legt man sich wieder **auf den Rücken** und hält diesmal das Wasser so lange wie möglich, 10 Minuten oder länger. Je länger man das Wasser halten kann, um so mehr löst es und um so rascher wird die Kur beendet sein. Wenn es schwer fällt, das Wasser wenigstens 10 Minuten zu halten, legt man ein Kissen oder eine **Rolle unter das Kreuz** und zieht die Beine etwas aufwärts gegen den Unterleib, worauf der Druck nachlässt. Während der Unterleib wiederum **massiert** wird, atmet man kräftig, aber ohne die Muskeln des Unterleibes dabei zu bewegen. Kann man beim 3. Einlauf nicht mehr als einen Liter Wasser halten, dann muss man danach trachten, die Menge von Tag zu Tag zu vermehren, damit alle fauligen Ablagerungen in den Darmfalten erreicht, eingeweicht, gelöst und abgeführt werden. Um den höheren Teil des Darmes und besonders die Gegend des Blinddarmes zu erreichen, der besonders leicht von Abfallstoffen befallen wird, ist es ratsam, beim 3. Einlauf den etwa 75 Zentimeter langen **Darmschlauch** zu verwenden und langsam in den Darm einzuschieben.

Sollten etwa gespannte Muskelgruppen Widerstand leisten, so ölt man den Darmschlauch mit einigen Tropfen Öl oder etwas Vaseline ein und lässt, nachdem man den Schlauch durch den Schließmuskel eingeschoben hat, ein wenig Wasser einfließen; dann lässt er sich leicht weiter schieben.

Wenn der **Blinddarm** zu Entzündungen neigt, ist der lange Darmschlauch unentbehrlich.

Zusätze zu den Einläufen

Die Wirkung der Einläufe erhöht sich, wenn man ihnen gewisse **alkalische oder mineralische Stoffe**, aromatische **Samen, Öle** und **Kräuter** oder auch **Seife** und **Milch** zusetzt, etwa doppeltkohlensaures **Natron, Borax, Kochsalz, Kümmelkerne, Eukalyptusöl,**

Wermut, Flohkraut, Olivenölseife. Man nimmt dann gewöhnlich denselben Zusatz 3 Abende hintereinander in den 3. Einlauf und wechselt mit den Zusätzen ab. Damit lassen sich die abgelagerten Fäulnisstoffe leichter erweichen.

Eukalyptusöl. Vom Eukalyptusöl genügen 3 Tropfen auf jeden Liter Wasser des 3. Einlaufs; aber es muss echt australisches Eukalyptusöl sein. Nachdem der 3. Einlauf durchgeführt worden ist, trinkt man noch ein Glas heißes Wasser mit einem Tropfen Eukalyptusöl und nimmt auch wöchentlich ein heißes Vollbad, dem man einen Teelöffel Eukalyptusöl beigibt. Wird man bei dieser Behandlung nervös, so ist das ein Zeichen, dass Würmer und andere Schmarotzer im Darm vorhanden sind, denen man mit einem Wurmmittel begegnen muss; dann wird man sie mitsamt der Nervosität los.

Olivenölseife. Wenn man sich mit Seife auswaschen will, löst man am besten etwas grüne Olivenölseife in dem Wasser für den 3. Einlauf gut auf und setzt dem Wasser für den l. und den 2. Einlauf doppeltkohlensaures **Natron** zu, und zwar einen Teelöffel auf jeden Liter Wasser. Gleichzeitig betreibt man die Auswaschung auch vom Magen her und nimmt ein erbsengroßes Stückchen reine ungefärbte und unparfümierte Pflanzen-Ölseife, in einer Oblatenkapsel ein. Außerdem gibt man nach Abschluss des 3. Einlaufs 2 Esslöffel russisches dickflüssiges Petrolatum mit der Ölspritze in den Dickdarm und nimmt frühmorgens nach der Entleerung noch ½ Tasse solches Petrolatum ein. Das macht den Darm geschmeidig und gleitsam und die Seifenwäsche unbedingt ungefährlich. Man verwende aber nur dieses Petrolatum und keine anderen Öle, die wegen ihres Gummigehaltes leicht Störungen verursachen.

Kräutertee. Um den Darm von allen Fieberursachen gründlich zu befreien, mache man während der Darmbadekur gelegentlich den 1. Einlauf mit **Wermuttee**, den 2. Einlauf mit **Salzwasser** und den 3. Einlauf mit **Flohkrauttee** und **Milch**. Zum Salzwasser nimmt man zwei Teelöffel Kochsalz auf jeden Liter Wasser. Zum Flohkrauttee gibt man eine Tasse Milch auf jeden Liter Tee.

Nach den Einläufen:

Zeigen sich in der Entleerung des 3. Einlaufs keine Unreinigkeiten mehr, so kann man ein Glas warmes Wasser mit der Ölspritze in den Dickdarm geben und über Nacht behalten oder auch zwei Esslöffel dickflüssiges, russisches Petrolatum, vermischt mit einigen Tropfen Knoblauchöl. Das Öl wirkt beruhigend auf die sympathischen Nerven und behebt sogar Blinddarmentzündung.

Die Zeit für die Darmbäder

Die Darmbäder sollen nur **abends** vor dem Schlafengehen genommen werden und frühestens **3 Stunden nach der letzten Mahlzeit,** also nie am Morgen und nie, solange der Magen noch mit der Verarbeitung von Speisen befasst ist. Die Kur führt man **in Abschnitten von je 10 Tagen** durch, indem man 10 Abende hintereinander die Einläufe macht, **10 Tage pausiert** und in diesem zehntägigen Wechsel fortfährt, bis das Darmfieber vollständig behoben und der Darm geheilt ist.

In seltenen Fällen treten während der Kur Krisen ein, die sich als **Kreuzschmerzen** äußern. Man braucht aber deshalb nicht besorgt zu sein. Denn es handelt sich nur um **alte Leiden** oder Schwächezustände, meist der Geschlechtsorgane, die sich jetzt regen, weil das warme Wasser und die Zusätze die Sünden vergangener Tage aufscheuchen. Jetzt nehmen wir die Gelegenheit einfach beim Schopf und fegen alles, was der Vergangenheit anzugehören bestimmt ist, hinaus.

Die Ernährung während der Kur

Auf die Ernährung müssen wir während der Darmbadekur besonders achten. Weizen und andere **Körnerfrüchte** mit reichlich **Obst** bilden die Grundlage. Das richtige Verhältnis zwischen Körnerfrüchten und Obst ist 1:6. Obst, Obstsäfte, Rosinen, getrocknete Pflaumen und Feigen sind gute Ausscheidungsmittel, unterstützen also die Kur. Bis zum Keimen eingeweichter und gekochter Vollweizen mit 8 geschälten Mandeln und 100 Gramm entkernten Rosinen gibt eine vollständige und förderliche Mahlzeit.

Man nehme nicht mehr als **2 Mahlzeiten** täglich, vermeide saures Brot und kaue jeden Bissen gründlich, bevor man ihn verschluckt, um aller Gärung im Darm vorzubeugen. Während der ganzen Dauer der

Kur trinke man vor dem Schlafengehen eine Tasse heißen Tee von **Baldrianwurzel, Pfefferminzblättern, Hopfen oder Petersilie.** Heiße ungesüßte **Zitronenlimonade** kann man nach Belieben zur Abwechslung nehmen; jedoch muss man die Zitrone im Ofen backen, bevor man den Saft verwendet.

Falls man mit **Hämorrhoiden oder Verstopfung** belastet ist, muss man es mit der Ernährung noch genauer nehmen und Käse, Zucker, süße Speisen, Gewürze und Kaffee ganz und gar meiden und sich im wesentlichen an Milch, Buttermilch, Rosinensirup, ungesüßte Zitronenlimonade und an Mais- oder Kleienwasser halten. Für das Kleienwasser verrührt man in einem irdenen Gefäß eine Tasse frische Weizenkleie in einem Liter destilliertes Wasser, bedeckt das Gefäß mit durchlöchertem Papier und setzt es eine Stunde lang der Sonne aus.

Außerdem vergesse man nie, abends nach den Einläufen und vor dem Schlafengehen eine Tasse heißen Tee von **Hopfen oder Petersilie** zu trinken und eine geschälte und mit mehreren Einschnitten versehene Zehe **Knoblauch** durch den Schließmuskel in den Darm einzuführen.

> In hartnäckigen Fällen genügt aber diese Zehe Knoblauch nicht; dann macht man außerdem noch **feuchte Umschläge** über Nacht. Hierzu legt man ein mehrfach gefaltetes Leinentuch fest um den Unterleib und das Kreuz und befestigt an dem unteren Rand des Tuches eine feuchte Binde, die den Darmausgang bedeckt. Den ganzen Umschlag verhüllt man noch mit einem dicken trockenen Tuch. Am nächsten Morgen nimmt man noch sein gewöhnliches Schwammbad und massiert besonders die Teile der Haut, die über Nacht von dem Umschlag bedeckt gewesen sind. Man wechsle auch täglich die Bettücher und die Unterkleider.

9. Lektion

Fasten-Ordnung

Der wöchentliche Fasttag

Durch Fasten werden die Verdauungsorgane und **der ganze Körper am gründlichsten gereinigt** und wir sind dafür vorbereitet, sobald wir die Schmarotzer im Darm und das Darmfieber losgeworden sind. Das Fasten ist etwas sehr Einfaches; aber gerade die einfachsten Methoden haben den größten Erfolg, weil sie der Arbeitsweise der ewigwirkenden Intelligenz entsprechen. Unser **Eingebungssinn** macht uns das auch bewusst, wenn er in Verbindung mit **der inneren Stimme** des Herzens steht.

Solange wir aber unter der Herrschaft der Darmschmarotzer stehen und das Darmfieber unsere Sinnlichkeit aufpeitscht, sind wir allen **äußeren Einflüssen** so zugänglich, dass wir uns der Mahnungen der inneren Stimme nicht bewusst werden. Selbst wenn sie uns gelegentlich deutlich ins Gewissen redet, versagt unser **Urteilsvermögen**, so dass wir uns nicht klar darüber werden, dass wir uns von allen äußeren Einflüssen freimachen müssen, wenn wir zu uns selbst kommen wollen. Fasten schärft unser **geistiges Gehör** oder die **geistige Unterscheidungsgabe** und verhilft uns dadurch zu einem **klaren Urteil**, wo immer wir vor einer Entscheidung stehen.

Selbst wenn wir über einen gewissen Grad von Selbstbeherrschung und Konzentration verfügen, machen wir doch von Zeit zu Zeit immer wieder die Erfahrung, dass wir äußeren Einflüssen nachgeben, **negativ, bedrückt und niedergeschlagen** werden und dann unüberlegt und zu unserem Nachteil handeln. Das beweist stets, dass wir in einen Zustand innerer **Unreinheit** geraten sind, der ein klares, **originelles Denken und Urteilen** nicht aufkommen lässt.

Wenn auch das, was durch den Mund in den Darm gelangt ist, an sich nicht unrein war, so kann doch die Speise unserem Temperament nicht entsprochen haben oder wir haben **zuviel, zuvielerlei** oder solche Speisen miteinander gegessen, die einander **widerstreiten,** so dass im Verdauungsgang lähmende oder giftige Stoffe entstehen, die unser Denkenswesen im Gehirn mehr oder weniger ausschalten, und wir keinen klaren Gedanken fassen können.

Um solcher Verunreinigung, die ganz ohne, ja, gegen unsern Willen eintritt, vorzubeugen, sollten wir regelmäßig einmal in der Woche morgens nüchtern 1 Zehe **Knoblauch** und 1 Messerspitze **Cayenne-**Pfeffer einnehmen. Wir schälen die Knoblauchzehe, schneiden sie der Länge nach auf, geben den Cayenne-Pfeffer darauf, spülen den Mund mit Wasser, nehmen dreimal tiefe Atemzüge und nach jeder Einatmung einen Schluck Wasser und verkauen und verschlucken die Knoblauchzehe mit dem Cayenne-Pfeffer. Dann bleiben wir **nüchtern,** wenigstens für die nächsten 7, besser aber **24 Stunden,** essen und trinken also nichts. Nur bei sehr harter körperlicher Arbeit mögen wir früher etwas genießen, wenn sich wirklich Hunger meldet.

Dieses kleine Mittel stärkt **Magen und Darm** außerordentlich, besonders wenn wir nicht die Gewohnheit haben, die Speisen regelmäßig zu pfeffern oder scharf zu würzen, und hält die **Verdauung** in Ordnung, so dass sich der Körper leicht aller Abfallstoffe entledigt und rein hält.

Im Altertum machten unsere Vorfahren regelmäßig **einmal in der Woche** von diesem Reinigungsmittel Gebrauch, um sich von äußeren Einflüssen und negativen Zuständen freizuhalten und stets für die Anregungen der inneren Stimme des Herzens empfänglich und sich des Erfolgs und Fortschritts sicher zu sein. Sie bestimmten den **Freitag** als den Tag der Reinigung und des Fastens. Mit den Naturgesetzen waren sie wohl vertraut und hatten sich durch Erfahrung und Beobachtung überzeugt, dass 1 Tag der Enthaltung von Nahrung in jeder Woche der menschlichen Natur entspricht und ihr behilflich ist, sich von Stufe zu Stufe zu **vervollkommnen.**

Wir können uns als wöchentlichen Fasttag auch **einen anderen Tag** wählen, etwa den Sonntag. Denn es gibt kein Gesetz, das uns an einen bestimmten Tag binden könnte, um Fortschritte zu machen. Wir sind nicht eines bestimmten Tages wegen geschaffen worden oder hier auf dieser Erde in die Erscheinung getreten, sondern jeder Tag hat nach unserem freien Willen und unserer freien Wahl als Mittel zur Erreichung unserer Zwecke zu dienen. Der von uns bestimmte Tag ist für uns der richtige Tag.

Manche Menschen und ritualistische Bekenntnisse meinen, man halte einen Fasttag, wenn man an diesem Tage **kein Tierfleisch** isst. Das ist aber kein Fasten und noch nicht einmal Diäthalten. Denn Diäthalten heißt, sich bestimmte Speisen wählen, die unserem Temperament und unserem gegenwärtigen Zustand entsprechen. Fasten aber heißt, sich für eine gewisse Zeit **aller Nahrung** enthalten.

Fasten als Volkssitte

Wenn es uns ernstlich um unsere Gesundheit zu tun ist, sei es, um sie wiederzugewinnen, zu erhalten oder zu erweitern, so ist uns das Fasten die beste Hilfe. Solange uns die Gesundheit fehlt, fehlt uns die **Lebensfreude** und fehlt uns die Lebensfreude, so fehlt uns das **Glück.** Auf wieviel Wegen sucht der Mensch das Glück zu erjagen! Es gibt aber kein Glück, solange nicht die Gesundheit da ist.

Fehlt uns die Gesundheit, so sind wir im Zustand der Krankheit, die eine Einheit ist und dadurch verursacht wird, dass wir die **Naturgesetze** übertreten haben. Die Natur ist aber nicht nachträglich, sondern jederzeit bereit, alles wieder gut zu machen und Irrtümer und Fehler auszugleichen, wenn wir sie nur einladen und ihr beistehen, ihre Arbeit zu tun. **Dein besonderer Fall** ist ebenso wie jeder andere **im Bereich der Natur.** Wir sollten also das Übel nicht noch dadurch vergrößern, dass wir uns glauben machen, unser Fall sei besonders schwer oder verwickelt.

In den meisten Fällen verursacht die unnatürliche Ernährungsweise organische Leiden oder Krankheiten. Deshalb müssen wir im Fall von Krankheit regelmäßig einen **Wechsel in der Ernährungsweise** eintreten lassen, wenn der alte Zustand nicht in kurzer Zeit und in verstärktem Maß zurückkehren soll. Um aber die Verdauungsorgane auf eine andere Ernährungsweise **vorzubereiten** und sie für etwas bisher Ungewohntes **empfänglich** zu machen, ist es notwendig, ihnen Ruhe zu lassen, damit sich ihre fiebrige Gereiztheit legt.

Wenn wir ein Gefäß reinigen wollen, **entleeren** wir es selbstverständlich seines Inhaltes und füllen es nicht von neuem auf. Ebenso muss unser Körper von Überbleibseln befreit und darf nicht von neuem angefüllt werden, wenn er einer Reinigung unterzogen werden soll. Wenn der Ofen von Ruß und Asche **verstopft** ist, heizt er mir nicht, auch wenn ich ihn mit Brennmaterial auffülle. Entferne ich aber Ruß und Asche und kehre die Züge, dann brennt er nicht nur hell, sondern gibt mir mit weniger Brennmaterial mehr Wärme.

Brennt das **Lebensfeuer** matt, ist die Gesundheit geschwächt oder von Krankheit gestört, dann erziele ich keine Besserung und Kräftigung durch reichlichere Nahrung. Vielmehr muss ich **die Nahrung beiseite setzen,** damit sich die Verdauungsorgane erholen können.

> Wer aber klug und einsichtig genug ist, nimmt zum Fasten nicht erst dann seine Zuflucht, nachdem er krank geworden ist, sondern **beugt dem vor.** Ein Übel zu vertreiben, ist gewiss gut und notwendig; aber größere Weisheit und stärkerer Charakter offenbaren sich darin, ein Übel zu verhindern. Schon wenn wir **eine oder zwei Mahlzeiten in der Woche auslassen,** befinden wir uns körperlich und geistig wohler, als wenn wir jahrein, jahraus an denselben Mahlzeiten festhalten oder womöglich noch Zwischenmahlzeiten einschieben.

Die **Zendleute** ließen jeden 5. Tag nichts über ihre Lippen kommen, außer etwas Kräutertee oder Fruchtsaft. Die alten **Arier** fasteten jeden 7. Tag, an dem sie sich aller Speisen und Getränke enthielten. Die Mongolen fasteten jeden 10. Tag. Die **gebildeten und führenden Kreise** früherer Zeiten fasteten regelmäßig in bestimmten Zeitabschnitten, und zwar nicht nur um die Gesundheit zu festigen, sondern auch um höhere geistige Kräfte zu entwickeln.

Noch bis auf den heutigen Tag beweist es sich immer wieder in aller Öffentlichkeit, dass **der Student,** der sich kärglich ernähren oder durch seine Studienzeit 'fast durchhungern muss, die Hochschule mit größeren Auszeichnungen verlässt als der Student, der sich im Essen und Trinken der Unmäßigkeit ergab und sich dadurch getrieben fühlte, sich dem Sport, Vergnügungen oder Ausschweifungen zuzuwenden und dadurch seine geistigen Kräfte schwächte.

Die **Japaner,** die bis in die jüngste Zeit größtenteils vegetarisch lebten, unterhielten im Tempel von Narita eine besondere Fastenhalle, die von den Gläubigen aufgesucht wurde, die 1 bis 5 Wochen fasten wollten. Gewöhnlich waren es mehr Männer als Frauen; auf je 7 fastende Männer kam nur 1 fastende Frau. Die meisten fasteten, um geistig höher zu steigen oder im Alltag erfolgreicher zu werden oder um in anderer Weise ihr Glück im Leben zu machen, und nur die wenigsten fasteten aus gesundheitlichen Gründen. Die, die sich einem kurzen Fasten unterziehen, zielen auf eine rasche Besserung ihrer Gesundheit, während die, die sich einem längeren Fasten bis zu 5 Wochen unterziehen, fasten in der Überzeugung, dass ihnen durch die **Gebetsübungen** während des Fastens größere Gnade bei Gott und größere Ehre bei den Menschen zuteil werden wird.

Bis auf den heutigen Tag wissen es auch die verantwortlichen Leiter wissenschaftlicher und religiöser Kreise, dass man durch Fasten erstaunliche **geistige Erfolge** erzielen kann. Aber die Sorge um den materiellen Bestand ihrer Kreise hält die Wissenden und Eingeweihten davon ab, die Allgemeinheit über die guten Wirkungen des Fastens aufzuklären, die **von jedem Menschen** und nicht nur von gewissen einzelnen erzielt werden können.

Aus der Kulturgeschichte der Menschheit ergibt sich, dass die **Bildungsstätten in den Blütezeiten der Völker** das Fasten als die einfachste Art und Weise empfohlen und angewendet haben, um akute und schleichende Leiden loszuwerden und ihnen vorzubeugen. Deshalb war zeitweiliges Fasten eine religiöse **Volkssitte** geworden und erwies sich als das beste und billigste **Volksheilmittel**, das man sich nur denken konnte.

> Würde es heute gelingen, das **zeitweilige Fasten** wieder zu einer Volkssitte werden zu lassen, dann würden viele Maßnahmen der **Kranken- und Sozialfürsorge** überflüssig werden und die dadurch freiwerdenden Mittel könnten besseren Zwecken dienen. Die gegenwärtig höher strebenden Volksschichten beginnen auch, das einzusehen und anzuerkennen, und viele einzelne sehen sich getrieben, sich praktisch mit dem Fasten zu befassen.

Es ist ja weltoffenkundig, dass wir trotz unserer modernen Errungenschaften und bedeutenden Erfindungen, trotz all unserer Gelehrtheit und Förderung der Volksbildung **körperlich und geistig kränker** sind als zu irgendeinem früheren Zeitalter, und die moderne Heilkunde empfiehlt auch schon mehr als früher Wechsel in der Ernährung und im Klima. Das mag in vielen Fällen die Natur so anregen, dass wenigstens eine gewisse Besserung erzielt wird. Allein in den meisten Fällen wird erst das Fasten das Übel an der Wurzel fassen.

Wenn die **Wissenschaft** heute das Fasten immer noch nicht wieder voll anerkennt, so kommt es daher, dass sie die **irrige Erwartung** hegt: das Fasten allein müsse die Krankheit vertreiben. Dieser Erwartung gegenüber müssen sich natürlich Misserfolge und unangenehme Erfahrungen einstellen. Es ist aber doch nicht nötig, dass wir immer wieder durch unangenehme Erfahrungen gehen, wenn tausendjährige Beobachtungen uns den Weg sicher zeigen.

Fasten allein vertreibt die Krankheit nicht. Aber **das Fasten hält die Krankheit** auf, gibt den Verdauungsorganen Ruhe und den Organintelligenzen Gelegenheit, sich auf sich selbst und ihre Aufgabe zu besinnen, nämlich alles Angeschwemmte, Überflüssige, Leblose und Krankmachende der Materie auszuscheiden. Zur Erfüllung dieser Aufgabe müssen die Organintelligenzen durch entsprechende **Atem- und Körperpflege** angeregt und nach der Beendigung des Fastens gleich jungen Saatpflänzchen mit der größten Sorgfalt gehütet und vor den blinden Elementen geschützt werden, damit die Organe erstarken und zu größeren Leistungen fähig werden. Deshalb muss auch der **Ernährung nach Beendigung des Fastens** durch eine knappe, aber wissenschaftliche Auswahl der Speisen besondere Aufmerksamkeit geschenkt werden.

Die beste Zeit zum Fasten

Die Zeit, die man sich selbst zum Fasten **auswählt**, ist in jedem Falle die richtige Zeit. Aber bei übermäßiger Hitze oder Kälte, also im **Hochsommer** und im strengen **Winter,** ist das Fasten härter; zu solchen Zeiten muss man beim Fasten den Körper besonders sorgfältig pflegen. Die besten Zeiten zum Fasten sind die Zeit vor Frühlingsanfang, die so genannte **Fastenzeit,** und dann **der frühe Herbst.**

Bevor wir ein längeres Fasten auf uns nehmen, sollten wir uns schon mit dieser Fastenordnung genau vertraut gemacht haben und durch mehrere kurze Fasten von 36 Stunden bis zu 3 Tagen gegangen sein, um die nötigen praktischen Erfahrungen zu sammeln. Haben wir uns einmal im kleinen die guten Wirkungen des Fastens bewiesen, so macht sich von selbst die Neigung in uns rege, kürzere oder längere Fasten durchzuführen, besonders **vor Ostern** in der Fastenzeit und beim **Wechsel der Jahreszeiten.**

Sind wir **negativ,** bedrückt, traurig oder aufgeregt oder sind Schmerzen, Leid und Krankheit über uns gekommen, dann sollten wir sogleich **einen oder mehrere Tage fasten** und wir werden staunen, wie rasch sich unser Zustand bessert. Die Zeit, die wir dadurch gewinnen, dass wir nicht zu kochen, zu essen und aufzuräumen brauchen, benutzen wir zu **rhythmischen Atemübungen,** heißen und kalten **Wasseranwendungen,** zu Öl- und Salz-**Einreibungen** und zu **Schwitzbädern,** denen stets ein **schweißtreibendes Getränk** folgen sollte.

Schmeckt uns feste Nahrung nicht mehr, stellen uns 3 Speisen zu einer Mahlzeit nicht mehr zufrieden, sind uns die Speisen immer zu schwach gesalzen und gewürzt, wächst unser **Verlangen nach pikanten Vorspeisen,** genügt uns ein Stück Obstkuchen nicht als Mahlzeit, außer er wird stark gewürzt und mit einer kräftigen Rumtunke aufgetragen, dann ist es höchste Zeit, dass wir uns von allen Mahlzeiten für wenigstens 3 Tage zurückziehen und uns in dieser Zeit religiös und gewissenhaft unsern Atemübungen widmen.

Fällt in die gewählte Fastenzeit ein besonders heißer, kalter, trüber oder regnerischer Tag, so **unterbrechen wir das Fasten nicht,** massieren uns aber kräftig, behandeln das Rückgrat, reiben uns von oben bis unten mit Salzkognak ab, gehen durch die ägyptischen Atemübungen und erlauben uns 1 Tasse duftenden Kräutertee.

Vorbereitung auf das Fasten

Bevor wir ein längeres Fasten auf uns nehmen, sollten wir schon einige Wochen vorher die gewohnte **Nahrungsmenge um 25 Prozent heruntersetzen** und schließlich das Frühstück auslassen, jedenfalls nicht gleich am zeitigen Morgen essen, sondern damit wenigstens 4 Stunden nach dem Aufstehen warten. Dann begnügen wir uns eine Zeitlang mit 2 Mahlzeiten täglich um Mittag und gegen Abend, bis wir uns mit einer Mahlzeit täglich nach getaner Arbeit, also am Spätnachmittag, bescheiden.

Sobald wir die Nahrungsmenge heruntersetzen, müssen wir dem Körper **Ersatz für die Wärme schaffen,** die er nun aus der kleineren Nahrungsmenge nicht mehr in demselben Maße wie früher ziehen kann, die aber nötig ist, um den Blutumlauf aufrechtzuerhalten. Da dieser in erster Linie von der Atmung abhängt und erst in zweiter Linie von der Nahrung und Verdauung, so ergibt sich von selbst, dass wir **mehr atmen** müssen, wenn wir die Nahrung verringern.

Wir wissen auch aus eigener Beobachtung, dass die Vielesser oberflächlich und schwerfällig atmen und ihre Lunge nicht gründlich leeren, so dass sich die Kohlensäure anhäuft, das Zellengewebe sich verfettet, der Unterleib sich erweitert und die Brust sich verflacht. Wer dagegen Maß hält im Essen, trägt die Brust von selbst hoch und den Unterleib eingezogen und nimmt lange Atemzüge.

Deshalb muss jeder, der wirklich Erfolg aus dem Fasten ziehen will, **Atempflege** betreiben und sich mit der **Mazdaznan-Atemkunde** vertraut machen. Dessen war man sich in alten Zeiten wohlbewusst und ergab sich in der Fastenzeit religiösen Übungen, die im Grunde wissenschaftlich erprobte Atemübungen darstellten. Die Übungen bestanden **in Gebeten und Gesängen** mit verschiedenem **Rhythmus** und mit steigenden und fallenden **Tönen,** was Leben, Bewegung, Wärme, Begeisterung auslöste, so dass jeder die gute Wirkung sofort verspürte und sich mit Leib und Seele den Übungen ergab.

Wir Abendländer haben das nachzuholen und uns wieder bewusst zu werden, dass wir als Menschen Atemübungen machen oder **bewusste Atempflege** treiben müssen. Die Tiere haben das nicht nötig; ihr Dasein beruht auf einem angeborenen Atemrhythmus, den sie zeitlebens beibehalten, weil sie nur eine bestimmte **einzelne Eigenschaft** der göttlichen Schöpfermacht darzustellen haben. Der Mensch vereinigt aber die **Eigenschaften aller ihm vorangegangenen Schöpfungsformen** in sich und soll neue, **höhere Eigenschaften** daraus entwickeln. Hieran soll uns die Fastenzeit immer wieder von neuem erinnern, weil uns die Natur in jedem Frühjahr eine Gelegenheit zu einem **neuen Fortschritt** anbietet.

Zunächst bedienen wir uns der einfachen Vorübungen, die als **„Yima- und Airyama-Übung"** oft bekannt gemacht worden sind und längeres Aus- und Einatmen bezielen. Dann wenden wir unsere Aufmerksamkeit den **ersten 6 rhythmischen Hauptübungen** zu. Dem Weiterstrebenden bieten sich darauf die **Lieder, Gebete, Anrufungen, Patets, Manthras und Erklärungen** und die **Winke**

„Wie man beten und singen soll" von selbst an, die im „Manthra" veröffentlicht worden sind und Weisheiten offenbaren, die auf Jahrtausende alten Beobachtungen beruhen.

Der Weg zum Fortschritt und zur Entwicklung neuer Fähigkeiten ist uns also geebnet. Aber wir müssen uns aufraffen und den ersten Schritt tun.

Der Ort des Fastens

Nachdem wir uns für ein längeres Fasten entschieden und auch alle Vorbereitungen getroffen haben, erhebt sich die Frage, **wo wir fasten sollen,** und dies macht uns oft Kopfzerbrechen. Doch wir begreifen sehr bald, dass es schwer ist und einem oft unmöglich zu sein scheint, in einer **Umgebung** zu fasten, die von Unwissenheit, Beschränktheit, Engherzigkeit und Aberglauben geschwängert ist, dass es aber leicht ist, ein Fastengelübde zu halten, wo freiheitliches Denken nicht nur mit Worten, sondern auch mit der Tat gepflegt wird und **eine religiöse Atmosphäre der Achtung** des Höheren im Menschen und der **Anerkennung** des freien Willens und der freien Wahl der Individualität herrscht.

Wo dir die Umgebung und die eigenen **Verwandten** Schwierigkeiten bereiten, erinnere dich der Worte der Schrift: „Gesegnet der Mensch, der keine Verwandten hat!", und rufe dir die Worte des Heilands ins Gedächtnis: „Wer ist meine Mutter und wer sind meine Schwestern? Doch nur die, die **den Willen Abbas tun,** sind mir Mutter, Bruder und Schwester! Wer seinen Vater, seine Mutter, seinen Freund mehr liebt als mich, als mein Ich, die Individualität, das Göttliche in mir, ist meiner nicht wert!" Wenn dir deine **Individualität** eingibt zu fasten, dann hat die höchste Autorität gesprochen, die alle Einflüsse der Umgebung abweist.

In Ländern, wo das Fasten allgemein als eine religiöse Pflicht betrachtet wird, gibt es **stille Orte,** an denen die entsprechende geistige Atmosphäre herrscht und es sich daher leicht fastet. Wo das nicht der Fall ist, mag man einen **ruhigen Kurort** oder ein **ruhiges Sanatorium** aufsuchen, wo man wenigstens keine Hindernisse entgegengesetzt bekommt.

Wenn möglich, suche dir einen Ort, der mit allen neuzeitlichen **Bequemlichkeiten** ausgestattet ist. Es ist doch deiner wert, dass du dir ein

Zimmer mit einem Bad nimmst, wo dir Tag und Nacht heißes Wasser zur Verfügung steht, genügend frische Luft, Licht, Heizung an trüben und feuchten Tagen, eine ausreichende Anzahl Handtücher und frische, duftende Bettwäsche. Dein Körper verdient es, königlich behandelt zu werden, damit dein Leben wie ein lieblicher Gesang dahin gleitet. Wenn du meinst, du könntest dir das nicht gestatten, so überschlage dir, was du durch das Fasten sparst; die Rechnung wird sich ausgleichen.

Kannst du fasten, frei vom Druck einer negativen Umgebung, an einem Platz, wo du die nötige Körperpflege leicht und bequem besorgen und dich der Atempflege in religiösen Übungen ungestört hingeben kannst, so wird die Umgebung kaum gewahr werden, dass du fastest. Denn selbst, wenn sich das Körpergewicht verringert, wird doch die **Haut besser durchblutet und frischer** aussehen.

Je mehr du während des Fastens **im Freien** leben kannst, um so leichter fällt dir das ausgleichende Atmen. Bist du gezwungen, dich in Räumen aufzuhalten, so mache morgens, mittags und abends einen **Spaziergang,** aber ohne dich dabei zu überanstrengen, wie es vorkommen kann, wenn man zu schnell oder zu langsam geht.

Bleibt es dir aber aus irgendeinem Grund unmöglich, dir einen besonderen Fastenort zu wählen, so ist **der Ort, an dem du bist,** der richtige Ort und wenn du entspannt, gelassen und ergeben dein Ziel verfolgst, werden alle Einflüsse der Umgebung abgleiten und alle Hindernisse in sich selbst zusammensinken, wenn deine Lippen flüstern oder summen:

„Grad', wo ich bin, wird Lieb' und Frieden mir,
Grad', wo ich bin, erschließt das Heil sich mir,
Grad', wo ich bin, kommt Freud' und Fülle mir,
Grad', wo ich bin, wird Gottes Segen mir!"

Der Fastengang

Einen Fastengang antreten, bedeutet, dass wir uns entschlossen haben, unsere Lebensweise von nun an umzugestalten und bewusst auf **ein höheres Ziel** einzustellen. Zu diesem Entschluss bedarf es eines starken **inneren Antriebes** und der **Überzeugung**, dass unser ein großer Gewinn wartet.

Daher sollte niemand nur aus **oberflächlicher** Begeisterung für eine neuartige Sache oder weil andere ihn **beeinflusst** haben, einen Versuch zu machen, ein Fasten auf sich nehmen. Wenn ihm daraus auch nicht gerade Schaden erwachsen wird, so können doch allerhand unangenehme Erfahrungen gemacht werden, wenn man den Wechsel vom Essen zum Nichtessen ohne genügende Vorbereitung eintreten lässt.

Haben wir uns einmal **fest entschlossen** zu fasten und uns diesen **Gedanken festgesetzt,** dann hat sich ihm alles andere unterzuordnen. **Wir denken gar nicht an das Essen,** kümmern uns nicht um den Magen, wenn er sich bemerkbar macht und sogar knurrt, hören die Mittagsglocke nicht, die die andern zum Essen ruft, und kümmern uns auch nicht um die andern, ob und was sie essen, sondern halten uns **mit etwas Nützlichem beschäftigt.**

Wir machen uns auch **keine schrecklichen Vorstellungen,** dass unsere Kräfte versagen und wir vor Schwäche zusammenbrechen könnten. Denn vor uns haben **unzählige willensstarke Männer und Frauen** lange Fasten mit großem Erfolg durchgeführt und tun es heute noch. Warum sollten wir es dann nicht auch können!

Fasten heißt für uns nicht, dass wir uns nur gewisser Speisen enthalten, uns aber sogenannter Fastenspeisen bedienen, auch nicht, dass wir von allem Eingekauften nur eine Kostprobe nehmen oder den Nachbarn besuchen und ihm sagen, dass wir fasten und deshalb seine Gerichte nur probieren könnten; sondern Fasten heißt für uns, dass wir uns während unseres Fastenganges **aller Nahrung enthalten.**

Wir essen also gar nichts, atmen aber um so mehr und verschlucken den Speichel. Etwas destilliertes Wasser dürfen wir trinken, aber nur in kleinen Mengen und wenn nötig. Ist es nicht nötig, um so besser! Wer bisher noch **Reizmittel,** wie Kaffee, Tee und dergleichen, gebraucht hat, sollte sich schon einige Tage vor dem Fastenbeginn davon freihalten und jeder wird sich die ersten Fastentage sehr erleichtern, wenn er einige Tage vorher für regelmäßige **Darmentleerungen** sorgt.

Unsere **gymnastischen Übungen** machen wir morgens und abends gewissenhaft, damit der Körper gut durchblutet bleibt. Der Nutzen ist um so größer, wenn wir die **Übungen auf den Atem** machen, wie es in der Mazdaznan-Atemkunde dargestellt ist. Nehmen wir noch **die rhythmischen, melodischen, systematischen und harmonischen Übungen** der Mazdaznan-Harmoniekunde hinzu, dann erleichtern wir uns das Fasten um so mehr und sichern uns einen großen Erfolg.

Leben wir in einer **Familie oder Gemeinschaft,** die sich geschlossen einem Fasten unterzieht, so können alle die Übungen, Gesänge und Gebete gemeinsam durchgeführt werden, so dass das Fasten allen spielend leicht fällt und der eine den andern ermutigt, den Fastenplan durchzuführen.

Obwohl wir fasten, also keine Nahrung zu uns nehmen, müssen wir früh und abends noch für einige Zeit **Stuhlgang** haben, bis der Darm ganz rein geworden ist. Stellt er sich nicht von selbst ein, so machen wir im Hockesitz **heiße Aufschläge** auf den Darmausgang und können, nachdem wir schon einige Tage gefastet haben, auch **leichte Abführmittel** einnehmen, etwa schwachen Sennesschotentee. Ist unsere Verdauung in Unordnung und gar schon Rheumatismus oder Auszehrung vorhanden, dann sind **Darmbäder** angebracht. Jedenfalls muss der Darm während des ganzen Fastenganges reingehalten werden.

Auch die Entleerungen der **Blase** müssen weiter vor sich gehen und wir helfen, wenn nötig, mit **Quellwasser oder destilliertem Wasser** nach, nehmen jedoch täglich nicht mehr als 1 Liter. Jedem halben Liter Wasser fügen wir 1 Teelöffel **Zitronensaft,** Apfelsinensaft oder Saft von weißen Trauben hinzu.

Fühlst du dich **am Abend des 1. Fastentages** unbehaglich, dann nimm volle tiefe Atemzüge und mache einige Atemübungen. Fühlst du dich **schwach** oder haben sich gar **Kopfschmerzen** eingestellt, dann nimm einen tiefen **Atemzug**, atme aus und wieder ein und trinke 1 Schluck **Wasser**; darauf atme langsam und vollständig aus, trinke wieder 1 Schluck Wasser, wiederhole das drei- oder viermal und die Kopfschmerzen werden beseitigt sein, weil das Fieber gebrochen ist. Das Wasser soll warm sein, so dass du es durch die geschlossenen Zähne einsaugen kannst, ohne ein unangenehmes Gefühl zu bekommen. Sollte sich ähnliches wieder einstellen, so weißt du, was du zu tun hast. Die leidenschaftlichen Kaffee- und Teetrinker bekommen meist zu Anfang des Fastens Kopfschmerzen.

Stellen sich **Leibschmerzen** ein, so trinke 1 Tasse Salbei- oder Leinsamentee mit einigen Tropfen Zitronensaft. Bei **Durst oder fiebriger Hitze** lege 1 dünne Scheibe Zitrone auf die Zunge und verschlucke den Speichel langsam. Gegen ein Gefühl von **Übelkeit** nimm einige Schlucke frischen Obst- und Gemüsesaft. Werden die **Hände feucht** und klebrig, weil sich zu viel Galle absondert, so nimm ein kurzes heißes Bad mit Borax und Salz im Verhältnis 1:10, reibe den Körper mit Salzkognak ein und trinke 1 Tasse heißen Tee von amerikanischer schlüpfriger Ulmenrinde.

Am **Morgen** tauche rasch in kaltem Wasser unter oder nimm ein Schwammbad, während du bis zu den Knöcheln in kaltem Wasser stehst, trockne dich mit einem rauhen Handtuch und reibe feinkörniges Kochsalz in die Haut ein. Die ganze Abreibung soll nur 3 Minuten in Anspruch nehmen.

Die **Augen** bade täglich in mildem warmen Sassafrastee und spüle mit kaltem Salzwasser nach. In die **Nase** ziehe wiederholt warmes Salzwasser hoch. Die **Zähne** und den **Mund** reinige öfter als sonst. Ein vorzügliches Mundwasser ist eine blassrote Lösung von **übermangansaurem Kali** (2 Kristalle auf 1 Glas Wasser), wovon man regelmäßig auch 1 Schluck trinken kann. Anstatt Kali kannst du auch 3 Tropfen echtes australisches **Eukalyptusöl oder Olyptol** auf 1 Glas Wasser nehmen und davon 1 Schluck trinken. **Abends** tauche kurz in heißem Wasser unter und massiere den ganzen Körper mit leicht geölten Händen. Vor dem Schlafengehen stecke etwas Watte in die **Ohren,** die am Morgen entfernt wird. Die **Leibwäsche** sollte täglich und die **Strümpfe** sollten sogar mehrmals täglich gewechselt werden.

Gehst du während des Fastens deiner **täglichen Arbeit** nach, so nimm **Kräuter,** die für guten Blutumlauf sorgen, oder auch **Holzasche** oder **Holzkohle,** besonders wenn die Haut nicht so rein und jugendlich ist, wie du es wünschest. Du nimmst dann zweimal am Tage je ½ Teelöffel Kräuter, z. B. Majoran, Thymian, Salbei oder Holzasche oder Holzkohle. Bald macht sich ein Gefühl der Reinheit im ganzen Körper und besonders im Mund bemerkbar.

Den Zweck deines Fastens **behalte für dich;** du bist niemandem außer dir selbst Rechenschaft schuldig. Lass dich auch mit niemandem in

Gegenrede ein über dein Fasten. Deshalb brauchst du dich aber nicht dem **gesellschaftlichen Verkehr,** der geselligen Unterhaltung oder anderen Gelegenheiten, die dir Erholung oder Abwechslung für Körper und Geist bieten, zu entziehen.

Die **Dauer des Fastens** bestimmst du **individuell** nach deinem freien Willen. **3 Tage oder 72 Stunden** sind eine angenehme Zeit für ein kürzeres Fasten. Nach 2 bis 3 Wochen kannst du wieder 3 Tage fasten, wenn du dich dazu getrieben fühlst. Später kannst du allmählich dazu übergehen, 7 **und 9 Tage** zu fasten. Nachdem du dich auf diese Weise mit dem Fasten vertraut gemacht hast, kannst du auch längere Fasten von **9 bis 28 und mehr Tagen** auf dich nehmen. Jedenfalls sollst du immer den **gesunden Menschenverstand** anwenden und wenn du dich dabei von deinem **eigenen Gedanken aus dem Herzen** leiten lässt, wirst du immer das Richtige treffen. Die Frühjahrsfastenzeit beginnt mit **Aschermittwoch** und schließt mit **Palmsonntag** ab, umfasst also **40 Tage und 40 Nächte,** und kein Geringerer als der Heiland selbst hat sie eingehalten (Matth. 4, 2).

Fettleibige Personen beginnen am besten mit einem Fasten von 3 Tagen und fasten dann einen Tag in jeder Woche. **Magere und nervöse** Leute beginnen das Fasten am besten nur mit 1 Tag oder 36 Stunden und wiederholen diesen Fasttag alle 10 Tage, später alle 8, 6, 4 und 2 Tage, bis sie sich daran gewöhnt haben. **Schwache und kränkliche** Personen leben am besten zunächst für 8 bis 10 Tage nur von ein und derselben Speise, wie Puffmais, Weizenschleim, Obst oder Gemüse in kleinen Mengen, ehe sie sich zu einem längeren Fasten entschließen; eine solche einfache Kost kommt dem Fasten sehr nahe. Das ist auch der richtige Weg für solche, die Bedenken haben, eine gründliche Änderung ihrer Lebensweise rasch durchzuführen.

Das Fastenbrechen

Die 3 wichtigsten Dinge eines Fastenganges sind der reingehaltene Darm, die Atemübungen und das Fastenbrechen. Wenn wir ein Fasten brechen, müssen wir den Verstand gebrauchen, uns **beherrschen** und die **richtigen Nahrungsmittel** wählen, die zwar nahrhaft, aber auch zugleich ausscheidend sind.

Wer unmittelbar nach einem Fastengang gedankenlos in gieriges Essen verfällt und ungeeignete Nahrungsmittel wählt, bringt sich nicht nur um den Segen des Fastens, sondern schadet sogar seiner Gesundheit. Wir müssen deshalb wissen, wie und mit welchen Nahrungsmitteln wir das Fasten zu brechen haben.

Kurzes Fasten von 3 Tagen können wir mit 1 Glas **Fruchtsaft** oder 1 Handvoll frisch gepufftem **Mais** brechen, den wir auf 3 Mahlzeiten verteilen. Wir kauen den Mais gründlich und essen ihn langsam. Er wird nicht gebuttert, nicht gezuckert und auch nicht gesalzen und stellt allein die ganze Mahlzeit dar. Wir trinken auch nicht dazu, können aber ½ Stunde vorher und auch ½ Stunde nachher je **1 Schluck Wasser** nehmen. Am 2., 3., 4. und 5. Tage fügen wir der Tagesportion Mais je 1 Handvoll hinzu. Vom 6. Tag ab können wir in kleinen Mengen andere Körnergerichte mit etwas Obst oder Gemüse nehmen, bis sich die normale Verdauung wieder einstellt.

Jedenfalls sind wir außerordentlich **mäßig,** damit wir den Magen nicht überladen, und meiden während der nächsten Wochen Wasser ganz und gar. Statt dessen können wir **Fruchtsäfte** oder klare **Gemüsebrühen** nehmen. Auch für später vermeiden wir, Obst und Gemüse in Wasser zu kochen, sondern nehmen sie entweder roh, trocken im Ofen gebacken oder in einem gut schließenden Topf mit etwas Öl im eigenen Saft gedünstet.

Zum Puffen eignet sich am besten der kleine ovale Mais mit zwei spitzen Enden. Können wir uns Puffmais nicht beschaffen, so bereiten wir uns **Weizenkörner** in folgender Weise zu. Die Weizenkörner werden über Nacht in kaltem Wasser eingeweicht, am nächsten Tag 3 bis 4 Stunden langsam gekocht und durch ein Sieb geschlagen. Dabei ergibt sich **Weizenschleim,** der den Mais ersetzt. 1 kleine Tasse Schleim entspricht einer Handvoll Mais. Den Schleim nehmen wir heiß mit oder ohne Milch. Anstelle von Weizenkörnern können wir auch andere unverfälschte Weizenerzeugnisse verwenden, nachdem wir sie gebräunt, also gründlich dextriniert haben.

Nach einem **längeren Fasten** und besonders bei außerordentlicher **Fettsucht,** die selbst das längere Fasten überdauert hat, nehmen wir zunächst möglichst ein türkisches oder wenigstens ein **Dampfbad,** kneten den ganzen Körper mit den Händen tüchtig durch, reiben ihn mit **Salzkognak** ein, trinken 1 Glas französischen, griechischen oder italienischen (Nebiolo) **Champagner** und ziehen uns für 6 Stunden zu wohlverdienter **Ruhe** zurück. Danach wird uns 1 Tasse dünner **Fastenschleim** ein Labsal sein. Diesen bereiten wir uns aus 6 Teilen **Weizen**, 3 Teilen **Gerste** und 1 Teil **Haferflocken** und nehmen davon 2 Esslöffel auf 1 Tasse frische süße Milch. Diesen dünnen Schleim verspeicheln wir löffelweise und langsam, bevor wir ihn verschlucken.

An diesen dünnen Fastenschleim halten wir uns einige Tage ausschließlich, bis sich ein Verlangen nach anderen Getränken einstellt. Dann nehmen wir frische **Obst- und Gemüsesäfte** oder versuchen es mit frischer süßer **Milch,** der wir auf jeden halben Liter ½ Teelöffel **Milchzucker** beifügen. Jedoch nehmen wir von dieser Milch anfänglich nicht mehr als 2 Esslöffel auf einmal. Entschließen wir uns, 1 Woche oder länger solche Milch zu nehmen, dann sollten wir doch etwas **Fruchtsaft** hinzunehmen, wie ihn die Jahreszeit oder die entgegengesetzte Zone anbietet. Sagen uns solche Fruchtsäfte nicht zu, dann sollten wir frische **bittere Kräuter** sorgfältig kauen und den Saft verschlucken. Dazu eignen sich besonders Löwenzahn, Chicorée, Endivie, Wasserkresse, Sauerampfer, Schafgarbe, wilder Senf, Lammkraut und dergleichen. Führen wir dies 5 Wochen lang getreulich durch, dann werden wir mit Hilfe der Eingebung und des Geschmackssinnes den richtigen Weg für die weitere Ernährung finden.

An **Versäuerung** leidende, also besonders **skrofulöse** Personen sollten sich nach dem Fasten nicht ausschließlich an Milch halten, können aber **Milch mit Fastenschleim** nehmen und die Tagesmenge von ½ Liter allmählich bis auf 2 Liter steigern, bis sie am Ende der 5. Woche ungefähr 3 Liter am Tage erreichen. Dann müssen sie einen Wechsel eintreten lassen. Es ist auch zu empfehlen, dass sie während der 5. Wochen der Milch abwechselnd Schleim von anderen Körnerfrüchten in kleinen Mengen beifügen. Dazu eignen sich Reis, Sago, Gries, Taroina (ein Produkt der Tarowurzel) und ähnliches. In dem Maße, wie man täglich die Milchmengen verringert, nimmt man Obst oder Gemüse hinzu, bis man eine kleine Salatmahlzeit halten kann.

Wer am **Magen**, an der **Leber** und an **Verstopfung** leidet, sollte auf das Fasten eine **Eierschalenkur** folgen lassen. Dazu reinigt man die Eierschalen mit kochendem Wasser, entfernt das innere Häutchen, trocknet die Schalen, zerstört oder zerrollt sie in kleine stecknadelkopfgroße Stückchen und röstet sie hellbraun. Davon legt man 10 Tage lang morgens nüchtern 1 Messerspitze voll auf die Zunge und verspeichelt und verschluckt das, ohne dazu zu trinken. Die nächsten 10 Tage nimmt man **Hummerschalen**, die in derselben Weise zubereitet und hellbraun geröstet worden sind.

Hat man nach einem Fastengang noch **Krankheitskeime** aller Art auszuscheiden, so nehme man etliche Tage nach dem Fasten 9 Abende hintereinander vor dem Schlafengehen 1 Glas heißes destilliertes Wasser mit echtem australischem **Eukalyptusöl**, und zwar mit 3 Tropfen beginnend, bis auf 7 Tropfen ansteigend und wieder auf 3 Tropfen zurückgehend. Jeweils am nächsten Morgen trinkt man beim Mundspülen 1 Schluck hellrote Lösung von übermangansaurem **Kali.**

Lässt der **Stuhlgang** nach dem Fasten zu wünschen übrig, weil er sich nicht von selbst morgens und abends einstellt, dann kaue vor jeder Mahlzeit **1 Feige** langsam und gründlich und wechsle täglich ab mit je 2 schwarzen **Oliven,** bis die Verdauung in Ordnung ist. Gib auch den Körner- und Gemüsegerichten Oliven-, Kokos- oder Baumwollsaatöl täglich in kleinen Mengen bei. Die Tätigkeit der **Nieren** und der **Blase** unterstütze durch gedünstete Spargel, frische Erbsen und Sellerie und dadurch, dass du Salz und Gewürze meidest.

Es ist uns selbstverständlich geworden, dass wir nach einem gewissenhaft durchgeführten Fasten unserer **Ernährungsweise** mehr Aufmerksamkeit schenken als bisher und uns mehr und mehr die **Regeln und Winke** zu eigen machen, die in der **Mazdaznan-Ernährungskunde** und im **Mazdaznan-Kochbuch** niedergelegt und jedermann zugänglich sind.

Haben wir mehrere kürzere oder längere Fasten mit Erfolg beendet und uns weiterhin im Sinne der Mazdaznan-Ernährungskunde ernährt, dann werden wir bemerken, dass sich unser **Appetit** vollständig geändert, ja ganz verloren hat. Welch ein Glück, dieses Ungeheuer losgeworden zu sein!

Nun übernehmen der **Geschmackssinn** und die **Eingebung** wieder die Leitung und führen uns sicher zu den Dingen, die uns zukommen und förderlich sind. Wir haben kein Verlangen mehr nach Tabak, Bier, Likören, Fleisch und Tierfett; im Gegenteil, das alles erregt unsern Ekel und schon wenn wir daran denken, fühlen wir uns abgestoßen.

Bald wissen wir nichts mehr von Unwohlsein oder Krankheit und **Gesundheit** begleitet uns. Allmählich erwachen wir zu vollem **Selbstbewusstsein** und zur **Erkenntnis der Wahrheit**, weil unser Körper rein geworden ist und wir es uns angelegen sein lassen, ihn im Zustand der Reinheit zu erhalten. Wir werden uns unseres Erbteils und unseres Geburtsrechtes wieder bewusst und begreifen, dass uns, da Gott in unserem Innern wohnt, **alle Dinge möglich** sind.

3. KAPITEL

Das Geschlecht

10. Lektion

Die Geschlechtsorgane

Die **Geschlechtsorgane** des Durchschnittsmenschen, sowohl der Frau als auch des Mannes, befinden sich nicht in ihrem natürlichen Zustand und auch nicht in ihrer natürlichen Lage, so dass die mit den Organen in Verbindung stehenden **Gehirnteile** unausgeglichen arbeiten und unnatürliche Vorstellungen, Gefühle, Regungen und Neigungen aufkommen lassen, die eine **falsche Gewöhnung** der Organe zur Folge haben. Deshalb gibt sich der Durchschnittsmensch der irrigen und verhängnisvollen Meinung hin, dass die Geschlechtsorgane nur zur Befriedigung seiner Sinneslust da seien, während alles andere der Natur überlassen sei.

Die **Natur** verfolgt aber mit jeder Entwicklungsstufe ein **höheres Ziel** nach höheren Gesetzen und alles, was auf einer höheren Stufe steht, muss die für diese Stufe geltenden Naturgesetze innehalten, sonst wird es von der Natur auf eine niedrigere Stufe zurückversetzt. Bis zum Menschen bringt die Natur alles hervor, was nur erzeugbar ist und wo nur eine Zeugung möglich ist. Sie zielt dabei auf Güte und bedient sich deshalb nur **der besten Erzeugnisse** für die Neu-Zeugung oder Fortpflanzung, während die geringeren zerfallen und zum Dünger für neue Erzeugnisse werden. Nur die besten Samen, nur die besten Tierjungen vereinigen in sich alle Kräfte und Stoffe für die Veredlung oder Höherzüchtung der Art.

Die Naturgesetze der **Edelzucht** hat der Mensch ganz gut begriffen und handhabt sie mit großem Erfolg bei **Pflanzen** und **Tieren**. Sobald er aber seine Kenntnisse und seine Erkenntnis auf seine eigene, auf die **menschliche Natur** anwenden soll, versagt einfach sein **Denkenswesen** infolge seines unausgeglichenen Gehirnzustandes und der Unordnung in seinem Organismus. Dem entspricht dann auch das Ergebnis der **Menschenzucht** und man kann es vorausberechnen, wie es damit enden wird, wenn der Mensch nicht endlich zur Selbsterkenntnis und Erkenntnis seiner **höheren Art** und seines **höheren Wesens** kommt.

Sobald wir nur anfangen, nach besserem Verständnis und höherer Erkenntnis zu suchen, wird es uns klar, dass die Geschlechtsdrüsen in allererster Linie dazu da sind, uns selbst für **drei wichtige Zwecke** zu dienen:

1. zum **Wachstum** des Körpers bis zur Reife,
2. zur ausgeglichenen **Entwicklung** des Körpers bis zur vollkommenen Weiblichkeit und Männlichkeit,
3. zur **Entfaltung** neuer Kräfte und Fähigkeiten für die individuelle **Vervollkommnung** oder Erzeugung des **Wiedergeburtszustandes,** so dass die Vereinigung der wiedergeborenen Frau und des wiedergeborenen Mannes die ständige **Veredlung des Menschengeschlechtes** gewährleistet.

Alles, was der Mensch nötig hat, um diesem dreifachen Zweck zu genügen, bekommt er bei der Geburt mit. Denn jeder Mensch besitzt bei der Geburt alle **Elemente und Intelligenzen** zur Genüge, um aus dem **Kindesalter** in das **Weibes- und Mannesalter** aufzuwachsen, zu blühen und **Früchte des Geistes** zu tragen und dadurch dem ewigen Fortschritt zu dienen.

Vor allem haben die weiblichen und männlichen Geschlechtsdrüsen den Trieb in sich, eine **höhere Entwicklung** einzuleiten, indem sie **neue Elementar- und neue Ätherstoffe** herstellen, mit deren Hilfe sich das Körperwesen um- und neugestaltet. Diese Stoffe werden von den mit besonders feinen Nerven ausgestatteten Organen aufgesaugt und helfen, ein neues, **feineres Zellgewebe** aufbauen, das sich wesentlich von dem unterscheidet, das die Natur dem Menschen bei seiner Geburt mitgegeben hat.

Je vollständiger diese neuen Elementar- und Ätherstoffe dem Körperhaushalt zugute kommen, um so lebhafter setzt der Wiedergeburtsvorgang ein und um so eher kommen wir hinter **das große Geheimnis,** von dem die Philosophen aller Zeiten unter dem Namen „**Wiedergeburt**" gesprochen haben.

Diese Wiedergeburt ist von den Geschlechtsorganen abhängig, ist also ein **innerlicher Vorgang,** genauso wie der körperliche Geburtsgang eines Kindes, jedoch mit dem wesentlichen Unterschied, dass die Vorbereitung der körperlichen Geburt eines Kindes von dem **Gedankenlauf der Mutter** beeinflusst wird, während es sich bei dem Wiedergeburtsvorgang um **eine individuelle Neuschöpfung** handelt, auf die der Gedankenlauf der Mutter keinen Einfluss mehr ausübt.

Der körperliche Geburtsgang vollzieht sich nach dem **feststehenden Kollektiv-Gesetz,** der sich konzentrierenden und harmonisch ausgleichenden Zwillingskräfte der Natur, auf die der Zustand der leiblichen Mutter einwirkt und dadurch Variationen in der körperlichen Gestaltung herbeiführt, soweit diese im Rahmen des Kollektivgesetzes möglich sind. Das Ergebnis, das sich als die Geburt des Menschenkindes offenbart, beruht also auf den **Umständen und Zuständen,** die die Mutter bewusst oder unbewusst und beeinflusst von den Ideen des Vaters oder anderer Personen dem werdenden Kindesleben dargeboten hat.

Sobald aber der Mensch die leibliche Geburt erlebt hat, ist **er ein selbständiges und in sich selbst polarisiertes Wesen,** dessen **Denkenswesen** vermittels des Gesinnes in der Zirbel in unmittelbarer Verbindung mit dem Mittelpunkt seines Wesens, der **Individualität im Herzen,** steht, die danach trachtet, dass sich der Mensch von allen vorgeburtlichen Einflüssen immer mehr frei macht und sich des Gesinnes, der Seele, des Geistes, des inneren Lichtes und schließlich der Individualität selbst dadurch bewusst werde, dass sich das Denkenswesen hinter der Stirnmitte immer mehr erweitert, dass er also schließlich zur vollen **Selbsterkenntnis** und damit zur Erkenntnis seines höheren Wesens gelangt.

Da die Individualität dieses Ziel nur vermittels der vorhandenen organischen Einrichtungen des Körpers erreichen kann, trachtet sie danach, die neuen und erneuernden Elementar- und Ätherstoffe auf **das der Denkgrundlage entsprechende Hauptorgan** des Körpers und den damit korrespondierenden **Gehirnteil** zu lenken, also beim Intellektuellen auf die **Lungen** und das **Stirnhirn,** beim Spirituellen auf die **Nieren** und das **Scheitelhirn** und beim **Materiellen** auf die **Leber** und den **unteren Teil des Gehirns,** von wo aus dann allmählich der völlige Neuaufbau des Körpers beginnt, indem die **schweren Elemente** des Zellengewebes, die während des natürlichen Geburtsganges zum Aufbau des Körpers herangezogen worden waren, durch **leichtere, mehr ätherialisierte Elemente** ersetzt werden, die das magnetische Feld oder die **Ätherstoff-Atmosphäre der Zellen** erweitern und sie dadurch **empfänglicher** für die

Schwingungen des Gesinnes-, Seelen- und Geisteszustandes machen. Dadurch unterscheidet sich also der im Wiedergeburtsgang erneuerte Körper von dem im natürlichen Geburtsgang gewordenen.

Ein solcher im Wiedergeburtsgang erneuerter Körper ist dann zu dem geworden, was die Weisen schon in grauer Vorzeit einen **„geistlichen Leib"** nannten, zu dem jeder Mensch nicht nur kommen kann, sondern kommen soll, um sein **wahres Menschentum** mit der Tat zu beweisen. Kein Mensch ist also dazu verdammt, in einem irdischen Jammertal zu schmachten, schon in jungen Jahren dahinzuwelken und bei lebendigem Leibe abzusterben, bevor er überhaupt das Weibes- oder Mannesalter erlangt hat. Vielmehr hat jeder Mensch die Kraft und die Macht in sich, die seiner Rasse bestimmte Lebensspanne durchzuhalten.

150 Jahre braucht der weiße Mensch, wenn er seine Aufgabe auf Erden ganz erfüllen will. Keiner brauchte vor dem **100. Jahr** aus unserer Mitte zu scheiden, wenn nicht Gesetze dazwischen treten, deren er sich nicht zur Genüge bewusst wurde, so dass der Lebensfaden kürzer abgeschnitten werden musste. Aber als Kind, Jüngling, Jungfrau aus der Welt zu scheiden, ist nicht natürlich und in der Natur des Menschen auch nicht begründet.

Selbst wenn man nichts mehr übrig hat als Haut und Knochen, der Körper also ganz heruntergewirtschaftet ist, kann er doch **wieder aufgebaut** werden, weil ein Teil der Lebenssäfte in den Geschlechtsdrüsen immer noch fließt, solange man lebt. Es ist aber doch nicht nötig, dass wir uns erst ganz herunterkommen lassen, um uns dann mit Mühe und Not wieder emporzuarbeiten, ganz zu schweigen von dem Verlust an Zeit, die unserer Vervollkommnung zugute hätte kommen können. Jedenfalls kann sich **jeder Mensch von jeder Stufe erheben,** sich auf den Weg der Wiedergeburt begeben und sich einen neuen Körper schaffen.

Je naturgemäßer und bewusster diese körperliche Erneuerung durchgeführt wird, um so mehr bestärken sich die im Körper wirksamen **Zwillingskräfte Magnetismus und Elektrismus,** um so größer und deutlicher sind die Offenbarungen des Wiedergeburtszustandes und um so schöpferischer die harmonischen Beziehungen zwischen den beiden Geschlechtern. Handelt es sich dann um die

Fortpflanzung, so sind die Kinder solcher Väter und Mütter mit allen nur denkbaren Gaben und Fähigkeiten ausgestattet, offenbaren im Laufe ihres Lebens neue Kenntnisse und neue Erkenntnis, deren sich die Eltern noch nicht bewusst waren, und beweisen dadurch, dass **die ganze Rasse** zum Zustand der Wiedergeburt berufen ist.

Jeder Mensch sucht auch bewusst oder unbewusst nach diesem Erneuerungszustand, weil er im Wesen des Menschen begründet und in seinen Geschlechtsorganen eingeboren ist. Daher kommt es, dass darüber oder über den **„geistlichen Leib"** zu allen Zeiten viel gesprochen worden ist und auch heute noch gesprochen wird. Aber die allermeisten, die sich um diesen „geistlichen Leib" mühten, blieben im Theoretisieren stecken, weil sie völlig übersahen, dass dieser „geistliche Leib" nur eine Verfeinerung, Ätherialisierung oder **Vergeistigung des angeborenen Leibes** darstellt, die jeder Mensch erzielen kann, wenn er sich entschließt, seiner niederen Natur zu entwachsen und seine höheren Eigenschaften an den Tag zu bringen.

Um das Ziel zu erreichen, kommt es also nicht auf eine „bessere" Erziehung oder „höhere" Bildung an, sondern auf den festen **Willen,** den festen **Charakter,** den steten **Eifer** für das Bessere und das ergebene **Befolgen** der einfachen und natürlichen Regeln. Viele berühmt gewordene Männer und Frauen der Philosophie und exakten Wissenschaft haben das Wesen der Wiedergeburt genau studiert und die Bedeutung der Geschlechtsorgane erkannt und sogar Hand ans Werk gelegt und doch das Ziel solange nicht erreicht, als immer noch ihre niedere Natur als Gewinnsucht, Ehrsucht, Geltungsbedürfnis, Überheblichkeit und dergleichen die Triebfeder für ihre Studien, Forschungen und Handlungen war anstatt der Wunsch, mit der eigenen **Individualität im Herzen** in Verbindung zu kommen, sich ihr zu ergeben und die größeren Fähigkeiten und Gaben nicht nur dem eignen Nutzen, sondern auch der **Hebung der Gesamtheit dienstbar zu machen.**

Ob wissenschaftlich gebildet oder nicht, jeder muss die **Gesetze der Wiedergeburt** und die wunderbare **Ökonomie des menschlichen Körpers** studieren, sich bewusst machen und mit der Tat befolgen, damit doch hier und da einer und nach und nach mehrere aufstehen, die **mit ihrer Person Zeugnis dafür ablegen,** dass sich in ihnen die Worte des Heilands bewahrheitet haben: „Ihr müsst wieder geboren werden aus Wasser und Geist!“

Das „**Wasser**“ ist der **Körper** mit allen seinen Kräften, Mächten und Säften und der „**Geist**“ ist der **Geist Gottes**, der in diesem Körper seinen Sitz aufgeschlagen hat und ein wissenschaftlicher und wissender Gott ist, der alles durchschaut, alle Gebrechen diagnostiziert und auch alle die Mittel kennt, die alles Zerbrochene, Gebrochene, Gebrechliche und Getrennte so vollkommen wieder zusammenfügen und heilmachen, dass auch nicht der kleinste Riss erkennbar bleibt. Denn er verfügt über den Zaubertrank der „Lebenswasser“ oder die schöpferischen inneren und äußeren Sekretionen der Geschlechtsorgane.

11. Lektion

Weiblich und Männlich

Die **eine** Menschheit zeigt **zwei Menschentypen**, Mann und Frau. Was dem einen Typ frommt, frommt auch dem anderen und umgekehrt. Denn so unterschiedlich beide Typen auch in vielen Beziehungen sein mögen, so ist der Mann von der Frau und die Frau vom Mann **abhängig**, soweit es sich um die ganze **Menschheit** handelt. Allenthalben sind heute von der Menschheit oder der Gesamtheit große Aufgaben zu lösen, und wenn es zum Nutzen der Menschheit oder Gesamtheit geschehen soll, darf weder das Wohl des Mannes noch das Wohl der Frau zugunsten des anderen Typs aus den Augen verloren oder überhaupt übersehen werden.

Im Prinzip besteht kein Unterschied zwischen Weiblich und Männlich, wie sich schon daraus ergibt, dass die Geschlechtsorgane in der vorgeburtlichen Zeit **zuletzt entwickelt** werden und dass ihre unterschiedliche Gestaltung verhältnismäßig spät in die Erscheinung tritt. Auch nach der Geburt leisten die unterschiedlichen männlichen und weiblichen Geschlechtsdrüsen für das Wachstum des Körpers **die gleiche Arbeit.**

Die Geschlechtsdrüsen sind die Gipfelung aller anderen **Drüsensysteme** des Körpers, werden also vermittels der Sekretionen der übrigen Drüsensysteme aufgebaut, bleiben auch dauernd mit allen

Drüsensystemen in Verbindung und vermitteln ihnen, sobald sie die Reife erlangt haben und die ausgleichenden Wiedergeburtsvorgänge im Körper beginnen, neue Elementar- und Ätherstoffe, so dass alle anderen Drüsensysteme instand gesetzt werden, den Geschlechtsdrüsen wiederum feinere Stoffe zu liefern. Dieser Veredlungskreislauf vollzieht sich in der Frau und ebenso im Mann während des ganzen Lebens, solange die Natur nicht in ihrem gesetzmäßigen Wirken gestört wird.

Insoweit besteht also kein wesentlicher Unterschied zwischen den Geschlechtsorganen der beiden Geschlechter. Selbst die **anatomischen** Unterschiede sind im Grunde nur **lokaler** Art, indem die weiblichen Organe **innerlich** und die männlichen **teils innerlich** und **teils äußerlich** liegen. Dessen wird man sich sofort bewusst, wenn man die weibliche Scheide mit dem männlichen Glied, die Eierstöcke mit den Hoden, die weiblichen Eileiter mit den männlichen Samensträngen und die Gebärmutter mit der Vorsteherdrüse vergleicht und sich die verwandtschaftlichen Beziehungen vergegenwärtigt, die zwischen ihnen bestehen.

Dadurch erklärt es sich auch, dass sich die innerlich liegenden weiblichen Organe im Schutz der Geborgenheit und Verborgenheit **schneller entwickeln** als die männlichen, dafür aber auch zarter bleiben und Erkrankungen leichter ausgesetzt sind, während die teils äußerlich gelegenen männlichen Organe durch Licht und Luft abgehärtet und widerstandsfähig gemacht werden, also weniger leicht erkranken, dafür aber auch **längere Zeit brauchen,** bis sie sich **voll entwickelt** haben. Immerhin hat dies die bedeutsame Folge, dass die Geschlechtsorgane der Frau bereits mit **20 Jahren** ihre natürliche Größe und Leistungsfähigkeit erlangen, während die Organe des Mannes hierfür die doppelte Zeit brauchen, also bis der Mann das **40. Lebensjahr** erreicht hat.

Das ist auch die Ursache, dass sich die Männer in der Gegenwart von Frauen **schüchtern** benehmen oder sich **unsicher** fühlen. Es ist aber kein Grund dafür vorhanden, weil beide Geschlechter desselben Ursprungs sind. Beide Geschlechter haben **gleichermaßen das göttliche Prinzip,** die ewigwirkende Gottesintelligenz „Abba" in sich, nur dass die Frau den **Eindruck** der Unendlichkeit und der Mann den **Ausdruck** der Unendlichkeit darstellt. Daher kommt auch die männliche Ausdruckskraft und die weibliche Eindrucksfähigkeit.

Im weiteren freilich zeigt sich, dass die Frau dem Mann gegenüber etwas Bedeutsames voraus hat. Der Mann hat zwar die besondere Kraft sich auszudrücken; aber die Frau hat **die doppelte Fähigkeit,** den **Eindruck des Lebens** zu empfangen und ihm wiederum **Ausdruck** zu verleihen. Diese letzte Fähigkeit offenbart sie, sobald sie Mutter wird, und dann legt sie innerhalb dieses neuen Wirkungskreises männlich-väterliche Eigenschaften, gemäßigt durch ihr weiblich-mütterliches Wesen, an den Tag.

Deshalb muss dem Wohl der Frau in erster Linie Aufmerksamkeit geschenkt werden, weil sie die **Mutter,** also **der Leben gebende, Leben schaffende Typ für beide Typen der Menschheit** oder der Gesamtheit ist und demnach die Förderung und der Fortschritt der Menschheit von ihr abhängig sind. Keine Familie, keine Gemeinschaft, kein Volk und auch nicht die ganze Menschheit kann auf **eine höhere Stufe** treten, es sei denn, **die Frau tut den ersten Schritt.**

Darum muss sich die Frau wieder ihres wahren Wesens bewusst werden, das in ihren Geschlechtsorganen verankert und von deren Zustand abhängig ist. Sie muss ihre richtige Stellung suchen, finden und behaupten und sich ihr Erbgut wieder erobern, das in Gesundheit, Jugendlichkeit, strahlender Freude und Glückseligkeit besteht, wenn sie ihrer großen **Verantwortung als Mutter der Menschheit** gerecht werden will.

Wenn unsere Rasse trotz aller Fehler und Mängel in dieser Richtung noch nicht untergegangen ist, haben wir es nur der unendlichen Liebe, der natürlichen Lebenskraft, der Opferfähigkeit und Ergebung der Frau und Mutter zu danken. Es darf sich aber nun nicht mehr nur darum handeln, die Rasse gerade vor dem Untergang zu bewahren, sondern gegenwärtig geht es darum, **ein edleres und vollkommeneres Geschlecht** hervorzubringen, das nicht mehr mit den Folgen der Missverständnisse, Misshandlungen und Ausbeutungen gegenüber der Frau in der Vergangenheit belastet ist.

Zu allererst muss die Frau aufhören, sich ausnutzen, misshandeln und unterdrücken zu lassen. Ihre zwei großen Tugenden, die **Liebe** und die **Opferwilligkeit** haben sich zu **Erschöpfung** und **Aufopferung** ausgewachsen. Sobald sie nun zu den ersten Prinzipien des Fortschritts, zur

Selbstachtung und Selbsterhaltung, zurückkehrt, wird sie sehr bald wieder die Achtung, Beachtung und Rücksicht der ganzen Welt genießen.

Das Ziel der wahren **Liebe** ist nicht die Aufopferung, sondern die **Weckung neuer schöpferischer Kräfte im anderen.** Soweit die Frau das erreicht, stellt sie eine harmonische Verbindung von solcher Stärke her, dass um sie ein größerer Glanz entsteht als durch Sonnenstrahlen. Wir können Opfer bringen, ohne uns aufzuopfern; wir können lieben, ohne die Quelle in uns zu erschöpfen. Durch Erschöpfung machen wir die Quelle unserer Liebe versiegen und wenn wir uns aufopfern, berauben wir uns der Kraft der Selbstbestimmung, geraten in den Bann der Unterjochung und laden unzählige Leiden, Demütigungen und Erniedrigungen auf uns.

Sobald sich die Frau ihrer selbst bewusst wird, erhebt sie sich zu ihrer ganzen Größe, nicht um Rache am Mann zu üben oder den Kampf mit ihm aufzunehmen, sondern um ihn an seine Pflichten gegenüber dem weiblichen Prinzip und der ganzen Menschheit zu erinnern. **Sie hat den Anfang zu machen** und dem Mann den richtigen Lebensweg zu weisen, weil sie den Grund für beide Geschlechter legt.

Die Frau kann das auch; denn sie ist nicht der schwächere und der Mann nicht der stärkere Teil. Die Erfahrung lehrt, dass sie über mehr **Nervenkraft, Ausdauer, Mut, Geduld und Hoffnung** verfügt als der Mann und auch mehr Schmerz und Leid erträgt. Ist der Mann einmal krank, so ist er rasch mürrisch, mutlos und hoffnungslos und würden ihn nicht die liebevollen Hände der Frau pflegen und ihre aufmunternden Worte ihn trösten, gäbe er rasch den Geist auf.

Was die Frau im einzelnen zu tun hat, um sich für die Erfüllung ihrer großen Aufgabe bereit und geeignet zu machen, ist so **einfach** und doch so **wunderbar in der Wirkung,** dass die Weisen **aller Zeitalter** versucht haben, die **Frauenwelt** dafür zu interessieren, ohne dass sie aber einen allgemeinen Erfolg erzielt haben. Indessen ist inzwischen die Zeit vorangeschritten und herangereift und ermutigt zu einem neuen Versuch. Im ewigen Entwicklungsplan ist es offenbar der Gegenwart vorbehalten, dass sich die Frauen in der ganzen Welt erheben und die Anerkennung und Einräumung ihrer Rechte verlangen werden, die ihnen von Natur aus zukommen.

Zu allen Zeiten war es schwierig, veraltete und in der Entwicklung zurückgebliebene Zustände zu verbessern, weil **Unwissenheit und Aberglauben** den Weg versperrten. Selbst heute kann man ein Thema wie „Das wahre Wesen der Frau" öffentlich nur insoweit behandeln, als es dem durchschnittlichen Entwicklungsgrad der Frau entspricht, in der Hoffnung, dass sich ihr Denkenswesen allmählich erweitert, so dass sie von selbst zu besserer Einsicht und Erkenntnis kommt.

Es sind auch schon Anzeichen dafür vorhanden. Von **100** italienischen Frauen glaubt heute nur noch eine an die **unbefleckte Empfängnis der Mutter Maria** im **theologisch-dogmatischen** Sinne, während 99 sagen: „Wenn ich die Wahrheit sagen soll: ich weiß als Mutter, dass es anders ist." Trotzdem müssen auch diese 99 in die Kirche gehen und mit dem Munde das Dogma bekennen. Von polnischen Müttern glaubt sogar nur **eine von 1000** an dieses Dogma. Unter russischen Müttern sind es **von 100 die Hälfte,** also 50, die allen Ernstes daran glauben, und unter den irländischen Müttern wird die Zahl der Gläubigen noch **etwas größer** sein. Wenn man in Amerika mit **einer** Frau ernster auf dieses Thema eingeht, erklärt sie unumwunden: „Für meine Person glaube ich nicht an dieses Dogma; aber als eine kirchliche Angelegenheit anerkenne ich es." Das Dogma geht also gegen ihre bessere Überzeugung. Die **Mehrzahl der Mütter** denkt demnach heute schon anders als ihr Mund bekennt.

Das Eine begreift aber heute schon jede Frau, dass ihr gutes und auch ihr weniger gutes Befinden die Folge ihrer eigenen **Lebensführung** ist, für die sie selbst die **Verantwortung** trägt und für die ihr **eigenes Denken** den Ausschlag gibt. Dann ist es nur ein Schritt, dass sie begreift, dass der Gedanke den Anstoß auch auf allen Gebieten des Fortschrittes gibt. Schließlich werden Selbsterkenntnis, Selbstvertrauen und Verwirklichungssinn die Frau durch die gewundenen Gänge des Lebenslabyrinthes bis an den Punkt führen, wo sie den einzigen Weisheitstempel entdeckt: **den Tempel des lebendigen Gottes in ihrem Herzen.**

Dann erkennt die Frau auch, dass sie zum Mann nicht in einem Konkurrenzverhältnis steht und dass auch keine Kluft zwischen ihnen liegt, sondern dass beide ihre **gegenseitigen Ergänzungen** sind, die die Natur auf harmonisches Zusammenwirken abgestimmt hat, um hierdurch mehr zu erzielen, als der Einzelne für sich erzielen könnte. Das Wirkungsfeld des Mannes liegt nur in einer anderen Richtung als das der Frau, worauf schon die äußerliche Lage eines Teiles der männlichen Geschlechtsorgane hindeutet. Der Mann hat die **äußere** Seite des Lebens zu meistern und die Frau die **innere**.

Deshalb ist die Überheblichkeit des einen über das andere Geschlecht das Grundübel für jede menschliche Gesellschaftsform und die ganze Menschheit. Sobald einmal der **Aberglauben** von der **Überlegenheit** des Mannes über die Frau erloschen ist und dieses schlau erdachte Mysterium, das die ganze Menschheit in Unwissenheit und Unselbständigkeit halten soll, seine Zauberkraft verloren hat, dann wird der Mann zu der Erkenntnis gelangen, dass er mehr und Größeres leisten kann und zu leisten berufen ist als seither, solange er seiner **Leidenschaftlichkeit** die Zügel schießen ließ und seinen **Autoritätswahn** als den Ausdruck seiner eingebildeten Überlegenheit über die Frau betrachtete.

Dann erst wird er begreifen, dass er seine Lebensfragen nicht mehr nur von seinem **persönlichen** Standpunkt aus zu lösen hat, sondern dass er den **universellen** Standpunkt des männlichen Prinzips gewinnen muss, dessen Vertreter er nur ist, wenn anders er Wirkungen erzielen oder Werke schaffen will, die von universeller Bedeutung sind. Deshalb ist es seine besondere Aufgabe, die **Prinzipien der Unendlichkeit** zu erforschen, die **Gesetze der Natur** zu studieren und sein Leben im Einklang damit zu regeln und zu führen.

Er muss sich bewusst werden, dass jede Handlung ihre entsprechenden Früchte zeitigt, sei es zu seinem Nutzen oder zu seinem Schaden. Wenn er das Flugzeug seiner kühnsten Wünsche an das Ziel seiner Hoffnung steuert, ist das genauso sein Werk, wie wenn es mitsamt seinen Hoffnungen brennend abstürzt. Gegenwärtig gehen dem Durchschnittsmann noch das Bewusstsein und das Gefühl seiner Verantwortung dafür ab, dass er **stets das erntet, was er sät.** Sobald er sich aber aus diesem unwürdigen Zustand herausarbeitet und ein neues Leben beginnt, befindet er sich schon auf dem Weg der Vervollkommnung.

Das **erste Gebot** der Natur an den Mann, der seine Umgebung lenken, leiten und meistern, nicht aber von den Umständen und Zuständen in seiner Umgebung beeinflusst werden soll, ist, dass er sich durch

nützliche Arbeit im Zustand der **Reinheit** erhält, dieser inneren Reinheit, die die Ordnung im Körper verbürgt und keine Verunreinigung durch Abfall- und Giftstoffe aufkommen lässt.

Vernachlässigt der Mann diese Pflicht, nützliche Arbeit zu leisten, dann verwahrlost er. Leistet er aber nützliche Arbeit, dann nimmt er seiner Umgebung gegenüber die ihm von der Natur zugewiesene Stellung **positiv** ein und die **Elemente der Natur** üben keinen Einfluss auf ihn aus und bedrohen auch nicht seine Selbständigkeit, sondern ergeben sich seinem **erfinderischen Geist** zu seinem und zum Nutzen der Gesamtheit. Er verläuft sich dann nicht in das Phantasiegefilde okkulter Kräfte, die es in Wirklichkeit nicht gibt, sondern wird sich der **eigenen Kräfte** und Fähigkeiten bewusst, die unter der Leitung seiner Individualität stehen und ihm die Kontrolle der Naturkräfte nach seinem freien Willen und seiner freien Wahl, entsprechend seinem Wiedergeburtszustand, gestatten.

Viele Männer, die durchaus edel veranlagt waren, sich ein hohes Ziel im Leben steckten und sich sogar auf den Weg machten, es zu erreichen, gelangten nicht an ihr Ziel, weil sie die **nützliche Arbeit** beiseite setzten und damit die **Grundlage für den Aufstieg** des männlichen Prinzips preisgaben. Hat sich der Mann aber erst einmal von dieser Grundlage entfernt, dann wird er es sich nicht mehr bewusst, dass er auf verbotenen Wegen wandelt, die in Leid, Kummer, Sorge und Krankheit führen.

Deshalb richtet sich an den Mann noch eindringlicher als an die Frau die Mahnung der hl. Ainyahita: **„Steh' allein und kümmere dich um deine eigene Sache!"** Bewahre dir deine **eigene Atmosphäre,** durch die dir alles zugänglich ist, was die Unendlichkeit innehält! Lausche auf die leise sanfte **Stimme deines Herzens,** die dir den rechten Weg weist an den Platz, der dir zusteht!

Im ewigen Entwicklungsplan ist jedem Mann und jeder Frau **ein bestimmter Platz** vorbehalten, auf dem sich jedem Gelegenheit bietet, erfolgreich zu sein. Der eine kommt früher, der andere kommt später an diesen Platz, aber er erreicht ihn sicher, wenn er seine **Pflichten in der Gegenwart** erfüllt. Nur dadurch **meistert er sein Schicksal.** Das gilt für dieses Erdenleben in der gleichen Weise wie für das künftige Leben. Denn nur wer im Kleinen treu war, wird über Vieles gesetzt werden.

Die Verhältnisse und Umstände des gegenwärtigen Lebens zu meistern, erfordert kein Opfer und keine Demütigung vom Mann und von der Frau: sie brauchen nur **mit den Jahreszeiten zu leben und sich dem Zeitgeist ergeben.** Je vollkommener sie das tun, um so mehr wachsen sie mit der Jahreszeit und um so mehr strömen ihnen aus ihrer Umgebung die Kräfte der Natur zu, um ihnen zu dienen.

Wenn der Frost den Winter ankündigt, machen wir Feuer, um den Gast willkommen zu heißen, und benutzen die Jahreszeit zur Vorbereitung auf das kommende Jahr. Dann zieht der Frühling ein und bringt uns neue Arbeit. Der Sommer folgt mit seinen wunderbaren Landschaftsbildern in Berg und Tal. Der Herbst kommt mit seinem Erntesegen, den wir einbringen müssen.

So geht es weiter Jahr um Jahr mit dem **Sonnen-Rhythmus**. Je bewusster und bereitwilliger wir ihn anerkennen, um so mehr Vorteil haben wir davon.

Mann und Frau müssen sich wieder dem Rhythmus der Jahreszeiten anpassen in der **Körperpflege** und in der **Ernährungsweise**; nur dann können sie **größere Fruchtbarkeit** und größere Segnungen erwarten. Andernfalls müssen sie leiden und erfahren, wie ihre Fruchtbarkeit abnimmt und sie statt Erfolg Misserfolg ernten.

Bei Eintritt jeder neuen Jahreszeit sollten wir dem Körper Gelegenheit geben, sich den neuen Verhältnissen anzupassen, damit der Zeitgeist das der neuen Zeit Entsprechende im Körper bewirken kann. Das geschieht am besten durch **Fasten.** Wer aber glaubt, nicht fasten zu können, sollte **3 Tage** lang nur sehr wenig und nur leichte und ausscheidende Speisen genießen. Während dieser 3 Übergangstage führt man jeden Abend und jeden Morgen eine geschälte und mit Einschnitten versehene Zehe **Knoblauch** durch den Schließmuskel in den Darm ein und nimmt als Abendbrot weiter nichts als einen erhitzten **Zwieback,** auf dem man eine geschälte Zehe **Knoblauch verrieben** hat; er zergeht wie Butter. Der Knoblauch beruhigt die Nerven und desinfiziert zugleich.

Deshalb bedient man sich während dieser 3 Übergangstage auch des **Knoblauchöls.** Man vermischt einige Tropfen davon mit Petrolatum und gibt abends 2 Esslöffel voll mit einer Ölspritze in den

Darm und 1 Esslöffel voll als Mann in die Harnröhre und als Frau in die Scheide, die über Nacht mit einem Wattebausch verschlossen gehalten wird. Der Mann reibt außerdem die äußeren Geschlechtsorgane mit etwas Knoblauchöl ein.

Wenn Mann und Frau diese einfachen Anweisungen beim Eintritt **jeder neuen Jahreszeit** befolgen, werden sie sich viel Ungemach ersparen, den Einflüssen des Witterungswechsels nicht erliegen, Katarrhen und anderen Entzündungserscheinungen vorbeugen und die folgende Jahreszeit nicht nur gesund überstehen, sondern **größere Erfolge** darin erzielen, als sie erwarteten, weil sie körperlich und geistig höher steigen.

Die Gesetze der Natur werden sich uns immer mehr offenbaren, so dass wir ihre Kräfte und deren Wirkungsweise immer mehr ergründen, sie in den Dienst unserer Arbeit und unserer Entwicklung stellen, bis uns die **Atmosphäre der Erde** alle ihre Geheimnisse kundtut und sich uns dadurch neue Reiche der **Unendlichkeit** erschließen.

12. Lektion

Die weiblichen Organe

Jede Frau sollte ihren Körper genau kennen und die **inneren Vorgänge,** die sich darin abspielen, wahrnehmen und mit dem Gedanken verfolgen, damit sie die Kontrolle über ihren Körper hat und behält. Der weibliche Körper ist das letzte und vollkommenste Erzeugnis der Natur, wie schon im Schöpfungsdrama der Genesis an Adam und Eva gezeigt werden sollte. Jede höhere Entwicklungsstufe untersteht höheren Naturgesetzen, so dass es der Frau zukommt, bewusst in vollkommener Harmonie mit der Natur zu leben oder sich dem **Rhythmus der Natur** vollkommen anzupassen, um aller Segnungen teilhaftig zu werden, die die Mutter Natur zu vergeben hat.

Das bringt es von selbst mit sich, dass sie sich mit den Gesetzen der **Erde**, des **Mondes** und der **Sonne** vertraut macht. Erde, Mond und Sonne stehen in einem harmonischen Verhältnis gegenseitigen Kräfteaustauschs, so dass sich die Erde mit allem, was sie enthält, also auch einschließlich der aus ihr herausgewachsenen Menschheit, bald in einem **empfangenden**, bald in einem **gebenden** Zustand befindet.

Bei **Vollmond** sind stärkere Kräfte in der Natur wirksam als bei **Neumond**, im **Sommer** mehr als im **Winter**. Aber in jeder stillen und ruhigen Zeit bereitet sich im Keim die nächste regsame Zeit vor und aus diesem Wechsel gebiert sich das Leben beständig neu. Lebt die Frau in diesem harmonischen Wechsel mit der Natur, dann gebiert sich auch in ihr das Leben beständig neu. Setzt sie sich aber in Widerspruch mit dem natürlichen Wechsel, dann verliert sie Kräfte und erschöpft sich schließlich.

Die Monats-Regel

Von Natur aus erlebt die Frau Monat um Monat eine Erneuerung in dem Vorgang der **monatlichen Regel.** Sobald der weibliche Körper die Reife erlangt hat und in Einklang mit der Natur ist, reift jeden Monat abwechselnd im rechten und linken Eierstock ein Ei, bricht aus der äußeren Wand des Eierstockes in die freie Bauchhöhle aus, wandert durch den Eileiter in die Gebärmutter und siedelt sich im Grund der Gebärmutter an. Dieser Vorgang der Eiberstung und Wanderung des Eies in die Gebärmutter spielt sich, wenn natürliche Verhältnisse vorliegen, in einer Nacht oder in **4 bis 8 Stunden** vollständig ab.

Schon etwa 9 Stunden vor der Eiberstung schwillt der **Eileiter** an, lässt deutlich ein inneres Fließen spüren und scheidet nach einiger Zeit eine trübe, klebrig-schleimige Masse aus, die sich durch die Gebärmutter und die Scheide auf den natürlichen Wegen entfernt, wenn die Organe in Ordnung sind. Dadurch wird der Eileiter und auch die Gebärmutter **gereinigt** und diese auf den Empfang des frei gewordenen Eies vorbereitet.

Das frei gewordene Ei ist von etwas Schleim und Blut umgeben, das aus dem geborstenen Eisäckchen ausgetreten ist, wird von der trichterförmigen und mit Fransen versehenen Öffnung des Eileiters angezogen und wandert durch diesen hindurch, bis es in der Gebärmutter landet. In den Schleimhäuten der Gebärmutter findet das Ei leicht Halt, siedelt sich im Grund der Gebärmutter an einer günstigen Stelle an und sendet in den ersten 6 Tagen seit Regelbeginn zahlreiche **wurzelartige Ausläufer in die Schleimhäute der Gebärmutter** hinein.

Während sich dies vollzieht, löst sich die schleimig-blutige Masse, die das Ei mit sich geführt hatte, vom Ei ab und scheidet sich auf natürlichem Wege aus. Diese Ausscheidung mitsamt allem, was die Gebärmutterschleimhäute etwa noch hinzugefügt haben, beträgt unter natürlichen Verhältnissen nicht mehr als etwa **15 Gramm oder eine Nußschale voll** und ist alles, was die Frau anlässlich der monatlichen Regel von Natur aus verlieren darf. Am Eierstock ist an der Stelle, an der das reife Ei das Eisäckchen zum Bersten gebracht und sich losgelöst hat, eine kleine wundenartige Vertiefung entstanden, die sich in kurzer Zeit mit einem Knäuel von feinen Blutgefäßen und Nerven und etwa seit dem 6. Tag nach Regelbeginn mit einem eigenartigen **Gelbkörper,** dem **Lutein,** anfüllt. Dieser Gelbkörper gibt an das Blut der Frau Elementarstoffe ab, die die körperliche Weiblichkeit aufbauen, erhalten, entwickeln, erweitern und verfeinern, und zugleich Ätherstoffe an das Nervensystem, wie sie bisher im Körper noch nicht vorhanden waren.

Dadurch, dass das Lutein gleichzeitig das Blut und die Nerven bereichert, entsteht eine **stärkere Spannung** zwischen den beiden **elektromagnetischen Polen** des Körperwesens, so dass die Frau neue Möglichkeiten verwirklichen kann, wozu ihr die notwendigen körperlichen und geistigen Gehirn-Kräfte vermittels des Eies zuwachsen, das sich im Grund der Gebärmutter angesiedelt hat.

Denn in diesem Ei vollziehen sich wie in einem Samenkorn und in einer Pflanze **Wachstums- und Umwandlungsvorgänge**, wobei die Pflanze durch die Wurzeln Stoffe in den Boden abgibt und sich andere Stoffe aus dem Boden anzieht, um daraus **Blüten und Früchte** zu bilden. Das Lutein verbessert also die Boden- und die atmosphärischen Verhältnisse für die Wachstumsvorgänge des Eies und bereitet eine von Monat zu Monat **steigende** körperliche und geistige **Ernte** für die Frau vor.

Das Wachstum des eingewurzelten Eies beginnt frühestens am **2. Tag** nach dem Beginn der Regel, dauert bei jeder Frau verschieden lange und endet zwischen dem **13. und 15. Tag** nach Regelbeginn. Das Ei ist bis dahin etwa so groß wie eine Erbse geworden, verlässt die Gebärmutter und tritt gewöhnlich während einer Harnentleerung aus der Scheide aus. Daher kann jede Frau durch Beobachtung leicht feststellen, **wieviele Tage** sich das Ei bei ihr in der Gebärmutter **aufzuhalten pflegt**. Das genau zu wissen, ist für sie wichtig, weil sie ihre Pflege und auch ihr sonstiges Verhalten danach einrichten sollte.

Diese Neubelebung vermittels der Eibildung vollzieht sich in der Frau naturnotwendig jeden Monat, auch wenn sie mit bloßem Auge nicht sichtbar ist. Das **Lutein** fängt etwa am 6. Tag nach Beginn der Regel an, sich lebhaft zu entwickeln, erreicht am **12. Tag den Höhepunkt** und nimmt vom 13. bis etwa zum 20. Tag wieder ab. Welche Bedeutung das Lutein für das ganze Körperwesen hat, kann man daran ermessen, dass es sich **im Falle der Empfängnis 9 Monate lang** bildet, also dem befruchteten Ei alle Elementar- und Ätherstoffe zur Verfügung stellt, so dass sich das Ei zu einem vollkommenen Menschenkörper auswachsen kann.

In die natürliche Zeit der Lutein-Entwicklung fällt dann auch mit dem zunehmenden Mond um die **Vollmondszeit** der **Höhepunkt** der körperlichen und geistigen Leistungsfähigkeit der Frau, während sie zur Zeit des **Neumondes** und des Beginnes der Regel ihren körperlichen und geistigen **Tiefpunkt** erlebt, wobei sich alle Kräfte innerlich sammeln, um einen neuen Aufstieg vorzubereiten. Deshalb ist die Neumondszeit für die Frau die Zeit der Zurückgezogenheit und Stille, während der sie Überanstrengungen sowohl körperlicher als auch geistiger Art vermeiden sollte, um ihr Wachstum nicht zu hemmen oder gar zu unterbrechen.

Denn diese Wachstumsvorgänge erstrecken sich auch auf die **Eierstöcke**. In deren innersten Schicht sind die **geschlechtslosen Ur-Eizellen** eingebettet, die sich allmählich zu **Eizellen mit weiblichem Geschlechtscharakter** auswachsen, die die mittlere Schicht der Eierstöcke füllen. Diese wiederum bereiten sich in der mittleren Schicht darauf vor, **reife Eizellen** zu werden, die selbständigen Lebens fähig und befruchtungsfähig sind, dann in der äußeren Schicht der Eierstöcke Platz finden und hier das Momentum der Eiberstung erwarten, um ihre individuelle Aufgabe zu erfüllen.

Findet die Regel der Frau, gleichviel aus welchem Grund, nicht Monat um Monat statt, so können die Ur-Eizellen in der innersten Schicht der Eierstöcke nicht ausreifen, sondern umgeben sich mit einer **Bindegewebsschicht,** aus der heraus sich zwischen die Ur-Eizellen hinein zarte Zellen oder **Zwischenzellen** entwickeln, die ebenfalls Lutein, aber nur wenig, liefern, so dass die Ausreifung von Eiern in der dritten oder äußeren Schicht der Eierstöcke teilweise aussetzt und schließlich aufhört und dem entsprechend auch die Eiberstung und die monatliche Regel. So erklärt sich auch das Heranreifen der **weiblichen Eigenschaften** beim Mädchen vor Eintritt der Reife und der Regel und ebenso, dass die Frau ihre weiblichen Eigenschaften aufrecht erhält, auch wenn ihre Regel aufhört.

Wenn beide **Eierstöcke** operativ **entfernt** worden sind, kann sich kein Ei mehr bilden und bersten und anschließend auch kein Lutein mehr entstehen. Aber trotzdem sollte die Frau den Mut nicht sinken lassen und den Gedanken aufrecht erhalten, dass sich das Zellengewebe an der Operationsstelle soweit entwickeln möchte, dass es wenigstens eine Spur Lutein hervorbringt. Allerdings muss sie sich dann auch entsprechend verhalten. Periodenweise sollte sie alle halbe Stunde ½ Liter heiße **Milch** nehmen, die mit etwas **Honig** und gemahlenen **Mandeln** vermischt ist. Im übrigen diene ihr zur Nahrung Gemüse aller Art, Weizenkleie und etwas Haferflocken, aber kein Obst. Jeden Abend nimmt sie abwechselnd 1 Tasse Tee von Cascara sagrada und Sennesschoten. Zur allgemeinen Pflege reibt sie die Seiten mit Mandelöl ein, macht aber keine heißen Aufschläge.

Ein großer Irrtum ist es aber zu glauben, dass die Frau in die gefürchteten **Wechseljahre** kommen müsse und in einem gewissen Alter ihre Regel verliere. Wenn die Regel aussetzt oder aufhört, den Fall der Empfängnis ausgenommen, so ist das eine unnatürliche Erscheinung, die in nichts anderem ihren Grund hat als in der Verletzung gewisser Naturgesetze. Es wird höchste Zeit, dass sich die Frau von diesem Irrtum befreit, der beinahe schon zu einem wissenschaftlichen Dogma ausgeartet ist, das der ganzen Frauenwelt die Suggestion aufzwingt, dass die Wechseljahre etwas Unvermeidliches, ja, etwas ganz Natürliches seien, so dass die Frau nicht einmal mehr den Versuch macht, diesem Absterben bei lebendigem Leib zu entrinnen.

Die monatliche Regel ist unerlässlich zur **Verjüngung und Wiedergeburt der Frau** und dauert auch, wenn die Frau im Einklang mit der Natur lebt, bis zum Tod an. Sobald sie aufhört, nimmt die Verjüngung und Wiedergeburt ein Ende und dann ist die Frau nicht mehr sie selbst, zeigt nicht mehr dieselbe Ursprünglichkeit, Tatkraft und Liebe; nicht mehr die mit schöpferischer Kraft gepaarte Begeisterung für alles Neue. Dann kann sich das Unendliche, das Göttliche in ihr nicht mehr in Neuschöpfungen offenbaren, sondern muss sich darauf beschränken, den vorhandenen körperlichen und geistigen Zustand aufrecht zu erhalten, was aber nur teilweise möglich ist, so dass körperlicher und geistiger Rückgang unvermeidlich folgt.

Sobald die Frau in sich die **natürliche Ordnung** wieder herstellt, regelt sich die Natur und die Frau kommt von selbst wieder in normalen Zustand. Sie braucht sich nur einer gewissenhaften **Monatspflege** zu ergeben.

Die Monats-Pflege

Die Monatspflege sollte beginnen, sobald die monatliche Regel einsetzt. In den meisten Fällen beklagt sich das **Mädchen,** wenn es **im elften, zwölften oder dreizehnten Jahr** in die Entwicklungsperiode eintritt, dass es **Schmerzen** hat. Von Natur aus gibt es aber keine Schmerzen; im Gegenteil ist es das Bestreben der Natur, den Menschen immer stärker und kräftiger zu machen und körperlich und geistig immer mehr zu entwickeln, aber nicht, ihn zu schwächen.

Manche Mädchen beklagen sich auch, dass die einsetzende Regel **zu lange** anhält. Unter natürlichen Verhältnissen dauert aber die Regel von der Eiberstung bis zur Ausscheidung einer Nußschale voll Blut nicht länger als **36 Stunden**, denen noch eine Vorbereitungszeit von **9 Stunden** vorangeht, in denen sich der Eileiter und die Gebärmutter reinigen. Nur wenn eine gewisse Muskelschwäche vorhanden ist, könnte die Regel allenfalls **3 Tage** dauern. Länger darf sie aber nicht dauern.

Machen sich während dieser 3 Tage auch noch irgendwelche Schmerzen bemerkbar, dann ist in den Organen etwas nicht in Ordnung. Dauert die Regel länger als 3 Tage, dann wirkt sie nicht mehr belebend, sondern schwächend und die Entwicklung hemmend. Alles das darf nicht sein und das Mädchen muss danach trachten, die monatliche Regel zum natürlichen Ablauf zu bringen, um Schlimmerem vorzubeugen.

> Hierzu nimmt das Mädchen am **3. Tag** nach Beginn der Regel einfach **2 Liter handheißes Wasser**, gibt zu jedem Liter Wasser 1 Teelöffel **Salz** hinzu und lässt diese 2 Liter Salzwasser mittels einer Spüleinrichtung (siehe Anhang) in die Scheide einlaufen. Nach der Spülung wird alles mit russischem dickflüssigen Petrolatum gut **eingeölt** oder mit einer guten Hautsalbe **eingesalbt** und man **verbindet** alles, um die Wärme festzuhalten. **Nach 12 Stunden** wäscht man alles gründlich mit einer desinfizierenden Seife ab, spült **nochmals** mit 2 Liter handheißem Salzwasser, ölt oder salbt wieder ein und verbindet wiederum für 12 Stunden. Diese einfache Pflege wiederholt man dann alle 24 Stunden, insgesamt **21 Tage hintereinander.**

Nichts entspannt schneller als warmes Salzwasser, nichts kräftigt und bestärkt die schwachen Teile besser, die gar zu leicht in Auswüchse aller Art übergehen, wenn die Entwicklungshemmungen nicht behoben werden. Dem beugt man also mit dieser rechtzeitigen und einfachen Pflege vor. Schon nach einigen Tagen der Pflege spürt man, dass sich alles kräftigt, bestärkt und normal wird und dass man anfängt, sich wieder aufzubauen, und man bekommt die Überzeugung, dass man allerhand Unannehmlichkeiten **vorgebeugt** hat, die sich sonst unvermeidlich eingestellt hätten.

Aber auch da, wo sich das Mädchen beim Eintritt in die Reifezeit nicht gerade über etwas beklagt oder sich nach einer ein- oder mehrmaligen Pflege von 21 Tagen über nichts mehr zu beklagen hat, sollte es sich, um allem vorzubeugen, dazu anhalten,

> 3 oder 4 Tage **vor** der zu erwartenden Regel sich mit 2 Liter handheißem Salzwasser auszuwaschen, nach der Spülung sich einzuölen und alles für 12 bis 24 Stunden warm zu halten. 1 Tag **nach** Ablauf der Regel, spätestens aber am 3. Tag nach Beginn der Regel wird mit nur 1 Liter handheißem Salzwasser die Waschung, die Ölung und die Warmhaltung wiederholt. Dann ist nichts weiter zu tun bis wieder 3 oder 4 Tage vor Beginn der neuen Regel.

Schon nach einigen Malen dieser Pflege verkürzt sich der Ablauf der Regel von Monat zu Monat und kommt allmählich auf 36 Stunden und ein Gefühl von **Wohlbefinden,** Kraft und geistiger **Gewecktheit** begleitet den ganzen Monat. Wenn das Mädchen dann die Pflege zwischen dem 11. und 20. Jahr gewissenhaft weiter durchführt, entwickeln sich die **geistigen Anlagen** bis zu dem Grad, dass es sich irgendeinen Beruf oder irgendeine Beschäftigung wählen und mit Erfolg ausfüllen kann.

Es gibt Fälle, in denen sich das Mädchen zwischen 11 und 20 Jahren nach der Regel **schwach** fühlt, weil sich trotz der jungen Jahre bereits gewisse Alterserscheinungen eingestellt haben. Das ist gewöhnlich darauf zurückzuführen, dass sich nach der Regel der **Blutumlauf zu langsam** normalisiert. Um ihn zu beschleunigen, hält man sich für einen oder mehrere Tage an Tee von amerikanischer schlüpfriger **Ulmenrinde** oder von **Flohkraut.**

In manchen Fällen rührt die Schwäche daher, dass sich nach der Regel die **Muskeln der Gebärmutter zu langsam** in ihre natürliche Lage zurückbegeben. Um das zu beschleunigen, gebraucht man nach der Regel außer dem 1 Liter handheißen Salzwasser jeden 2. Tag **rote Eichenrinde,** von der man einen Tee kocht. Nachdem der Tee durchgeseiht worden ist, gibt man 2 Liter handheißes Wasser hinzu und wäscht sich nach der Salzwasser-Spülung damit aus. Dann folgt wie gewöhnlich das Einölen und Warmhalten. Manchmal wirkt die Eichenrinde nicht belebend genug auf die Muskeln; dann macht man sich einen Tee aus **Alaunwurzel** und lässt ihn nach dem Salzwasser einlaufen.

Sobald sich infolge dieser Pflege ein **wohliges Gefühl** im Körper einstellt und sich die geistige Entwicklung durch die **Erweiterung des Interessenkreises bemerkbar macht,** hat man sich den Beweis geliefert, dass man sich wieder auf dem Weg natürlicher Entwicklung befindet. Fühlt sich die **Frau in späteren Jahren** in der Entwicklung zurückgehalten, so bedient sie sich einfach derselben Pflege, wie das Mädchen zwischen 11 und 20 Jahren anzuwenden hat. Nur wählt sich die Frau dann noch abwechselnd bald diesen, bald jenen **Tee,** den sie sowohl **trinkt** als auch zu den **Spülungen** von 21 Tagen benützt, und zwar hält sie sich wenigstens 10 Tage hintereinander an denselben Tee und dann wieder mindestens 10 Tage an einen andern

Tee. Wenn sie das wenigstens 3 Monate gewissenhaft durchführt, sich fern hält von allem, was Versäuerung verursachen könnte, und jede Überladung meidet, kehrt sie nach 3 Monaten geradezu in das Mädchenalter zurück und fühlt sich ab dem 4. bis 9. Monat wie neu geboren.

Die scheinbare Mühe macht sich also reichlich belohnt nicht nur wegen des Gefühls eines natürlichen Zustands im ganzen Körper, sondern besonders wegen der wiederkehrenden **Jugendfrische**; die Frau fühlt sich jugendlich und sieht auch jugendlich aus. Gerade die Frauen sollten aber jugendlich aussehen, weil die Jugendfrische den Mann anzieht und ihn auch hält. Dann kann die Frau 70, 80 und 90 Jahre alt werden und der Mann liebt sie immer noch.

Monats-Regel und Neumond

Es ist gang und gebe geworden, die monatliche Regel der Frau als monatliche „**Reinigung**" zu bezeichnen. Wenn auch während der Regel Unreinigkeiten ausgeschieden werden, so ist das aber doch nicht die Hauptsache, sondern eine natürliche **Begleiterscheinung**, die nur da lästig wird, wo die Ausscheidung über das natürliche Maß hinaus geht, weil die Frau die Hauptausscheidungsorgane, Darm, Blase, Lunge, Haut, nicht so in Ordnung hat, dass diese vollständige Arbeit leisten.

Je mehr die Frau den Zusammenhang mit der Natur verliert und je weiter sich der Beginn ihrer Regel nach dem Vollmond zu verschiebt, umso stärker und unangenehmer sind die Ausscheidungen der Geschlechtsorgane während der Regel, zumal wenn schon Entzündungen der Schleimhäute in Erscheinung getreten sind. Deshalb sollte die Frau danach trachten, dass sich **der Regelbeginn mit dem Neumond in der Natur** deckt, und es wird ihr leicht fallen, wenn sie sich die Bedeutung der Neumondzeit bewusst macht und ihr Verhalten danach einrichtet.

Zur Zeit ihres **Neumondes** soll und darf die Frau **keine Kraftleistungen** vollbringen, weder körperliche noch geistige, braucht aber unter natürlichen Verhältnissen **nicht im Bett** zu liegen. Sie kann arbeiten, aber ganz entspannt, gelassen und ergeben. Auch die geistige Arbeit sollte sie einschränken, nicht zu viel denken, sich nicht sorgen und bekümmern, keine fremden Einflüsse an sich heranlassen und keine Leistungen erzwingen wollen, die über ihren Kräften liegen. Einer gesunden Frau merkt man gar nicht an, dass sie ihren Neumond feiert.

Die Frau kann die Rückkehr des natürlichen Zustandes sehr beschleunigen und ihn leicht aufrecht erhalten, wenn sie regelmäßig 3 Tage vor der Regel, 3 Tage während der Regel und 3 weitere Tage alles **Reizende** in der Nahrung meidet und auch alles, was **Blutandrang nach dem Unterleib** verursacht, besonders Kaffee, Tee, Milch, Eier, Käse und überhaupt alles Eiweißhaltige. Am besten ist für sie während dieser 9 Tage Schleim von **Gerstengraupen,** Leinsamentee oder Tee von schlüpfriger **Ulmenrinde.**

Den **Tee** bereite man aus 3 Teelöffel Samen oder Rinde in 2 Tassen kochendem Wasser, lässt ihn 10 Minuten langsam kochen, seiht den Tee in eine Tasse über den Saft einer halben gebackenen **Zitrone** und etwas **Kandis- oder Rohrzucker** und trinkt ihn so heiß wie möglich. Fehlt es an Zeit oder Gelegenheit zur Zubereitung solchen Tees, dann kann man den Leinsamen einfach kauen.

Für einen natürlichen Ablauf der Regel leistet **Knoblauchwein** die besten Dienste. Man nimmt davon an den 3 Tagen vor der Regel dreimal täglich 1 Teelöffel voll und fährt damit fort jeden Monat 3 Tage vor Neumond. Die Regel verläuft dann sehr leicht, die bleichen Wangen werden rosig und, wenn man damit Monat für Monat fortfährt, kommt die Jugendfrische wieder.

Den Knoblauchwein bereitet man sich selbst zu. Man schneidet 1 geschälte Zehe **Knoblauch** in 1 Glas **Portwein,** lässt ihn ½ Minute simmern, gießt ihn in eine Flasche, lässt ihn abkühlen und bewahrt ihn an einem dunklen Ort auf.

Zunehmender Mond

Der natürliche Regelablauf ist die Voraussetzung dafür, dass sich im Eierstock das volle Maß an **Lutein** entwickelt und das in der Gebärmutter wachsende **Ei** genügend mit **Verjüngungs- und Veredlungsstoffen** versehen wird. Deshalb sollte die Frau diesem Abschnitt der Regel ihre besondere Aufmerksamkeit schenken. Sie fühlt sich auch, sobald sich das Lutein zu bilden beginnt, also etwa am 6. Tag nach Beginn der Regel, angeregt, etwas zur Pflege ihrer Natur zu tun; beginnt sie zu früh mit der Pflege, so werden die Organe gereizt und erzeugen Disharmonie im Körper, die sich auf die Umgebung der Frau überträgt.

Das einfachste und beste Mittel, um die **Lutein-Entwicklung** und das Ei-Wachstum zu fördern, ist **heißes Wasser** in der Form von **heißen Aufschlägen** und **Scheidenspülungen**.

Zu den **heißen Aufschlägen** stellt man sich einen Topf mit 3 Liter **kochendem** Wasser bereit, rafft ein kurzes Handtuch an den Enden mit den Händen zusammen, taucht die Mitte des Tuches in das kochende Wasser und ringt es aus, indem man die trockenen Enden des Tuches zusammendreht. Dann bringt man das feuchtheiße Tuch allmählich an die zu behandelnde Stelle heran, bis man es fest aufdrücken kann, und zwar

1. in hockender Stellung auf den **Darmausgang**,
2. stehend auf den rechten und dann auf den linken **Eierstock**,
3. auf das **Schambein**,
4. über die äußeren **Geschlechtsteile**,
5. auf den **Atlaswirbel**,
6. auf das **Steißbein**.

Das wiederholt man mehrmals für dieselbe Stelle, bis die Haut stark gerötet ist und schwitzt. Dann besprengt man die behandelten Stellen mit **kaltem** Wasser oder reibt sie mit **Eis** ab, trocknet sie gut mit einem weichen Tuch, **ölt** oder **salbt** sie ein und **massiert** dabei die Haut sanft in kreisenden Bewegungen. Man macht die Aufschläge ¼ bis ½ Stunde lang, jedoch ohne Übertreibung und am besten abends vor dem Schlafengehen.

Die **Scheidenspülungen** wirken nicht nur auf die Gebärmutter, sondern auch auf die Eierstöcke, den Magen, die Leber, die Nieren und den Darm **entspannend.** Wenn man auch Darmspülungen nötig hat, kann man beide Arten Spülungen nacheinander vornehmen, bis man heraus gefunden hat, welche Art zur Zeit die besseren Dienste leistet. 3 Tage vor Beginn der Regel bis 3 Tage nach Beginn der Regel unterlässt man die Spülungen.

Zu einer Spülung lässt man 1 bis 3 Liter **handheißes Wasser** mittels des Scheidenspülers, der mit einer Einlauf- und einer Auslauföffnung versehen ist, in die Scheide einfließen, während man warm und bequem, auf Handtüchern in der Badewanne, auf dem Sofa oder im Bett, auf dem **Rücken** liegt. Das wieder ausfließende Wasser wird mit dem Auslaufschlauch direkt in den Abfluss der Badewanne oder in eine Schüssel geleitet.

Das Wasser soll etwa 44 Grad C warm sein und man gibt ihm abwechselnd **Desinfektionsmittel** bei, und zwar 1 Teelöffel Borax, doppeltkohlensaures Natron oder Kochsalz auf 2 Liter Wasser, 10 Tropfen australisches Eukalyptusöl auf 2 Liter Wasser, 3 kleine Kristalle übermangansaures Kali auf 1 Liter Wasser, 25 Tropfen Wein- oder Apfelessig auf 1 Liter Wasser oder Tee verschiedener Art.

Nach der Spülung wird ein **Tampon**[2] oder ein **Bausch aus Schafwolle** in Nussgröße, der mit einem **Seidenfaden** versehen und mit ½ Teelöffel Olivenöl, Mandelöl oder dickflüssigem Petrolatum **getränkt** worden ist, in die Scheide soweit eingeführt, als er mit dem Finger geschoben werden kann. Man schiebt noch etwas trockene Watte nach. Der Seidenfaden erleichtert später die Entfernung. Statt Schafwolle genügt auch Seide oder Watte. Petrolatum wird auch von empfindlichen Naturen vertragen, während Oliven- oder Mandelöl nicht allen Frauen zusagt. Nach 12 Stunden wird der Bausch durch einen frischen Bausch in der gleichen Weise ersetzt. Der gebrauchte Schafwollbausch kann nachdem er gut gereinigt und getrocknet wurde, für den nächsten Wechsel wieder verwendet werden.

Die Scheidenspülungen macht man **einmal** am Tag. Es gibt aber auch Fälle, in denen der Gebärmutter mehr gedient wird, wenn man die Spülungen **zweimal** täglich, morgens und abends, vornimmt. Dann macht man **5 Tage** lang täglich zweimal Spülungen, in der nächsten Woche nur noch eine Spülung an 3 Tagen und dann nur noch eine Spülung einmal in der Woche. Danach setzt man eine Zeitlang ganz aus, wiederholt aber die Spülungen einmal täglich, sobald sich die geringste Unregelmäßigkeit bemerkbar macht. Den geölten Bausch vergesse man nach keiner Spülung.

---

[2] Bei der Verwendung von Tampons oder Schafwolle sollte man auf die beste Qualität achten, bei deren Herstellung keine giftigen Chemikalien verwendet wurden.

Solange man Spülungen anwendet, um die Natur wieder richtig zu gewöhnen, und mindestens für 6 Monate sollte man **weder tanzen, noch Geschlechtsverkehr** haben. Das gilt besonders, solange das Gesicht noch unnatürlich **aufgedunsen** und die Augen und die Beine **geschwollen** sind. In diesem Fall trinkt man reichlich Tee von **Kastanienblättern** anstelle anderer Getränke und genieße jeden 2. Tag frische **Petersilie.**

Hymen-Lösung

In gewissen Fällen ist beim **Mädchen** die **Hymen-Lösung** nötig, wobei das Jungfernhäutchen durchtrennt wird. Wenn die Geschlechtsdrüsen in der Entwicklung zurückgeblieben sind, so dass beim Mädchen **um das 14. Jahr** die Regel noch nicht eintritt und sich mancherlei Hemmungserscheinungen bemerkbar machen, sollte das Hymen- oder Jungfernhäutchen durch einen Arzt gelöst werden.

Die Hymen-Lösung entspricht der Beschneidung beim männlichen Geschlecht und ist seit 9000 Jahren in der weißen Menschheit üblich, sobald sich zeigt, dass sich das Mädchen nicht entwickelt. Alle Jungfrauen, die in dieser Richtung **Entwicklungshemmungen** haben, sollten sich beobachten und, wenn nötig, diese kleine Operation vornehmen lassen.

Der Segen macht sich sehr rasch offenkundig, indem sich das Mädchen guter Gesundheit, Stärke und Kraft, der körperlichen und geistigen Entwicklung, des Glaubens, der Zuversicht und der Hoffnung und des Verständnisses für die Notwendigkeiten des Lebens erfreut. Es wird dadurch **befreit von der Gefahr** der Bleichsucht, Schwindsucht, Sinnesstörung und ähnlicher Erscheinungen, die dadurch entstehen, dass die Geschlechtsorgane sich nicht vollständig reinigen können und dass dadurch Spannungen aufkommen, die die Entwicklung verhindern.

Curettement

Bei **älteren Frauen** gibt es Fälle, in denen sie durch einen guten Arzt ein Curettement, d.h. eine **Gebärmutter-Ausschabung** vornehmen lassen sollten. In solchen Fällen zeigen sich sowohl bei verheirateten als auch bei unverheirateten Frauen ähnliche Erscheinungen wie bei jungen Mädchen vor der Hymen-Lösung.

Gewöhnlich haben die unnatürlichen Ess- und Lebensgewohnheiten die Nerven in den Geschlechtsdrüsen abgestumpft, so dass die Gebärmutterschleimhaut geradezu **altert** und das in die Gebärmutter tretende Ei kein rechtes Wachstum mehr entfalten kann, bis schließlich die Eierstöcke aufhören, monatlich ein Ei ausreifen zu lassen. Durch das Curettement wird **der gealterte Teil der Schleimhaut** entfernt, die Nerven beleben sich neu, der Blutumlauf ändert und verbessert sich und die Drüsen fangen wieder an, ihre inneren und äußeren Sekretionen herzustellen und dem Körper zugute kommen zu lassen.

Ganz besonders während der Dauer der Behandlung sorge man für die **richtige Ernährung.** Gersten- und Weizenschleim, Milch mit Agar-Agar oder Carageen-Moos, Gemüsesalate, gebackenes oder im eigenen Saft gedämpftes Gemüse werden sich als heilsam erweisen. Dagegen meide man Obst, Süßes, Saures und Eiweiß. Ist die Operation sorgfältig durchgeführt worden und hält sich die Frau an die Gesetze der Natur, besonders hinsichtlich der Ernährung und der Pflege der Geschlechtsorgane, so wird sich ihr Körper bald wieder im Zustand der Entwicklung und Verjüngung befinden.

Bauchmuskel-Übungen

Der letzte und sehr wichtige Abschnitt der gesamten Tätigkeit der Geschlechtsorgane umfasst die **Weiterleitung der Elementar- und Ätherstoffe,** die sich während des Wachstums des Eies in der Gebärmutter bilden. Die sympathischen Nerven der Gebärmutter haben die Weiterleitung **an das cerebrospinale Nervensystem** zu besorgen, dessen Enden in den Lenden-, Kreuz- und Steißbeinwirbeln ausstrahlen.

Sind diese **Wirbel** infolge von Unordnung im Unterleib **verlagert,** versteift oder sonst wie in einem unnatürlichen Zustand, so ist die Überleitung der Elementar- und Ätherstoffe, wenn überhaupt, so doch nicht vollständig möglich oder es finden Fehlleitungen statt, die zu schweren Gesundheitsstörungen bis zum Irresein führen können. Alledem beugt die Frau auf die einfachste Weise durch **Bauchmuskel-Übungen** vor und sichert sich dadurch den höchsten Gewinn in körperlicher und geistiger Beziehung.

1. Bauchmuskel-Übung

Wir stehen aufrecht, die Beine sind leicht gespreizt, die Arme hängen entspannt herab, die Schultern sind lose. Die Brust stellen wir hoch, ziehen den Unterleib über dem Nabel nach der Magengrube zu ein und machen die Hüftgelenke locker.

Dann atmen wir tief ein und führen die **Muskeln von der rechten Hüfte** unter dem Nabel hinweg in einem Halbkreis **zur linken Hüfte**, wobei die Hüften aus dem Kugelgelenk gehoben werden. Dann atmen wir aus und lassen die Muskeln in ihre natürliche Lage zurückgehen.

Sobald uns diese Bewegung geläufig ist, erweitern wir sie zu einer **vollen Kreisbewegung**, indem wir die Muskeln, die in einem Halbkreis unter dem Nabel hinweg nach der linken Hüfte geführt worden sind, nun in einem Halbkreis über dem Nabel hinweg nach der rechten Seite zurückführen. Anfangs begnügen wir uns mit einer Kreisung auf einen Atemzug.

Am leichtesten fallen uns die Übungen während des Atemstauens. Wir atmen dazu kräftig, aber nicht zu tief ein, halten den Atem, beginnen mit den Kreisungen und atmen dabei noch mehrmals kurz auf.

Anfangs beschränken wir uns darauf, die Bewegungen nur von rechts nach links zu beginnen; nach und nach können wir sie aber auch in der entgegengesetzten Richtung ausführen.

Die beste Zeit für die Übung ist der **Morgen**; am Abend haben sie nicht dieselbe Wirkung.

Es bedarf einer geraumen Zeit, bis wir einige Fertigkeit in dem Kreisen der Bauchmuskeln erlangen, und allmählich finden wir heraus, dass uns die Kreisungen umso besser gelingen, je weniger Kraft wir dabei anwenden. Machen wir die Kreisungen nicht mechanisch, sondern lassen wir uns dabei von der **Eingebung** leiten, dann erteilt uns die Eingebung beim Üben Fingerzeige, welche Gegend des Unterleibes einer besonderen Übung bedarf. Darauf stellen wir dann die Richtung und den Rhythmus der Bewegung ein. Allmählich können wir die Bewegungen **im Rhythmus einer Melodie** machen und auch die Hände und die Arme dem Rhythmus und den Muskelbewegungen folgen lassen.

2. Bauchmuskel-Übung

Wir stehen aufrecht, halten die Schultern lose und leicht rückwärts geworfen, beugen die Knie ein wenig vorwärts, heben die Brust mit einem tiefen Atemzug und straffen die **Muskeln des Unterleibs** beim Steißbein. Vom Steißbein aus führen wir die Muskelbewegung nach vorn über den Nabel in einem schönen Bogen nach der Magengrube, von da zur Brust, wobei die Knie in ihre ursprüngliche Stellung zurückgehen, und schließlich über die Schultern zurück den Rücken entlang zum Steißbein. Darauf atmen wir aus. Das wiederholen wir **dreimal** je nach einem Atemzug. Dann reihen wir unsere Atem-, Drüsen- oder anderen Übungen an und gehen an die Arbeit.

Nach der Übung überkommt uns ein Gefühl der **Freudigkeit** und allmählich spüren wir ein **Rieseln im Rückenmark**, wie man es manchmal bei erhebenden festlichen Anlässen erlebt, so dass wir uns erhoben, ermutigt, gekräftigt und zu neuem schöpferischen Schaffen angespornt fühlen. Dieses Rieseln bedeutet, dass die **elektromagnetischen Ströme** kräftig im Körper kreisen, das **Nervenfluidum** in feinerem und höherem Rhythmus schwingt, wir also im Zustand des Wachstums und der Erneuerung sind, was wir ja durch unsere Pflege erreichen wollten.

Haben wir diese gute Wirkung einmal an uns selbst erlebt, dann verstehen wir auch besser, warum die Völker des Morgenlandes diese Bauchmuskel-Übungen als **religiöse Übungen** pflegen. Die „Bauchtänze" gehören zu ihrem religiösen Ritual und mahnen die Gläubigen beständig an eine züchtige Lebensführung. Die morgenländischen Frauen erreichen durch diese Übungen, dass sie selbst in vorgerücktem Alter noch jugendlich aussehen und dass sich **Mutter und Tochter** fast durch weiter nichts unterscheiden, als dass die Mutter ein noch helleres, strahlenderes und festeres **Auge** hat als die Tochter.

Die Übungen kräftigen die Unterleibsmuskeln und halten alle Organe in ihrer **richtigen Lage.** Je sicherer und freier man die Bewegungen ausführen kann, um so leichter kann man die niederen Begierden in Schach halten, die man bisher noch als eine Stärke oder Tugend ansah. Wenn du dich **am Morgen** beim Aufstehen bedrückt oder schlechter Laune fühlst, mache einfach diese Bauchmuskelübungen und du wirst den ganzen Tag freudig und leistungsfähig sein.

Alle **Frauen** und auch alle **Männer,** ob jung oder alt, werden großen Nutzen aus den Übungen ziehen, die Frauen aber am allermeisten. Weil bei der Frau das Rückenmark kräftiger und länger ist und tiefer in die Lendenwirbel hineinreicht als beim Mann, macht sich bei ihr die kleinste Unordnung im Unterleib nachteiliger bemerkbar als beim Mann und gefährdet ihre feineren Sinne und ihre weiblichen Tugenden, während andererseits diese **weiblichen Tugenden** aufblühen, wenn die Frau durch diese Übungen den Unterleib beweglich und in Ordnung hält.

Die Frau erlangt durch diese Übungen nicht nur ihre Jugendlichkeit wieder, sondern blüht schöner auf als je zuvor, wenn sie die Übungen nach jedem wöchentlichen warmen Bad und vom 4. Tag nach ihrem Neumond für **8 Tage** lang täglich **jeden Morgen 3 bis 5 Minuten** lang vornimmt.

13. Lektion

Die männlichen Organe

Das männliche Körperwesen baut sich aus den Sekretionen der Drüsensysteme, deren Krönung die **männlichen Geschlechtsdrüsen** sind, ebenso auf, wie sich das weibliche Körperwesen aus den weiblichen Drüsensystemen aufbaut. Da aber die männlichen Geschlechtsorgane **teilweise äußerlich** gelagert sind, sind sie während ihrer Entwicklung leichter Hemmungen ausgesetzt als die weiblichen Organe.

Deshalb sollte jede Mutter schon von der **Geburt des Jungens** an dessen äußerlichen Geschlechtsorganen ihre volle Aufmerksamkeit schenken, damit sie nicht in der Entwicklung zurückbleiben oder gar verkümmern. Wenn auch das Geschlecht des Kindes schon im Augenblick der Empfängnis bestimmt wird und die Geschlechtsorgane schon im ersten Drittel der Schwangerschaft angelegt werden, so nehmen sie doch erst im dritten Drittel der Schwangerschaft ihre endgültige Gestalt an und beim Jungen wandern die **Hoden** erst um die Mitte des letzten Schwangerschaftsdrittels aus der Leibeshöhle durch den Leistenkanal in den Hodensack und ziehen ihre Verbindungsgänge zu den innerlich gelagerten Organen, die **Samenleiter** oder Samenstränge, gleichsam nach sich. Durch diese Samenleiter übermitteln die Hoden ihre Sekretionen der Geschlechts-Zentral-Anlage im Geschlechtshöcker, aus dem sich das geschlechtliche Zentralorgan entwickelt, beim Jungen die **Vorsteherdrüse** mit dem **männlichen Glied**, entsprechend der Gebärmutter mit der Scheide des weiblichen Körpers.

Es kommt vor, dass die Hoden aus gewissen Gründen ihre Wanderung nicht oder nicht rechtzeitig antreten und ganz oder teilweise **in der Bauchhöhle zurückbleiben**, anstatt in den Hodensack einzutreten. Ebenso kommt es vor, dass sich das aus dem Geschlechtshöcker herauswachsende männliche Glied gar nicht oder nur unvollkommen ausbildet oder zu klein bleibt.

Die Grundursache ist, dass die Eltern das **Geschlecht des Kindes** nicht bewusst festgelegt haben, so dass sich die Mutter nicht bewusst war, dass sie einem Jungen das Leben schenken sollte, und deshalb auch ihr Gedankenleben nicht auf die männlichen Geschlechtsmerkmale einstellte. Bis die Eltern und besonders die Mütter in dieser Beziehung wieder ihre Pflicht erfüllen, ist also bei den Durchschnitts-Jungen mehr oder weniger mit einer **zurückgebliebenen Entwicklung der äußerlichen Organe** zu rechnen, so dass ihnen beständig besondere Aufmerksamkeit, Pflege und Betreuung nottut.

Bei zurückgebliebener Entwicklung oder Vernachlässigung der Organe geht die Kontrolle über sie verloren; die **Sekretionen stocken**, stauen sich, werden fehlgeleitet oder durch Missbrauch vergeudet, bis sich der Körper hier oder dort erschöpft und **Schwächen und Krankheitserscheinungen** aller Art eintreten, wie Aderverkalkung, Rheumatismus, Gicht, Gelenkversteifungen, Muskelzucken, nervöse Störungen, Greisenhaftigkeit und ähnliches.

Es macht nichts aus, wie geweckt, scharfsinnig, denkfähig, akademisch gebildet, talentiert oder begabt man ist, so fällt man bei geschwächten Geschlechtsdrüsen von einer **Einseitigkeit** in die andere. 86 Prozent der chaotischen Zustände unter den Menschen beruhen auf den **geschwächten Geschlechtsdrüsen** von Mann und Frau infolge ungenügender Kenntnis und Pflege. Sind die Geschlechtsdrüsen voll leistungsfähig und erfüllen sie ihre Aufgabe im Körperhaushalt, dann ist der Mensch **ausgeglichen**, gesund, fleißig, zuvorkommend, rücksichtsvoll, urteilsfähig, entschlossen, tatkräftig, moralisch, kurz ein Beispiel für Gesundheit, Arbeitsfreude und schöpferisches Denken, gleichviel ob Mann oder Frau.

Die Drüsensysteme entwickeln sich nur langsam. Bis zur **Reife des Jungen** helfen alle übrigen Drüsensysteme mit ihren Sekretionen das Geschlechtsdrüsensystem aufzubauen und zu entwickeln. Dieses ist zwar schon bei der Geburt fertig angelegt, erfährt aber bis zur Reife des Jungen eine Ausbildung sowohl der Größe als auch der Funktion nach, wobei sich die Reife dadurch kennzeichnet, dass die Hoden **reife männliche Samenzellen** hervorbringen, die ihre individuelle Aufgabe selbständig erfüllen können.

Die Hoden bestehen aus **drei Schichten.** In der innersten oder untersten Schicht bilden sich die **geschlechtslosen Ursamenzellen** aus, in der mittleren Schicht die **Samenzellen mit männlichem Charakter** und in der dritten oder obersten Schicht die selbständigen, **reifen Samenzellen.** Die unterste Schicht arbeitet bis zum **siebenten** Lebensjahr im wesentlichen allein. In der folgenden Zeit, etwa bis zum **vierzehnten** Lebensjahr, setzt die Tätigkeit der mittleren Schicht ein und sobald die **Reife** eingetreten ist, beginnt die oberste oder dritte Schicht tätig zu werden. Hat die Ausreifung in der dritten Schicht einmal begonnen, dann wiederholt sie sich **Monat für Monat abwechselnd** in dem einen und im nächsten Monat in dem anderen Hoden, ähnlich der weiblichen Eireifung.

Die Sekretionen der unteren Schicht verhelfen zum **Wachstum** an sich. Die Sekretionen der mittleren Schicht entwickeln die **männlichen Charaktereigenschaften.** Aber erst die Sekretionen der dritten, oberen Schicht ermöglichen das **selbständige und originelle Denken,** Reden und Handeln. So erklärt sich der männliche Charakter, der schon vor der Reife deutlich zum Ausdruck kommt und sich auch dann noch behauptet, wenn die dritte Schicht nicht mehr sekretiert oder der Mann unfruchtbar geworden ist. Der Mann stellt dann immer noch einen Mann dar, ist aber kein ganzer Mann mehr. Im Gegenteil kommt dann das **Männlich-Einseitige**, Starre, Unnachgiebige zum Ausdruck, weil sich durch das Versagen der dritten Schicht die Sekretionen der mittleren Schicht stauen, anhäufen und in deren Bindegewebe die Zwischenzellen vermehren, die ihre Sekretionen in das Blut ergießen.

Mit dem Eintritt der Reife ist zwar viel erreicht. Denn aus dem **Jungen** wird **ein junger Mann,** der sich ein Ideal vor Augen stellt und anfängt, seinen Lebensplan zu schmieden. Die Reife bedeutet aber nur den Anfang einer neuen großen Phase, in der sich ununterbrochen **Ausgleichungen** im Körper vollziehen sollen, die einen stufenweisen Aufbau zur Folge haben, bis der Jüngling einen vollkommenen **Mann** darstellt, der umsichtig, gewandt und tatkräftig von allen Möglichkeiten in seiner Umgebung Gebrauch macht, um sich ein erfolgreiches und glückliches Leben aufzubauen.

Dieser allmähliche Übergang vom Jüngling zum Mann ist das Ergebnis einer erweiterten Drüsentätigkeit, die sich an die Ausreifung der Samenzellen in den Hoden anschließt, also diese Reife zur Voraussetzung hat. Die **ausgereiften Samenzellen** der Hodendrüsen müssen daher **dem Körper erhalten bleiben**, damit die Entwicklung des Mannes weitergeht. Kommen sie dem Körper nicht zugute, gleichviel aus welchem Grund, dann bleibt der Mann, obwohl er an Jahren zunimmt, geistig oder hinsichtlich seines Denkenswesens in den Kinderschuhen der Unmündigkeit stecken.

Die reifen Samenzellen, die die **dritte** Hodenschicht verlassen, sind in eine dickflüssige Bindesubstanz, ähnlich einem Wickelkind, eingebettet und haben noch **keine eigene Bewegung**, sondern werden von der dickflüssigen Bindesubstanz in die **Nebenhoden** getragen, die den Hoden haubenartig aufgelagert sind und mit diesen durch Kanäle in Verbindung stehen.

Die **Nebenhoden** stellen einen einfachen, aber vielfach gewundenen Gang dar und die Windungen sind auf einem sehr engen Raum so dicht aneinander gelegt, dass es den Anschein hat, als handle es sich um einen Knäuel von Kanälen. Die hindurchfließenden reifen Samenzellen werden daher von den Windungen der Nebenhoden ähnlich einer Induktionsspule umwunden mit der entsprechenden Wirkung, dass die reifen Samenzellen durch die Nervenströmungen der Nebenhoden **magnetisiert** oder alle in die Nord-Süd-Richtung eingestellt werden, ähnlich wie sich ein Eisenstab innerhalb einer Induktionsspule in eine Magnetnadel verwandelt und sich in die Nord-Süd-Richtung einstellt, weil alle Moleküle durch den Induktionsstrom dieselbe Richtung annehmen.

Dadurch bekommen die reifen Samenzellen eine bestimmte Richtung und lassen sich durch die Samenleiter oder Samenstränge aufwärts in die **Samenbläschen** ziehen, die zwischen Blase und Dickdarm als eine Art Ausbuchtung der Samenleiter liegen. Schon auf dem Weg durch die Samenleiter beginnt die **Elektrifizierung** der Samenzellen und diese wird in den Samenbläschen, wo sie sich aufsammeln, dadurch vollends durchgeführt, dass sich die Sekretionen des Samenbläschens der dickflüssigen Grundsubstanz der Samenzellen beimengen und diese Grundsubstanz dünnflüssig machen.

Dadurch werden die Samenzellen beweglicher, machen aber noch keine eigenen Bewegungen, sondern **schweben** in der dünnflüssigen Grundsubstanz. Sie haben eine gewisse Selbständigkeit und Unabhängigkeit voneinander erlangt, sind also vorbereitet für eine individuelle Tätigkeit und Aufgabe. Gleichzeitig macht sich im ganzen Körper eine gewisse **Angeregtheit und Beweglichkeit** geltend, die sich auf das Gehirn und besonders auf das Denkenswesen hinter der Stirnmitte überträgt.

Sollten sich in den Samenbläschen **zuviel** elektrifizierte Samenzellen ansammeln, sei es, weil die Hodendrüsen fiebrig arbeiten, also zuviel produzieren, sei es, weil die Weiterleitung aus den Samenbläschen in die Vorsteherdrüse stockt oder unmöglich ist, so rufen die gestauten Samenzellen nicht nur Angeregtheit und Beweglichkeit, sondern **Erregtheit, Leidenschaftlichkeit, Streitlust und Gewalttätigkeit** hervor, bis sich die Samenzellen den Ausgang erzwingen, ohne in der Vorsteherdrüse Aufenthalt zu nehmen. In diesem Zustand befinden sich heute viele Männer und sind es sich nicht bewusst, dass sie in der Auflösung statt im Aufbau begriffen sind.

Denn zum wichtigsten Teil ihrer Aufgaben, der dem Ganzen erst die Krone aufsetzt, kommen die ausgereiften Samenzellen erst, nachdem sie die Samenbläschen verlassen haben, in der **Vorsteherdrüse**, wo sie eine Umwandlung oder ein Wachstum, ähnlich dem **Wachstum** des Eies in der Gebärmutter, durchmachen. Nachdem die Samenzellen im Nebenhoden magnetisiert und im Samenbläschen elektrifiziert worden sind, bedürfen sie nun noch der **Zentrierung** in der Vorsteherdrüse, dem Zentralorgan des Geschlechtsdrüsen-Systems.

Diese Zentrierung vollzieht sich im Verlauf eines Wachstumsvorgangs, der mit dem bloßen Auge nicht erkennbar ist, sich aber unter dem Vergrößerungsglas offenbart. Der Vorgang wird durch die milchigflüssigen Sekretionen der Vorsteherdrüse von der **atomistischen** Seite her und durch das Nervenfluidum des umliegenden Nervengeflechtes von der **ätherischen** Seite eingeleitet und bringt die in den Samenzellen schlummernde Intelligenz zum Erwachen. Dann weist jede Samenzelle einen **Zentralpunkt** auf, kraft dessen sie nun ihren eigenen, individuellen Weg zu finden fähig ist.

Das Wachstum der Samenzellen in der Vorsteherdrüse ist ein **beständiges Erweitern und Verfeinern.** Denn sowohl die Samenzellen selbst stellen von Monat zu Monat etwas Besseres und Feineres dar, als auch die Vorsteherdrüse verbessert und verfeinert beständig ihren Bau, ihre Leistungsfähigkeit und ihre Sekretionen. Während sie beim Jungen kaum angedeutet ist, wächst sie besonders von der Reife an Jahr um Jahr und erreicht zusammen mit dem männlichen Glied erst zur Zeit der vollen Mannbarkeit, also etwa um das **40. Lebensjahr,** ihre volle Größe und Leistungsfähigkeit.

Das **Zellgewebe der Vorsteherdrüse** gleicht im Anfang der Entwicklung, etwa vom **19. Lebensjahr** an, einer Pflanze mit dicken fleischigen Blättern, an der sich im Laufe der Entwicklung die Blätter verfeinern, verschmälern und edlere Formen annehmen, während sich gleichzeitig Knötchen und später Knöspchen bilden und zunehmen, entsprechend der Rückbildung der Blätter. Etwa vom **33. Lebensjahr** an gleicht es einer Lotoslilie mit einem langen Wurzelstock, aus dessen Knoten einzelne Blattstiele entspringen, die sich mit einer Blüte krönen. Erst mit **dem 40. Lebensjahr** erscheint die Form eines Baumes, der Äste, Zweige, Blätter, Blüten und Früchte treibt wie ein Olivenbaum.

Ein **Olivenbaum** kann aber aus einem niedrigen dornigen **Strauch** zu einem 6 bis 12 Meter hohen **Baum** kultiviert werden und erreicht bei entsprechender Pflege ein sehr hohes Alter. Sein Holz ist äußerst dauerhaft und unter Politur von wunderbarem Glanz. Sein Laub ist immergrün, die Blüten duften, so dass sie jeden Tee verbessern, und seine

Früchte liefern das feinste Öl. Pflegt man den Olivenbaum aber nicht, so schlägt er leicht in seine unansehnliche Urform zurück.

Das sollte uns zu denken geben! Auch die **Vorsteherdrüse** sinkt in ihrem Bau und ihren Leistungen sehr leicht zurück, so dass gleichsam ihre Früchte spärlicher werden und nicht mehr ausreifen, die Blüten welken und abfallen und am Ende sich nur noch das Holzige aufrecht erhält.

Wenn also der Mann ein **Kulturträger** gleich einem gepflegten Olivenbaum sein will, dann muss er **Selbstzucht** üben und **Selbstkultur** oder **Selbstpflege** betreiben wenigstens bis zum 40. Lebensjahr, d.h. bis er das volle Mannesalter erreicht und sein Denkenswesen soweit entwickelt und gefestigt hat, dass er, unbeeinflusst von fremden Ideen, selbständig und originell seinen eigenen Gedanken denkt, von seinen Gaben und Talenten Gebrauch macht und neue Talente und Fähigkeiten entwickelt.

Monat um Monat stellt das Geschlechtsdrüsen-System innere und äußere Sekretionen in den einzelnen Abteilungen der Geschlechtsorgane her, wobei die inneren Sekretionen **20 oder mehr Elemente** enthalten, die **nur vom menschlichen Organismus** wie in einem Spezial-Laboratorium hergestellt werden. Sobald und soweit sich diese inneren Sekretionen mit ihren 20 oder mehr Elementen dem Blut übermitteln, Leukokytos oder das magnetische Feld im Blut erweitern und das Blut beleben, kommen diese Elemente mit allen anderen Drüsen des ganzen Körpers in Verbindung, werden von jedem Drüsensystem weiter entwickelt und teilweise in **Ätherstoffe** übergeführt, die schließlich dem **Gehirn** zugute kommen, die **Atmosphäre der korrespondierenden Gehirnzellen** durchdringen und dem Gehirn eine beständige Erweiterung ermöglichen.

Monat um Monat sollte sich eine solche **Liebeswelle** mit ihren das Leben körperlich und geistig erweiternden Elementar- und Ätherstoffen in das Blut ergießen, damit sich der Mann aller **Notwendigkeiten des Alltagslebens** und der **Möglichkeit** bewusst wird, dass er alles **erweitern** kann, was und wie weit er will, also bis zur Erkenntnis der Ewigkeit und Unendlichkeit.

Das ist das Ziel dieser monatlichen Liebeswellen, dass sich die verschiedenen Drüsensysteme zu einem **einheitlichen System** vereinigen oder verketten, wie es beim Blutlauf- und Nervensystem schon der Fall ist, damit sich im Menschen die **moralische, ethische, seelische und geistige Seite** seines Wesens immer mehr entwickle, ihn immer mehr in Verbindung mit seinem **Herzen** bringe und ihn immer mehr das Wesen des „Göttlichen Atoms" oder seiner **Individualität** erkennen lasse.

Was uns trotz unserer gut entwickelten Intellektualität und Spiritualität unmöglich war zu begreifen, das wird uns möglich; sobald die monatlichen äußeren oder ätherischen Sekretionen der Drüsensysteme die **oberen**, nach dem Scheitel des Gehirns zu gelegenen **Schichten des Gehirnes** mehr und mehr ausbilden, beleben und mit den anderen Teilen des Gehirns in Verbindung bringen. Dann begreifen wir das **Abstrakte der Unendlichkeit** immer klarer, erweitern aber auch unsere objektiven, **weltlichen Fachkenntnisse** und unsere **weltlichen Studien** mit Leichtigkeit, weil wir uns in einer **Atmosphäre der Weisheit** so frei und sicher bewegen, wie der Fisch im Wasser. Wir erfreuen uns dann nicht nur der Entwicklung aller 12 Sinne, der gröberen und der feineren, sondern begreifen nach und nach, dass auch diese **12 Sinne** noch nach vielen Richtungen hin **entwicklungsfähig** sind.

Jeder Mensch ist sich auch allmonatlich mehr oder weniger **eines gewissen Dranges** bewusst, weil die menschliche Natur ihn antreibt, dafür zu sorgen, dass die Drüsen durch ihre Sekretionen die besonderen 20 oder mehr Elemente liefern, damit etwas Neues, eine **Erweiterung** ausreifen könne. Die Natur spornt den Menschen zu größerer Beweglichkeit und größeren Leistungen geradezu an. Aber meist missversteht er diesen Drang oder missbraucht ihn, anstatt sich klar zu machen, was in seinem Körper vor sich gehen will und was seine Natur deshalb von ihm verlangt, nämlich eine **Anregung der Drüsen**, damit sie die 20 oder mehr neuen Elemente umso leichter in das Blut ergießen können.

Deshalb sucht sich schon der Jugendliche durch **Sport** und dergleichen zu bewegen. Aber Sport-Bewegungen entwickeln nur einseitig die Muskeln, während sich die Moral, die Ethik und die Spiritualität dadurch nicht erweitern und auch die Geschlechtsdrüsen nur soweit angeregt werden, als es sich um die Erhaltung der **Körperlichkeit** handelt. Auch das **Denken** bleibt einseitig und oberflächlich, weil das Gesamtdrüsen-System keine erweiternden Verbindungen innerhalb seines Bereiches herstellt, so dass selbst die äußeren, ätherischen Drüsen-Sekretionen, die das Gehirn erreichen, immer nur bestimmte Gebiete des Gehirns berühren und beleben, während die übrigen Gehirnteile unbewegt bleiben. Bei solchen Menschen dreht sich das ganze Interesse um Essen und Trinken, Vergnügen und Sport.

Soweit sich die **Wissenschaft** im Laufe der Zeit gezwungen sah, sich mit den Sekretionen der Drüsen und besonders der Geschlechtsdrüsen zu befassen, erkannte sie die belebende Wirkung der inneren Drüsensekretionen und fing an, im männlichen Geschlechtsdrüsensystem zu **operieren,** indem sie die **Samenleiter** zwischen Hoden und Vorsteherdrüse **unterband oder verkürzte.** Die unterbundenen Hoden werden dadurch auf innere Sekretionen beschränkt, die dem Blut zugute kommen, während die äußeren Sekretionen mit ihren für die Nerven und das Gehirn bestimmten Ätherstoffen ausfallen, das Gehirn- und Denkenswesen zu verarmen anfängt und das ausgeglichene Denken verloren geht.

Eine solche Operation mit **Unterbindung der Samenstränge** regt deshalb wohl für eine gewisse Zeit das **Körperliche** an; man wird stärker, kräftiger, muskulöser und arbeitet auch mehr. Aber das Denken beschränkt sich. Man wird abergläubisch, schwerfällig im Denken, komisch, kindisch, dumm, selbst wenn man vorher ein guter Denker war; wer früher Atheist war, glaubt nun an alles, was ihm vorgesetzt wird, weil die früher aktiven Gehirnzellen nunmehr aufhören, aktiv zu sein. Wer einen guten Knochenbau hat, kann sich immer noch **8 bis 12 Jahre** am Leben erhalten, ist aber mittlerweile so **schwachsinnig** geworden, dass er Gefahr läuft, wahnsinnig zu werden. Diese Operation ist also **ein höchst verwegener Eingriff** in die Natur, weil sie die Natur zwingt, einen Teil ihrer Tätigkeit aufzugeben, um einen anderen Teil zu erhöhter Leistung zu veranlassen. Dass sich diese Operation an einer Frau nicht vollziehen lässt, sollte eigentlich für jeden wissenschaftlich denkenden Menschen schon Fingerzeig genug sein, dass die Natur dergleichen nicht erlaubt.

Die Natur lässt sich nur auf natürlichen Wegen anregen und aufbauen und wir finden auch einen natürlichen Weg, sobald wir auf die

Gesetze der Natur achten und uns die Prinzipien des Lebens bewusst machen. Deshalb macht uns die Mazdaznan-Drüsen-Kunde darauf aufmerksam, wie wir durch alle möglichen **Bewegungs-Übungen** die Drüsen dazu bringen können, dass sie ihre natürlichen Leistungen voll erbringen und sie sogar allmählich verbessern und erweitern.

Dass die äußeren, ätherischen Sekretionen der Geschlechtsdrüsen das Gehirn beleben und entwickeln, ist ein **uraltes Weistum** der weißen Menschheit und die weisen Väter unserer Vorfahren haben immer wieder versucht, es den Massen klar zu machen und sie damit auf den Weg des Fortschritts zu bringen. Als sie hierbei die ätherialisierten Drüsensekretionen sinnbildlich den **„Wein des Lebens"** nannten, verfiel die nur materiell denkende Masse auf **alkoholische Getränke** in der Annahme, dieselbe Wirkung leichter und rascher zu erzielen. Einige Sekten der Inder und Mohammedaner tun das heute noch und vollziehen während der dabei entstehenden **Betäubung** die wunderbarsten Tänze; aber eine Weiterentwicklung des Gehirnes erzielen sie nicht.

Zu allen Zeiten haben die Menschen ätherische Stoffe zu sich genommen in der Hoffnung, das Gehirn zu beleben. Aber dergleichen bedeutet eine **Misshandlung des Gehirnes**, die in ganz gedankenloser Weise und in erschreckendem Ausmaße bis auf den heutigen Tag stattfindet. Wie sollen uns aber Betäubungsmittel die tieferen Geheimnisse unseres Wesens und des Lebens offenbaren können!

Nur wenn wir unser Körperinstrument, das uns die Kräfte der Natur geschaffen haben, **naturgemäß** handhaben und pflegen, wird es sich **höher entwickeln** gleich der Pflanze, die wächst, blüht und Frucht trägt. Nur dann kann sich uns vermittels dieses verfeinerten Instrumentes etwas Höheres und schließlich das Höchste, der ewigwirkende Gottgedanke, offenbaren.

Pflege des Neugeborenen

Solange sich die weiße Menschheit rein erhielt und die Vermischung mit den vorangegangenen Stufen vermied, wurden alle Kinder, die in der Familie geboren wurden, **21 bis 27 Tage** lang nach der Geburt **wissenschaftlich** behandelt, damit die Geschlechtsorgane als die zuletzt entwickelten und schwächsten Organe bestärkt und möglichst frühzeitig in die richtige Verfassung gebracht wurden, weil sich die Eltern bewusst waren, dass sich der menschliche Körper mit Hilfe der Sekretionen der Geschlechtsdrüsen aufbaut.

Zu diesem Zweck wurde beim Jungen im täglichen Bad die **Vorhaut zurückgestreift**, damit sie sich zurückbilde und daran gewöhne, hinter der Eichel zurückzubleiben. Dadurch wurde die Reizbarkeit der im Glied und besonders in der Eichel zusammenströmenden Nerven vermindert, die Organe selbst wurden bestärkt und gekräftigt und all den Schwäche- und Reizzuständen wurde vorgebeugt, unter denen heute die männliche Jugend und zum großen Teil auch die Männerwelt leiden. Waren die Hoden des Jungens schwach entwickelt, so wurden sie täglich besonders mit **heißem Wasser** gewaschen, leicht **massiert** und **geölt**, um dem Kind eine stetige und rasche Entwicklung zu sichern.

Die Jungen, die mit Erfolg so behandelt worden sind, widerstehen später den Versuchungen der Welt, werden **selbständig, denken klar** und offenbaren einen festen und lauteren **Charakter**. Sie erfreuen sich von kleinauf der Gesundheit, der Stärke, der Kraft, des Aufbaus, wie die Schrift sagt: „Sie nehmen beständig zu an Weisheit und Gnade bei Gott und den Menschen." Sie haben also die Beschneidung nicht nötig.

Die Beschneidung

Genügt diese einfache Behandlung in den ersten vier Wochen nach der Geburt nicht, um die Vorhaut des Jungens zurückzugewöhnen, weil sie offensichtlich zu eng ist, dann ist die **Beschneidung** notwendig, weil sich sonst im Laufe der Zeit Verunreinigungen, Nervenreizungen und nervöse Spannungszustände einstellen, die sich von den Organen auf das Gehirn übertragen, die Entwicklung hemmen, Unbeherrschtheit verursachen und schließlich den geistigen Stillstand im Gefolge haben.

Die **Fremden**, die in die Zirkel der Mazdaznan-Familie kamen oder in den Hofraum der Familie eintraten, mussten als Jungen oder Männer ohne Unterschied der Person oder des Standes **beschnitten** werden, besonders wenn sich mit dem 13. Jahr Gesundheitsstörungen zeigten, die auf Neigung zu Krebs und Schwindsucht deuteten und die Folgen der Verunreinigung des Blutes der weißen Rasse durch die Vermischung mit dunklen Rassen waren.

Unter den Folgen dieser Blutverunreinigung leidet heute fast **die gesamte Männerwelt** der weißen Menschheit; sie gehört also zu den „Fremden", die in den Hofraum der Mazdaznan-Familie eintreten wollen. Deshalb haben heute fast alle neugeborenen **Jungen** und auch fast alle **Männer** der weißen Menschheit **die Beschneidung nötig** und sie sollte bei den Jungen bis zum 9. Tag nach der Geburt und spätestens zwischen dem 11. und 13. Jahr durchgeführt sein; bei den Männern hat sie selbst bis zum 72. **Lebensjahr** noch unerwartet guten Erfolg. Es ist also niemand zu alt und wer den Wert und die Bedeutung der kleinen Operation für seinen körperlichen und geistigen Fortschritt erkannt hat, wird sie ohne Verzögerung binnen kürzester Frist vornehmen lassen.

> Jeder fortschrittlich gesinnte und chirurgisch gebildete Arzt führt die Operation wissenschaftlich, ohne Berufsstörung und richtig durch, besonders wenn er darauf aufmerksam gemacht wird, dass die Vorhaut nicht nur mit einem Längsschnitt geschlitzt werden darf, sondern durch einen **Rundschnitt** ringförmig durchschnitten und so weit entfernt werden muss, dass die Eichel freiliegt und sich keine Unreinheiten ansammeln können.

Es bedarf auch keiner besonderen Vorbereitung auf die Operation, wohl aber sichert man sich rasche Heilung und größeren Nutzen, wenn man die **prinzipiellen Vorbereitungen**, die vor **jeder Operation** beachtet werden sollten, durchführt. Man hält sich deshalb eine Zeitlang vor der Operation an eine **reizlose und entsäuernde Kost** von Salaten, gebackenem Gemüse, Gersten- und Weizenschleim und **fastet 7 Tage** vor der Operation möglichst vollständig. Nach der Beschneidung hält man sich zunächst an Gemüsebrühen und fügt allmählich dünnen Gerstenschleim hinzu.

Man erlebt durch die **Beschneidung** ähnliches wie der wissenschaftlich arbeitende Gärtner, der seinen Fruchtbäumen den **Wurzelschnitt** gibt. Hierdurch vermehren sich die Saugwurzeln, der Geschlechtshöcker oder die Verdickung da, wo die drei Hauptwurzeln zusammentreffen, nimmt zu, der Baum wächst weniger ins Holz und in die Blätter, sondern setzt mehr **Blüten** an und trägt mehr und bessere **Früchte** als vorher.

Die Beschneidung verursacht einen Nervenrückschlag, eine **Revibrierung der Nerven** in den Geschlechtsdrüsen, verändert teilweise deren Blutlauf und schürt deren Entwicklungsgang. Dann fällt es den Geschlechtsdrüsen leicht, durch ihre Sekretionen **mit den anderen Drüsensystemen** in Verbindung zu treten und dadurch auch die **geistige Entwicklung** in Gang zu setzen, indem die äußeren, ätherischen Sekretionen **Verbindungen unter den Intelligenzen aller Körperteile** herstellen und schließlich die **mitotische Teilung der Gehirnzellen** einleiten, wovon die unbegrenzte Erweiterung unseres Denkenswesens abhängt.

Deshalb **belebt sich** der ganze Organismus alsbald nach der Beschneidung augenfällig. Die Gesundheit hebt sich, die Anfälligkeit für Krankheit verliert sich, die Müdigkeit verschwindet, man wird zäher und ausdauernder, die Stimme wird heller, klarer und reiner, man denkt klarer, tiefer, höher, weiter und durchdringender, ohne dass man sich anzustrengen braucht, man wird unternehmender, eifriger, freudiger, zielbewusster, verwirklicht seine Pläne und wird sich bewusst, dass körperlich und geistig eine **Höherentwicklung** einsetzt und dass man mehr gewonnen hat, als man im Entferntesten auch nur ahnte.

Schon die **Eingeborenen** vollziehen die Beschneidung spätestens bis zum 16. Jahr. **Die Mohammedaner** vollziehen sie bis zum 12. Jahr. Die **Parsen** betrachten jeden Unbeschnittenen als unrein und unmoralisch und schließen ihn von der Priester- und Königsweihe aus. Die **Mazdaznan-Familie** tritt für die Beschneidung bei Jungen und für die Hymen-Lösung bei Mädchen seit 9000 Jahren ein. Aber im Lauf der ost-westlichen Völkerwanderung vergaßen die einzelnen Völker infolge der Vermischung mit der dunkelfarbigen Urbevölkerung und des gedankenlosen, üppigen Wohllebens die Gesetze der Natur und der Wiedergeburt, die für die weiße Menschheit gelten.

Von den **Juden**, dem semitischen Zweig der weißen Rasse, wird das im alten Bund oder Testament dargelegt. **Sendboten** der Mazdaznan-Familien-Zentrale versuchten es, den Juden das eine und das andere Gesetz wieder in die Erinnerung zu bringen. Aber erst dem **Perserkönig Cyrus** gelang es, den Juden während der babylonischen Gefangenschaft die Prinzipien der arischen Wiedergeburtslehre von neuem einzuschärfen, indem er ihnen durch Esra die arischen **Rassengesetze** und die **arische Abstammungskunde** oder Genesis gleichsam als ein „**Volks-Lehrbuch**" aufschreiben ließ, wie es im **Alten Testament** überliefert ist.

Seit dieser Zeit führen auch die Juden die Beschneidung wieder durch und haben, wenn nicht mehr, so doch wenigstens den Erfolg zu verzeichnen gehabt, dass sie zäher, leistungsfähiger und erfolgreicher waren als manches andere Volk und sich immer als eine einzige große Familie betrachteten, obwohl sie bis in die jüngste Gegenwart über die ganze Erde verstreut waren und keinen lokalisierten Staat bildeten.

Wer also behauptet oder nachplappert, dass die Beschneidung eine jüdische Erfindung und ein veralteter Teil ihres Rituals sei, erweist sich als ein unwissender, törichter Schwätzer, dem die Beschneidung in erster Linie nottut, damit er seine begrenzte Idee los wird und lernt, **prinzipiell zu denken**. Also gebrauche dein eigenes Urteil!

Die Geschlechtsreife

Da um die Zeit der Reife den Geschlechtsorganen ganz besondere Aufmerksamkeit geschenkt werden muss, ist spätestens um diese Zeit die **Belehrung des Jungen** notwendig. Am besten wird die Belehrung von der **Mutter** eingeleitet und vom **Vater** weitergeführt. Denn Fehler, die der Junge jetzt mangels Belehrung macht, sind schwer wieder gut zu machen, weil der junge Mensch meist zu tief fällt. Aber die Zeit der Reife sollte die glückseligste Zeit für das junge Menschenkind sein.

> Während der Reifezeit und **bis zum 17. Jahr** haben alle aufbauenden, eiweißhaltigen und leicht **hitzenden Speisen** in den Hintergrund zu treten, z. B. Käse, Eier, Schokolade, Kaffee, Tee und Alkohol, von Fleisch ganz zu schweigen. Sonst macht sich schon eine Stunde nach der Mahlzeit eine Überhitzung der Geschlechtsorgane bemerkbar, die zu fiebrigen Zuständen, Treibhauswachstum, Geilheit, Wildheit, Selbstbefleckung und anderen Lastern und zum geistigen Niedergang und Stillstand führt. Dagegen sind Kartoffeln, Kartoffelschalen, Reis, Weißbrot, saure Milch, saures Obst, frisches Gemüse als Salat, gebacken oder im eigenen Saft gedämpft, geeignete Speisen.

Die Intelligenzen des jugendlichen Körpers schicken sich an, vermittels der Sekretionen der Geschlechtsdrüsen von der Entwicklung der

Muskeln zur Entwicklung der **Nerven** überzugehen, und dieser Vorgang darf nicht durch hitzende Nahrung angetrieben werden. Falsche Ernährung in der kritischen Zeit führt leicht zu **Nasenbluten,** das man aber durch heiße Aufschläge auf den Nacken und gleichzeitig kalte Aufschläge zwischen Darmausgang und Harnröhre rasch stillen kann.

Nach der Übergangszeit können wieder nahrhaftere Speisen genommen werden, aber nicht mehr in demselben Umfang wie früher. Die Jugend braucht zwar etwas mehr Nahrung als die Erwachsenen; das heißt aber nicht, dass sie nicht knapp gehalten werden sollte, sondern dass die Erwachsenen noch knapper leben sollten als die Jugend.

Mit Rücksicht auf die Umstellung der Geschlechtsdrüsen sollten in der Reifezeit stehende Jungen **keine Singübungen** machen, besonders aber nicht in Chören mitsingen, da ihre Stimmbänder sonst leicht überanstrengt werden und Nervenreizungen entstehen, die auf die Hoden ähnlich wie eine hitzende Ernährung wirken, also leicht zu Unarten und zur Selbstbefleckung führen.

Aus dem gleichen Grund sollen sich ja auch die **Frauen zur Zeit ihrer Regel** mit der **Stimme** zurückhalten, sonst wird die Stimme leicht ein Opfer der überspannten Stimmbänder. Wenn sie gute Sängerinnen waren, können sie die Stimme fast plötzlich verlieren und bleiben dann Zeit ihres Lebens mittelmäßige Sängerinnen, selbst wenn die Stimme einigermaßen wiederkommt.

Die Waschungen

Zwischen dem **11. und 20. Jahr** sollten die Jungen regelmäßig abends ihre **Waschungen** vornehmen. Man hockt sich dazu in der Badewanne auf ein Bänkchen nieder und übergießt die äußeren Geschlechtsorgane zuerst mit **2 Liter handheißem Wasser** und dann mit **2 Liter kaltem Salzwasser**. Dann trocknet man die Organe mit einem weichen Tuch ab, reibt sie mit den Händen noch vollends trocken, bis sie wohl durchwärmt sind, geht zu Bett und wiederholt dies jeden Abend.

Ist man treu in dieser Pflege bis zum 20. Lebensjahr, dann werden keine außergewöhnlichen Beschwerden eintreten, und der junge Mann darf sich irgendeinen Beruf wählen und wird darin erfolgreich sein. In Liebeleien verfällt er nicht so schnell; verliebt er sich aber wirklich, dann handelt es sich um normale, platonische Liebe, die beide Teile glücklich macht.

Der junge Mann **über dem 20. Lebensjahr** besorgt jeden Abend dieselben Waschungen mit 2 Liter handheißem Wasser und 2 Liter kaltem Salzwasser. Dann taucht er die Hände in eine Schüssel mit kaltem Wasser, dem er 2 bis 5 Tropfen handelsübliche **Karbolsäure** beigegeben hat, und wäscht sich damit vom Darmausgang nach den Hüften zu die aufwärts gelegten Organe rasch ab, trocknet sie mit einem weichen Tuch und reibt sie mit den Händen vollends trocken. Darauf reibt er die Organe noch mit ein wenig mentholierter Salbe ein oder mit süßem Mandelöl, dem etwas Menthol beigegeben worden ist, um die Nerven zu beleben, und geht zu Bett.

Dieselbe Pflege besorgt er des Morgens und fährt damit abends und morgens fort. Allmählich kehrt dann sogar die etwa verlorene Jugendfrische zurück, die Haut wird wieder jugendlich und der junge Mann hat das Gefühl, dass er wieder in normalem Zustand ist.

Heiße Sitzbäder

Heiße Sitzbäder erweisen sich als nützlich, wenn die Hoden in der Entwicklung **zurückgeblieben**, verkümmert und zu wenig durchblutet und daher kalt sind. Solche Zustände wirken sich dann als Gehirnschwäche, Unselbständigkeit, einseitiger Idealismus oder einseitige Moral aus. Das heiße Wasser bewirkt eine **bessere Durchblutung** der Hoden, so dass sie mehr reife Keimzellen und mehr innere und äußere Sekretionen herstellen, die dem körperlichen und geistigen Fortschritt dienen. Die Hauptsache ist also, dass die Hoden durch das heiße Wasser durchglüht werden. Deshalb brauchen die Sitzbäder auch nicht bis zum Nabel ausgedehnt zu werden; im Gegenteil würde das leicht eine Überhitzung im Unterleib hervorrufen.

Man nimmt also einfach ein Becken, füllt es mit handheißem starken **Seifenwasser** und hockt sich im arabischen Sitz darüber, wobei die Fußsohlen voll auf dem Boden aufliegen und der Sitz auf den Fersen rastet. Schon diese **Hockestellung** allein wirkt belebend auf die Samenbläschen in der Leistengegend und veranlasst sie zu reichlicheren Sekretionen. Seife kann man nicht leicht zuviel nehmen; aber es muss reine Pflanzenfettseife sein.

In dieser Hockestellung bringt man die Hoden in das heiße Wasser und **bewegt** sie im Wasser oder **bewegt** das Wasser an die Hoden für 5 bis 10 Minuten. Von Zeit zu Zeit gießt man **heißeres Wasser** hinzu, bis es so heiß wird, dass die Organe gerötet sind und stark schwitzen und man glaubt, es nicht länger darin aushalten zu können.

Darauf füllt man das Becken mit **kaltem Wasser**, setzt dem Wasser auf jeden Liter 4 kleine Kristalle übermangansaures **Kali** hinzu, so dass es sich hellrot färbt, und badet in der gleichen Hockestellung die Organe darin etwa für 3 Minuten. Dann trocknet man sie mit einem weichen Tuch ab, reibt sie zwischen beiden Händen, bis sie gleichmäßig durchwärmt sind, und ölt das Glied, die Hoden, die Leisten und die Gegend des Darmausganges ein. Zum Einölen nimmt man eine Mischung von Eukalyptusöl und Petrolatum zu gleichen Teilen oder zur Abwechslung auch Mandelöl, Lilienöl, Knoblauchöl oder Menphor. Das Einölen beruhigt die Nerven und verhindert Erkältung.

Solche heiße Sitzbäder macht man täglich einmal 10 Tage hintereinander, wiederholt sie nach einer Pause von 10 Tagen und fährt so in zehntägigem Wechsel fort. In Fällen großer Abspannung und Erschöpfung kann man die heißen Sitzbäder alle zwei bis drei Stunden wiederholen; danach reibt man einige Tropfen australisches Eukalyptusöl in die Haut ein.

Sobald die Hoden durch die periodenweise wiederholten heißen Sitzbäder ihre Entwicklung nachgeholt haben, lässt man davon ab. Wegen ihrer guten Wirkung wiederholen wir sie aber, besonders wenn **große Anforderungen an unser Gehirn** gestellt werden, so dass es auf die äußeren, ätherischen Sekretionen der Geschlechtsdrüsen angewiesen ist. Bei solchen Anlässen machen wir nach der kalten Nachwaschung der Hoden noch **heiße Aufschläge** auf den Nacken und die Stirn, um die Wirkung auf das Gehirn zu erhöhen und außerdem die Stimme klar und klangvoll zu machen.

Können wir aus irgendeinem Grund keine heißen Sitzbäder nehmen, dann machen wir wenigstens **heiße Aufschläge** auf die Leistengegend zur Anregung der Samenstränge und der Samenbläschen und lassen eine kurze **kalte Nachbehandlung** folgen, am besten mit zerstoßenem Eis, das man in ein seidenes Säckchen legt und noch mit Salz bestreut, um den Kältegrad zu erhöhen.

Kalte Sitzbäder

Die kalten Sitzbäder **kühlen** die überhitzten Geschlechtsorgane, das Rückgrat und das Gehirn ab, so dass das Denken klarer und das Urteilen schärfer wird. Deshalb zieht der **Kopfarbeiter** großen Vorteil daraus.

Man füllt ein Becken mit **eiskaltem Wasser** und hockt sich im arabischen Sitz darüber, wobei die Fußsohlen voll auf dem Boden aufliegen und der Sitz auf den Fersen rastet. Dann taucht man einen weichen Schwamm in das kalte Wasser, wäscht zunächst mit der **linken** Hand siebenmal vom Darmausgang aufwärts über die linke Leiste bis zur linken Hüfte, trocknet ab, reibt die Organe zwischen den Händen vollends trocken und wiederholt dasselbe mit der **rechten** Hand auf der rechten Seite.

Darauf legt man die Hoden aufwärts über das Glied an den Unterleib, so dass je eine Hode links und rechts liegt, hält sie mit der linken Hand in dieser Lage, wäscht eine Minute lang mit der **rechten** Hand vom Darmausgang vorwärts und aufwärts über die rechte Hode bis zur Eichel, trocknet ab, reibt die Organe mit beiden Händen vollends trocken und warm und wiederholt dasselbe eine Minute lang mit der **linken** Hand über die linke Hode, trocknet ab und reibt die Organe wieder mit den Händen, bis sie vollends trocken und warm sind und sich röten. Aber man reibt stets vorsichtig, damit die Hoden nicht gedrückt werden.

Anschließend massiert und frottiert man die **Leisten** von den Seiten her auf die Vorsteherdrüse zu und ebenso die **Oberschenkel** von den Knien an aufwärts nach dem Nabel zu. Dann schlägt man die Oberschenkel mit den Händen oder Fäusten entspannt, rasch und rhythmisch und **massiert** mit den Fingerspitzen die Gegend des Darmausganges, während man im arabischen Sitz hockt.

Zum Abschluss macht man folgende **Übung**. Während man beide Hände unter das Gesäß schlägt, so dass die Fingerspitzen den Darmausgang erreichen und die Gesäßmuskeln anziehen, **beugt man die Knie** und wirft das Gewicht des Körpers in die Hände, als wollte man in den Händen sitzen. Über dem Aufrichten zieht man die Hände bis zum Kreuz hinauf und lässt sie dann entspannt fallen. Dies wiederholt man mehrmals und atmet dabei kräftig.

In dieser Weise macht man die kalten Sitzbäder am besten morgens oder auch eine Zeitlang morgens und abends und dann wieder nur morgens und wird mit der Wirkung sehr zufrieden sein. Denn sie verhelfen dazu, dass sich nicht nur die **Geschlechtsorgane in beiden Körperhälften**, sondern auch die beiden **Gehirnhälften gleichmäßig entwickeln**, so dass das einseitige Denken aufhört, das den Mann nur zu oft um die Früchte seiner Arbeit bringt.

Man kann kalte Sitzbäder auch in der **einfachen Art** wie die heißen nehmen. Dann füllt man das Becken mit Wasser in Zimmerwärme, hockt sich im arabischen Sitz darüber, bewegt die Organe im Wasser oder das Wasser an die Organe, während man beständig **kälteres Wasser zugießt**. Schließlich reibt man die Organe noch mit Eis ab, bis sie ganz durchglüht sind. Dann trocknet man sie, reibt sie zwischen den Händen bis zum Erwärmen und ölt sie ein.

Alle kalten Waschungen und Bäder wirken **zusammenziehend** und unterstützen die Natur in ihrem Bestreben, sich von allerhand Störungen zu befreien und freizuhalten. Ist man **erkältet** und nimmt man des Abends ein kaltes Sitzbad oder eine kalte Waschung, so wird die Erkältung über Nacht verschwinden. Stellen sich wieder Anzeichen einer Erkältung ein, so wiederholt man das kalte Sitzbad noch ein zweites und drittes Mal und beugt damit neuen Erkältungen vor.

Wechsel-Bäder

Wechselbäder sind im Grunde schon die **heißen Sitzbäder**, wenn man eine **kalte Nachbehandlung** folgen lässt. Die Gegensätze von Heiß und Kalt wirken polarisierend und die Wirkung ist größer, wenn man die Wechselbäder in der folgenden Weise durchführt.

Man stellt neben ein Becken mit möglichst **heißem Wasser** ein zweites Becken mit **eiskaltem Wasser** und bringt die Organe im Hockesitz 10 Minuten lang abwechselnd in das heiße und das eiskalte Wasser. Dann trocknet man sie, reibt sie zwischen den Händen, bis sie durchwärmt sind, und ölt sie ein.

Ist man sich nicht sicher, ob man besser Wechselbäder, heiße oder kalte Sitzbäder nehmen sollte, so nimmt man drei Abende hintereinander **heiße** Sitzbäder, die folgenden drei Abende nur **kalte** und weitere drei Abende **heiße und kalte** Wechselbäder. Die Art, die einem danach am meisten zusagt, setzt man eine Weile fort, bis die innere Stimme zu einer Änderung, vielleicht auch zu heißen Aufschlägen, rät.

Sobald wir mit dem **Gedanken** bei unseren Anwendungen sind und auf die Wirkungen achten, die sich jeweils einstellen, finden wir stets heraus, was zur Zeit das Richtige für uns ist. Bei allem sollen wir unseren **Verstand** gebrauchen und uns bewusst halten, dass unsere Bedürfnisse nicht nur nach dem Temperament verschieden sind, sondern auch nach dem Gesundheitszustand, dem Alter, der Jahreszeit, der Witterung und ähnlichen Umständen schwanken.

Sitzbad-Übung

Die **Sitzbad- oder Hockestellung**, bei der die Fußsohlen flach auf dem Boden bleiben und der Sitz auf den Fersen rastet, ist der Anlass für die Sitzbäder. Um den Durchschnittsmenschen zu dieser Hockestellung oder dem arabischen Sitz zu bekommen, sagte man ihm, er müsse Sitzbäder oder heiße Aufschläge in Hockestellung nehmen. Daher nennt man diese Übung auch einfach das „**Sitzbad**" oder die „Sitzbad-Übung".

Diese Übung hat es für sich, dass sich immer **neue Verbindungen** zwischen dem Geschlechtsdrüsen-System und den anderen Drüsensystemen knüpfen; sie zieht also alle Drüsensysteme zusammen und zielt daher auf denselben Zustand, den unser Körper hinsichtlich des Blutes und der Nerven schon entwickelt hat, aber noch nicht hinsichtlich der Drüsen.

Im besonderen werden durch die Hockestellung die in der Leistengegend liegenden **Samenbläschen** und die **Vorsteherdrüse** gezwungen, ihr gewöhnliches Verhalten zu ändern, zu revibrieren oder entgegengesetzte Bewegungen zu machen. Dadurch werden sie angeregt, reichlicher und lebhafter innere Sekretionen herzustellen, die dann ihre **20 oder mehr neuartigen Elemente** in das Blut ergießen. Unter dem Vergrößerungsglas sieht man, wie in diesen Drüsensekretionen alles aufwallt wie bei einem Wasserfall und wie sich diese Belebung mitsamt den Elementen dem Blut übermittelt. Infolgedessen wird uns durch die Sitzbad-Übung alles das, was die heißen und die kalten Sitzbäder, die Wechselbäder und die heißen Aufschläge noch nicht zustande gebracht hatten.

Die Sitzbad-Übung besteht darin, dass sich der Körper etwa **dreißigmal** hintereinander aus der stehenden Stellung **in die Knie hängt**, wobei die Fußsohlen völlig am Boden bleiben. Beim Niedergehen werden die **Fäuste geballt** und, ohne dass Gewicht oder Schwere darin ist, seitwärts neben die Füße gestellt; beim Aufrichten entspannen sie sich jedes Mal. So geht man einfach ganz entspannt und locker herauf und hinunter, also ohne sich steif oder starr zu machen. Beim Beugen atmet man aus und beim Aufrichten ein.

Man fängt mit sieben Hockebeugungen an, macht dann 14 und 21 und bringt es nach und nach bis auf 30. Mehr als 30 braucht man nicht zu erreichen, weil sich bis dahin schon alles im Körper genügend angestrengt hat, damit allenthalben Revibrierungen oder entgegengesetzte Bewegungen vor sich gehen.

Manche erzielen dies schon mit 20 Beugungen. Bringen wir die Beugungen auf 30, dann ist uns der Aufbau sicher, selbst wenn wir durch Überanstrengung oder Unglücksfälle zusammengebrochen waren.

Fühlen wir uns schwach, müde oder matt und gehen wir auch nur einmal durch diese Sitzbad-Übung, so werden wir sogleich belebt und bestärkt. Machen wir die Übung täglich morgens und abends, so erhalten wir uns jung oder werden wieder jung, wenn wir schon gealtert hatten, weil das **Blut** durch die neuartigen Elemente der Drüsensekretionen **erneuert** wird. Nehmen wir noch die **„Wasser-Kur“** mit destilliertem Wasser hinzu und setzen wir uns gleichzeitig auf eine einfache **natürliche Diät**, dann geht die Wiederherstellung um so schneller vor sich.

Liegen viele Schwachheiten und organische Verwicklungen in unserem Körper vor, dann sollten wir täglich wenigstens für drei Minuten den Hockesitz einnehmen, um die **neuen Verbindungen** des Geschlechtsdrüsensystems mit den anderen Drüsensystemen zu fördern. Wir können in dieser Hockestellung unsere Zeitung lesen, eine Handarbeit machen, unsere Mahlzeiten einnehmen und allmählich auch andere Drüsenübungen vornehmen. Bald finden wir heraus, dass wir ganz gut **ohne Stuhl** auskommen können.

Müde wird man in dieser Hockestellung nicht, außer wenn man mit **Krampfadern** zu tun hat. Nimmt man aber den Hockesitz wenigstens zweimal täglich für einige Minuten ein, dann müssen auch die Krampfadern weichen, und zwar um so schneller, wenn man jedes Mal die Waden mit dem Rücken der Hände schlägt und dabei tief ausatmend singt oder summt, wodurch sich der Blutumlauf verbessert und nach und nach normal wird, da sich die Säuren und Salze aus dem Blut zurückziehen.

Samen-Verluste

Der Aberglauben, dass der Mann von Natur aus unwillkürliche Samenverluste haben dürfe, ist nicht weniger weit verbreitet als der, dass die Frau von Natur aus in einem gewissen Alter die Regel verliere. Sicher ist nur, dass dieser Aberglauben den **Verfall der Menschheit** begünstigt und dass der unnatürliche Zustand unter der Männerwelt so weit verbreitet ist, dass sich der Durchschnittsmann kein Bild mehr vom natürlichen Zustand machen kann und auch nicht machen will, zumal die Wissenschaft den unnatürlichen Zustand zur Norm erklärt.

Wenn Samenverluste vorkommen, beweist es mindestens Unwissenheit, meist aber auch noch Missbrauch oder Ausschweifung und die **schlimmen Folgen** sind offenkundig: Schwächung der Gesundheit, der Leistungsfähigkeit, der Lebenskraft und Lebensdauer, Unselbständigkeit im Denken, Reden und Handeln, Stillstand in der Entwicklung, Mangel an Rücksicht, Einsicht und höherem Streben, Entartung, Leidenschaftlichkeit, Unsittlichkeit und Unmoral, mit einem Wort: alles andere als wahre Männlichkeit. Durch die Vergeudung fallen nicht nur die Ätherialisationen für die Erweckung des Gehirnes aus, sondern zugleich werden die Hoden als die Urproduktionsstätten der reifen Samenzellen **überanstrengt**, so dass sich ihre Kräfte und damit die Kräfte des ganzen Körpers vorzeitig erschöpfen, womit das ruhmlose Ende der Männlichkeit besiegelt ist.

Deshalb wird von jedem Mann, der noch eine Spur selbständigen Denkens im Gehirn und ein Lot Willenskraft im Rückgrat hat, erwartet, dass er wenigstens einen Versuch macht, seine Natur wieder richtig zu gewöhnen und **ein wahrer Mann** zu werden, damit endlich hier und da einer und nach und nach immer mehr Männer erscheinen, die an **Gesundheit, Charakterstärke** und origineller **Erfinderkraft** Beispiele dafür sind, was der Mann leisten kann und wozu er in Wirklichkeit berufen ist.

Der Mann braucht von Natur aus durchaus **keine Samenverluste** zu erleiden und wird deshalb das Übel loswerden, wenn er sich an die **Gesetze der Natur** hält. Wer nicht nur unter unfreiwilligen Samenverlusten leidet, sondern seither die Keimsäfte auch noch **gewohnheitsmäßig vergeudet** hat, hat vor allem **diese Gewohnheiten aufzugeben**, selbst auf die Gefahr hin, dass die unfreiwilligen Verluste dadurch eine Zeitlang zunehmen, weil sich die Organe an häufige Ergüsse so gewöhnt hatten, dass es ihnen schwer fällt, dem Einhalt zu tun. Aber schon nach kurzer Zeit stellen sich die Organe auf ihre natürlichen Aufgaben um.

Wer an nächtlichen Samenverlusten leidet, sollte **kühl schlafen**, selbst wenn er sich dadurch im Bett etwas unbehaglich fühlt. Es ist sogar besser, er trägt keine Nachtkleider, sondern legt sich unbekleidet zu Bett, weil sich dadurch die Hauttätigkeit verbessert. Er darf sich nie gestatten, erhitzt oder fiebrig zu Bett zu gehen und auch nie, bevor er Darm und Blase **entleert** und außerdem den **Darmausgang** mit heißem Seifenwasser, über dem Becken hockend, mittels des rechten Mittelfingers **gründlich gewaschen**, massiert und dann eingeölt hat, soweit er nur mit dem Finger reichen kann.

Gewöhnlich melden sich die **Vorboten** des Samenverlustes am vorhergehenden Tag als Reizbarkeit oder Niedergeschlagenheit. Dann richtet man den **Gedanken** vor dem Schlafengehen schon darauf, dass man aufwachen will, bevor man zu warm wird und jedenfalls vor der Zeit, zu der ein Samenverlust gewöhnlich eintritt. Man betont sich die Stunde des Aufstehens in Gedanken mit Nachdruck und man wird eine Minute vor dieser Zeit aufwachen. Am Anfang mag man sich auch den **Wecker** auf eine halbe Stunde vor der fraglichen Zeit einstellen. Dasselbe tut man drei Tage hintereinander. Dann kann man wieder wie gewöhnlich aufstehen, bis sich die Vorboten von neuem einstellen und mahnen, dass man die gleichen Vorsichtsmaßregeln für drei Tage wiederholt.

Aber man sollte sich überhaupt **zeitiges Aufstehen** angewöhnen, im Sommer nicht später als um **4 Uhr** und im Winter nicht später als um **5 Uhr**, weil sich um diese Zeit die Keimsäfte regen und in Bewegung setzen, um durch ihre Umwandlungen und Ätherialisationen zu gehen. Sobald man am Morgen erwacht, ist es ein Zeichen, dass man genug geruht hat; man steht also auf, pflegt sich, macht seine Gebets-, Gesangs- und Drüsen-Übungen und geht an die Arbeit. Besonders junge Leute, die auf dieses Erwachen nicht Rücksicht nehmen, sondern wieder ein- und weiterschlafen, erleiden häufig im zweiten Schlaf Samenverluste.

Manchmal macht sich auch beim Aufwachen ein Gefühl der Schwere bemerkbar. Das bedeutet, dass ein Samenverlust eintreten sollte, aber **unterdrückt** worden ist. Um dies zu überwinden, gewöhnt man sich für immer an, früh aufzustehen. Schon nach einem Monat hat sich der Körper hieran gewöhnt und man ist sich bewusst geworden, dass man nicht mehr so viel Schlaf braucht wie früher und dass die körperliche Erholung nicht so sehr vom langen Schlafen als vom Wechsel der Beschäftigung abhängt.

Die heißen und die kalten Sitzbäder, die Wechselbäder und die Sitzbad-Übungen leisten die beste Hilfe, um der Samenverluste Herr zu werden, und zwar werden in den meisten Fällen **kalte Sitzbäder** abends und morgens die beste Wirkung haben. Wer aber heiße Sitzbäder vorzieht, sollte besonders des Abends eine gründliche **kalte Nachbehandlung** nicht vergessen. Nachdem man die Waschungen eine Zeitlang abends und morgens vorgenommen hat, wird man mit kalten Sitzbädern am Morgen auskommen.

Nach der Waschung am Morgen geht man aber nicht wieder zu Bett, sondern reiht seine übrige Pflege und seine Übungen an und begibt sich an die Arbeit, und zwar zunächst am besten an **körperliche Arbeit**, die man auch findet, wenn man sie sucht, im Haus, im Garten, in der Werkstatt oder anderswo. Wenn nichts anderes möglich ist, kann man einen **Marsch** in den stillen Morgen machen und die aufgehende Sonne mit Lied und Gebet begrüßen, wie es unsere Vorfahren nach uralter arischer Sitte täglich taten.

Wenn man nicht nachlässt in der Selbstzucht, seinen Appetit zügelt, eine nicht reizende und nicht erhitzende natürliche Ernährungsweise befolgt, den Darm sauber und in Ordnung hält und sich der Beschneidung unterzieht, bestärken sich die Organe und arbeiten wieder **naturgemäß** und die Drüsen liefern wieder ihre Sekretionen und Ätherialisationen in den Körperhaushalt, so dass der Körper oft schon nach einem Monat wieder im Aufbau und Aufstieg begriffen ist.

Dann erwacht man belebt am frühen Morgen von selbst zur festgesetzten Zeit und mit dem Gefühl einer wohligen **Wärme im Rückgrat** und in den Nervenbahnen, die sich bis in das Gehirn bemerkbar macht und offenbart, dass der Körper leistungsfähiger und das Gehirn und das Denken klarer geworden sind. Monat um Monat befolgt man weiter die Pflege und Übungen und alles das, wozu die innere Stimme mahnt.

Verjüngungs-Kuren

Jede Jahreszeit bietet uns ihre besonderen Mittel zur Verjüngung an und jedermann, der sich schwer und nicht so leistungsfähig fühlt, wie er gern möchte, sollte sich hin und wieder einer **Verjüngungs- oder Reinigungskur** unterziehen.

Im **Frühjahr** sind **Milchkuren** angezeigt. Man gibt etwas Borax, doppeltkohlensaures Natron oder bitteres Mineralwasser in die Milch, damit sie leichter verdaulich wird, und trinkt sie möglichst kuhwarm. Dazu nimmt man reichlich bittere Kräuter, marschiert viel und schwitzt viel.

Der **Mai** bietet uns eine Verjüngungskur mit **frischer Mai-Butter** an. Man fastet einen Tag und isst am nächsten Tag nichts weiter als 500 Gramm frische Mai-Butter in kleinen Mengen, die man über den Tag verteilt. Die Butter zieht den Schleim aus dem ganzen Körper. Wenn nicht anders möglich, kann man auch geklärte Butter nehmen.

Im **weiteren Frühjahr** sind **Beeren-Kuren** möglich mit frisch ausgepresstem Beerensaft, den man am besten heiß trinkt. Dem Mann tun besonders schwarze Johannisbeeren gute Dienste. Auch der Saft von roten Rüben ist sehr wertvoll für eine Verjüngungskur, weil er die Nieren reinigt; man reibt die rohen roten Rüben und presst den Saft aus. Dann ist Gelegenheit zu einer Kur mit Brombeeren, Heidelbeeren oder Preiselbeeren; rohe Heidelbeeren wirken nicht verstopfend. Später kommen die **Traubenkuren** und Kuren mit dem Saft von **Granatäpfeln,** wobei man vier Wochen lang täglich den Saft von ein oder zwei Granatäpfeln nimmt. Dann folgen die **Pampelmusen** und die **Apfelsinen;** der Saft von einer Pampelmuse täglich genügt oder der Saft von 3 bis 6 Apfelsinen, je mit etwas Ingwer gewürzt.

Isst man bei völlig fleischloser Kost **drei Monate lang täglich** Holunderbeeren in kleinen Mengen oder trinkt man ein aus getrockneten **Holunderbeeren** bereitetes Getränk, so müssen aus Blut, Nerven und Drüsen alle Hemmungsstoffe weichen, die der Durchschnittsmensch durch die heute allgemein übliche gedankenlose Ernährungsweise im Körper ansammelt. Bezieht man in die Kur ein: im Herbst Heidelbeersaft, im Winter Tee von getrockneten Wacholderbeeren, im zeitigen Frühjahr Tee von bitteren Kräutern, Wurzeln oder Tannennadeln, so wird man in neun Monaten nicht nur die meisten körperlichen Beschwerden los, sondern erweitert sein Denkenswesen und verlängert sein Leben. Ergibt man sich noch der Pflege des bewussten Atems, wie es in der Mazdaznan-Atemkunde dargestellt ist, dann beschleunigt und erweitert man den Erfolg.

Diese einfachen Verjüngungskuren sind seit uralten Zeiten bekannt und in der Gegenwart nur in Vergessenheit geraten. Sie sollten aber wieder allgemein gebräuchlich und eine **Volkssitte** werden, die nicht nur dem einzelnen zum Segen werden, sondern der öffentlichen Wohlfahrtsfürsorge ungeheure Summen ersparen würde.

Kali-Kur

Der wissenschaftlich arbeitende Gärtner und Landwirt spritzt seine **Anpflanzungen** alle zwei Wochen mit einer einprozentigen oder dünneren Lösung von übermangansaurem **Kali,** weil er sich dann einer besseren Ernte sicher ist, und zwar nicht nur der Menge, sondern auch der Güte und der Haltbarkeit nach. Denn das Kali hält das Ungeziefer ab. Mit Kaliwasser bespritztes **Kraut** ist nicht nur süß und angenehm im Geschmack, sondern hat auch genügend Kraft in sich, im Körper Saline zu erzeugen. **Blütenpflanzen**, die regelmäßig mit Kaliwasser gegossen werden, überraschen mit einer Fülle von Blüten und jede Blüte ist schön und kraftvoll. Zieht man durch ein **Sumpfgelände,** das wegen der Moskitoplage kaum betreten werden kann, Gräben und füllt man diese Gräben mit dünnem Kaliwasser, dann befreit man das Gelände nicht nur von der Moskitoplage und der Sumpfluft, sondern erhält zugleich das fruchtbarste Gemüseland, das man sich nur wünschen kann.

Was das Gedeihen der Pflanze fördert, ist auch dem Menschen förderlich, so dass er bei sinnvollem Gebrauch von Kali weniger Holz und mehr **Blüten** und **Früchte** ansetzt und anstatt üblen Geruch den Duft der **Reinheit** verbreitet.

Bereite dir mit drei kleinen Kristallen Kali in einem Glas warmem Wasser eine hellrote Lösung. Damit spüle morgens und abends den Mund, gurgle, ziehe etwas davon aus der hohlen Hand in die Nase hoch und lasse es durch den Mund abfließen und schlucke schließlich einen Esslöffel dieser Lösung hinunter. Dann wasche die äußeren Geschlechtsorgane mit solchem hellen Kaliwasser und gib 1 bis 3 Esslöffel voll in die Harnröhre und ein halbes Wasserglas voll in den Darm. Das wiederhole täglich für 10 bis 21 Tage.

Nach dieser Kali-Kur wirst du dich nicht nur kräftiger und wohler fühlen, sondern auch leichter, rascher, freier, sicherer und weiter denken als je zuvor, weil das Gehirn aufwacht und sich dadurch neue **Gedankengänge** erschließen. Wiederhole diese unscheinbare, aber außerordentlich wirksame Kur von Zeit zu Zeit und jedes Mal wirst du nicht nur neue, sondern auch größere Erfolge feststellen.

Mangan ist dem Eisen verwandt und wie dieses stark sauerstoffbindend. **Kalium** zerlegt das Wasser unter Entzündung des Sauerstoffes, der mit einer rotvioletten Flamme verbrennt, die außer den sichtbaren auch noch unsichtbare **Violettstrahlen** erzeugt. Alle Violettstrahlen wirken **polarisierend**. Werden daher Violettstrahlen dem **Elektron** des Atoms hinzugefügt, so steigert sich die Kraft des Atoms um 100 Prozent. Fehlt aber dem Elektron die genügende Zahl polarisierender Violettstrahlen, so erschöpft sich die Kraft des Atoms und er verfällt entweder nach der positiven oder nach der negativen Seite. **Die Kali-Kur bestärkt also die Atomkräfte** und damit die schöpferischen und die Entwicklungskräfte des Körpers, die die Vervollkommnung einleiten.

Deshalb sollten wir auch sonst darauf bedacht sein, immer **etwas Violettes anzubringen**, an der Kleidung, in der Wohnung, in den Geschäftsräumen, im Krankenzimmer, am Geschirr oder an anderen Gebrauchsgegenständen. Wenn wir vor dem Schlafengehen eine

Melodie summen, deren Schwingungszahl der Schwingungszahl der Violettstrahlen parallel läuft, dann kommen uns über Nacht 50 Prozent der Violett-Vibrierungen der Atmosphäre zugute und wir erwachen gekräftigt und gestärkt für das neue Tagewerk. Der Ton einer Melodie der Violettzahl ergreift vermöge seiner polarisierenden Wirkung das **Herz**, ermuntert und erquickt es, so dass der **Geisteszustand** im Herzen seine belebenden Schwingungen über die graue Materie dem **Gehirn** übermittelt und in unserem **Denkenswesen** Ruhe, Sicherheit, Urteils- und Entschlusskraft auf kommen.

Alle echten **Mazdaznan-Melodien** sind solche polarisierenden Melodien, z.B. Ashem vohu, Humata, Huhata, Huvarashta, Ranabaya, Spenta Ainyahita, Sei es Sorge oder Schmerz, Kommt zu mir, die ihr müd' und beladen, Ahuna, Yatha ahu, Ob so oder anders, Nimmermehr vergesse ich dich, Komm' heim, Daheim, Mensch, in Formen der Natur, Herr, bleib bei uns und andere.

Zimtöl-Kur

Zur Zimtöl-Kur bedienen wir uns des echten **Ceylon-Zimtöles** oder des **Mazdaznan-Genoleo.** Dieses Zimtöl durchwirkt den ganzen Körper und regt alle Drüsensysteme an, mehr und feinere Sekretionen herzustellen, von denen unsere Entwicklung abhängig ist.

Man nimmt davon am ersten Abend 3 Tropfen auf 1 Stück **Zucker**, am zweiten Abend 4 Tropfen und am dritten Abend 5 Tropfen. An den sechs folgenden Abenden nimmt man je 1 Tropfen Zimtöl in einem Glas **heißem Wasser**. Während der Kur **wäscht** man des Abends vor dem Schlafengehen die äußeren Geschlechtsorgane in **heißem** Wasser mit reiner Pflanzenfettseife und spült mit **kaltem** Wasser nach, dem man auf jeden Liter 2 Tropfen Zimtöl oder Genoleo beigemischt hat. Die Kur beseitigt nicht nur Müdigkeit und Schlaffheit, sondern stellt auch die Jugendlichkeit wieder her.

Während der Kur achten wir auf die richtige **Ernährungsweise**, vermeiden Fleisch, Käse, Eiweiß, Kaffee, Tee, Tabak, Alkohol und andere Reizmittel, ebenso saures Brot und Hefegebäck und bevorzugen Salat von rohem Gemüse, Getreideflocken aller Art, Hülsenfrüchte, Breie, Kleie, Quark, Buttermilch, Sauermilch, Zitronenmilch und Eigelb.

Lassen wir uns während der Kur die **Mazdaznan-Atem- und Drüsen-Übungen** angelegen sein, dann ist der Erfolg umso größer.

Menphor-Kur

Menphor ist eine Mischung von echtem australischem Eukalyptusöl, echtem japanischen Kampferöl, echtem Sassafrasöl und russischem dickflüssigen Petrolatum. Es reinigt und belebt und hält viele Übel ab, die sich früher regelmäßig einzustellen pflegten.

> Bist du gereizt, bedrückt, abgespannt, gleichgültig, unentschlossen, mutlos, so ist das ein Zeichen, dass die Drüsen nicht genügend sekretieren. Dann nimm ein **heißes Bad**, trockne dich leicht ab, reibe den ganzen Körper mit ein wenig Menphor gründlich ein und ruhe dich aus.
>
> Zur **innerlichen Reinigung** und Belebung nimm abends, bevor du dich niederlegst, ein Glas heißes Wasser mit einigen Tropfen Menphor, und zwar am ersten Abend mit 5 Tropfen und jeden Abend 1 Tropfen mehr, ansteigend bis 10 Tropfen, und die folgenden Abende wieder je 1 Tropfen weniger bis auf 5 Tropfen. Wiederhole die Kur von Zeit zu Zeit.

Während der Kur hält man sich an Milch, Gerstenschleim, Fruchtsäfte, geriebene Äpfel und ähnliches und trinkt reichlich Kräutertee und heiße, ungesüßte Limonade. Hast du die Menphor-Kur einige Male wiederholt und leidest trotz aller sorgfältigen Pflege immer noch unter der **Reizbarkeit** der Geschlechtsorgane, dann bereite dir folgende Mischung aus:

> 7 Tropfen Kampferöl, 5 Tropfen australischem Eukalyptusöl, 1 Tropfen Mentholgeist, 20 Tropfen Weingeist und 80 Tropfen heißem Wasser und gieße das teils in die Harnröhre, teils in den Darm ein. Das scheidet die überschüssige Harnsäure aus, die die Reizbarkeit der Organe verursacht.

Vor der Eingießung **wasche** den ganzen Körper mit einer hellroten Lösung von übermangansaurem **Kali** ab und nach der Eingießung mache **heiße Aufschläge**, um das Blut an die Oberfläche zu ziehen, und zwar auf folgende Körperteile:

1. den **Darmausgang**, um den Darm zur Entleerung anzuregen,
2. die **Vorsteherdrüse**,
3. die **rechte Leistengegend**, bis man die Wärme in der Nabelgegend spürt,
4. die **linke Leistengegend,** bis man die Wärme beim fünften Halswirbel spürt,
5. das **Schambein,** bis man die Wärme in der Zirbeldrüse spürt und sich leichter Schweiß über den ganzen Körper einstellt,
6. das **Steißbein,** bis man die Wärme von Wirbel zu Wirbel spürt,
7. das **Kreuz**,
8. die Gegend **zwischen den Schulterblättern** und
9. den **Nacken,** um das Rückenmark und die Zirbeldrüse zu beleben.

Selbst-Beobachtung

Alle Winke und Anweisungen, die für beide Geschlechter gegeben worden sind, entsprechen den **Grundregeln der natürlichen Gesundheitspflege**, sind also nicht für besondere Fälle, besonders auch nicht für Krankheitszustände, gedacht. Vielmehr ist ihr Ziel, das **Denkenswesen** zu erweitern. Deshalb wird auch immer wieder daran erinnert, dass man stets mit dem Gedanken dabei sein soll und sich beobachtet.

Wer die Anwendungen gedankenlos und mechanisch befolgt, darf keinen Erfolg erwarten und wird sogar durch Krisen gehen, in denen er allerlei Erfahrungen sammeln muss, die ihm zwar nichts weiter schaden werden, die er sich aber als denkender Mensch ersparen hätte können.

Bedenke immer, dass die **Natur** nur **kleiner** Anregungen bedarf und das weitere dann immer von selbst besorgt. Also muss man im kleinen treu und beharrlich sein und die Natur wird dann von selbst das Große wirken.

Nur wer alles bedachtsam und umsichtig befolgt und alle Wirkungen beobachtet, wird **neue Entdeckungen** machen und von selbst darauf kommen, wie er die vier Grundelemente, **Wasser, Feuer, Erde, Luft,** in verschiedener Art und Weise mischen und daraus Nutzen ziehen kann. **Neue Erfindungen** auf allen Gebieten, denen er seine Aufmerksamkeit zuwendet, werden der Lohn sein, und zwar ohne Ende. Denn immer noch gilt das Wort des Heilands: „Noch Größeres als ich sollt ihr tun!"

4. KAPITEL

Die unbefleckte Empfängnis

14. Lektion

Der Lichtkörper

Verwirklichen wir alle Anregungen und Winke, die uns bisher gegeben worden sind, so können wir uns darauf verlassen, dass sich unser **Gesundheitszustand** so verbessert, wie er uns als den höchsten Geschöpfen entspricht. Wir mussten uns dabei zwar von mancher Angewohnheit freimachen, erfreuten uns dafür aber um so mehr unseres Daseins und wurden uns dank unserer guten Gesundheit immer deutlicher eines **inneren Dranges** bewusst, unser Dasein einem neuen, **höheren Ziel** entgegenzuführen.

Die ganze **Natur** reflektiert in diesem Sinne beständig auf uns und weil wir uns der Gesundheit erfreuten, löste sich refraktiv in uns dieser innere Drang aus. Die Natur offenbart ununterbrochen den Trieb, **alles auf das Höchste zu entwickeln**, und besitzt auch die Fähigkeit, dies sicher und mit den einfachsten Mitteln zu erreichen, ohne dass sie sich dabei im geringsten anstrengt. Einen unfruchtbaren Baum, dem ein Edelreis aufgepfropft wird, macht sie fruchtbar und verlängert ihm das Leben. Warum sollte also die Natur dem Menschen, der doch das edelste Edelreis am Baume des Lebens ist, nicht auch dasselbe zugute kommen lassen?

Im menschlichen Körper bedient sich die Natur zur Lebensverlängerung und Veredlung der **Sekretionen** der verschiedenen **Drüsensysteme**, deren Leistungsfähigkeit wiederum vom **Nerven- und vom Blutlaufsystem** und damit vom **Atem** und der **Ernährung** abhängig ist. Je vollkommener die Atmung und die Ernährung durchgeführt werden, um so besser ist der Gesundheitszustand, weil sich dementsprechend das **magnetische Feld** im Blut oder Leukokytos, die **Ätherstoff-Atmosphäre** der Blutkörperchen, erweitert.

Aber Gesundheit ist nicht das Ziel des menschlichen Lebens, sondern nur die Voraussetzung dafür, dass der Mensch sich ein höheres Ziel steckt und es auch erreicht. Wir müssen also außer auf den Atem und die Ernährung noch auf etwas anderes achten, und zwar auf die **Licht-Strahlen** oder **Licht-Wellen.** Zu allen Zeiten hat es Männer und Frauen gegeben und gibt es auch heute noch, die kräftige und gesunde

Männlichkeit und Weiblichkeit an den Tag legten und doch nicht weiter kamen, sondern stillstanden. Ebenso gibt es genug Beispiele, dass Männer und Frauen in hohem Alter eine gewisse Jugendlichkeit wiedererlangten, so dass es wie ein Wunder anmutete. Die Lichtstrahlen geben in beiden Fällen den Ausschlag.

Halten sich die **Ausstrahlungen** oder der Magnetismus und die **Einstrahlungen** oder der Elektrismus die Waage, dann finden **Ausgleichungen** im Körper statt und der Körper blüht auf und erneuert sich, und zwar einfach kraft Naturgesetzes, gleichviel ob die Ausgleichungen bewusst herbeigeführt worden oder unbewussterweise eingetreten sind. Sobald ein Körper aufhört, genügend **Magnetismus**, die Leben erhaltende der beiden Zwillingskräfte, hervorzubringen, so dass der Elektrismus, die dem Leben Gestalt und Ausdruck verleihende Kraft, dauernd das Übergewicht gewinnt, brennt der Körper aus, wird welk und stirbt ab.

Arbeiten die **Lungen**, die in sich die dynamische oder Triebkraft des Lebens bergen, mit den **Drüsen**, die dem Triebrad des Lebens gleichen, harmonisch zusammen, dann werden die aus dem Nahrungsvorgang in die **Blutbahnen** gelangenden **Saline** teilweise ätherialisiert oder in **Ätherstoffe** verwandelt, die das magnetische Feld im Blut oder die Ätherstoff-Atmosphäre der Blutkörperchen und dadurch den Magnetismus erweitern.

Bei der **Erde**, deren edelste Frucht der Mensch seinem Körper nach ist, macht sich dieser erweiterte Zustand durch das **Tageslicht** und eine positive Atmosphäre offenbar. Das bedeutet, dass sich **die Erde ihr Licht selbst macht**, also ihr Licht nicht von der Sonne borgt. **Jeder Planet** macht sich sein eigenes Licht, holt es aus sich selbst hervor und glänzt sich nur in seiner Umgebung vermittels seiner eigenen Ausstrahlungen ab, sobald diese den Ausstrahlungen der unsichtbaren **Ursonne** parallel laufen. Dank der parallel laufenden Ausstrahlungen der Erde und der Ursonne bestärkt sich der Magnetismus der Erde an gewissen Teilen der Oberfläche und macht sie für atmosphärische Elektronen empfänglich. Dort entsteht das Tageslicht und eine entsprechend klare, durchsichtige, positive Atmosphäre, in der die Erdintelligenzen die Erdenergien anregen, Wachsen, Blühen und Reifen zu entfalten. Das, was wir Sonne nennen, ist nur der sichtbare Brennpunkt der Ausstrahlungen der unsichtbaren Ursonne einerseits und der Planeten oder des Planetenwesens andererseits. Die von diesem „Sonne“ genannten Brennpunkt ausgehenden **Rückstrahlungen** sind verstärkte Lichtschwingungen, die die molekularen Schwingungen im Raum steigern und dadurch den Lichtglanz oder die Helligkeit erzeugen, in der sich neues, erweitertes Leben entfaltet.

Alle Erscheinungen der Natur, alle Verkörperungen, alle Planeten sind **konzentriertes Licht**. Aber diese Lichtkonzentration würde Finsternis bleiben, wenn nicht die **Lichtsamen** oder Ätheroiden als die Kernstücke aller Naturerscheinungen gleichzeitig nach allen Richtungen ausstrahlten, mithin auch zu ihrem Ausgangspunkt, dem Urlicht, zurückstrahlten. Erst dadurch, dass sich die Ausstrahlungen des Urlichtes mit den Ausstrahlungen der verkörperten Lichtsamen in einem Brennpunkt begegnen, tritt das Licht oder der Lichtglanz in die Erscheinung.

Auch unser **Körper** ist an sich dunkel trotz des darin konzentrierten Lichtes und erhellt sich, leuchtet nur, soweit die darin verborgenen Lichtsamen ihre Lichtstrahlen in die Umgebung senden. Solange und soweit das nicht geschieht, liegen wir im Dunkel, in der Finsternis, sind tot für uns selbst und für unsere Umwelt und schaffen keine Lebenserweiterungen für uns und auch nicht für die Menschheit. Erst wenn wir aus dem Schlaf der Finsternis erwachen und das **Licht der Erkenntnis** unser ganzes Wesen durchflutet, werden wir begreifen, dass unser Erdenleben im Lichte eines sonnenbekleideten Tages verlaufen sollte.

Die in uns konzentrierten Lichtsamen können erst dann ausstrahlen, wenn sich unser Körper von allem Schweren, Unreinen, Belastenden, kurz, von allem, was die Lichtschwingungen behindert, freigemacht hat. Auch in dem **Rohöl**, das aus der Erde gewonnen wird, ist Licht enthalten; aber es verrät schon durch seine dunkle Farbe, dass es erst von schweren Beimischungen aller Art befreit, **gereinigt**, geläutert werden muss, ehe es das im Inneren konzentrierte Licht offenbaren kann, so dass es uns von Nutzen ist.

Soll sich unser Wesen sogar höher, freier, reiner entfalten, dann muss es höhere, feinere **reinere Lichtschwingungen** aussenden, damit sie mit den entsprechenden feineren Lichtschwingungen unserer Umgebung in einem Brennpunkt verschmelzen, verstärkt auf uns zurückstrahlen und uns Neues, Größeres, Erhabeneres in aller Klarheit offenbaren können. Verharren wir im Zustand der Finsternis, so kann uns keine Erkenntnis des Lichtes werden. Um die Finsternis abzuschütteln, müssen wir also Tätigkeit entfalten und je größer diese Tätigkeit und damit unsere Ausstrahlung ist, um so mehr Licht zeigt sich, um so mehr weitet sich unser Blick, um so größer ist die Erleuchtung.

Könnten wir uns auf einem vergrößerten Maßstab selbst sehen, dann sähen wir uns als **ein fortwährend ausstrahlendes Wesen**, aber nicht nur mit einer einzigen oder einfachen Ausstrahlung. Denn **jede einzelne Zelle** strahlt eine Flut von Licht aus, das sich gleichsam zu Bächen, Flüssen und Strömen sammelt und in das Strahlenmeer der Atmosphäre, das die Erde umgibt, ergießt. Sobald der völlige Zusammenhang hergestellt ist, müssen alle Ausstrahlungen wieder auf gewisse Sammelpunkte zurückströmen und diese alle müssen sich bis in die Unendlichkeit hinaus um das **Ur-Licht** gruppieren, das von der ewigwirkenden **Intelligenz** ausgeht, die auch den Mittelpunkt des menschlichen Wesens ausmacht.

Seit 1920 ist es eine wissenschaftlich erwiesene Tatsache, dass sich im Augenblick der Empfängnis im Nukleus oder Kern der Urzelle etwas Neues in Gestalt eines **luftlosen Bläschens** einstellt, in dem die im Werden begriffene **Persönlichkeit** in der Vollkommenheit jugendlicher Frische **dargestellt** ist. Das Vergrößerungsglas hat nach einer zweieinhalbmillionenfachen Vergrößerung des luftlosen Bläschens das Geheimnis offenbar gemacht, dass sich die Gottesintelligenz im Augenblick der Empfängnis in diesem luftlosen Bläschen niederlässt und den Entwicklungsgang des werdenden Menschenkindes leitet.

Dieses luftlose Bläschen bleibt der **Mittelpunkt** des Menschenkindes, auch wenn das Kind schließlich in das Licht der Welt geboren worden ist, und findet seinen Platz **in der linken, hinteren, fünften Herzkammer.** Hier ruht das Bildnis der Persönlichkeit gleich einem photographischen Negativ, dessen entsprechendes Positiv die sichtbare Körpergestalt des Menschen ist; diese ist also nur der nach Zeit und Umständen veränderliche Ausdruck der ewigen Gottesintelligenz.

Wenn weiter nichts, so haben wir hierfür doch wenigstens das **Herzensgefühl,** das seinen Sitz in der ersten, rechten, **vorderen** Herzkammer erhält. Sobald wir aber der **hinteren** Herzenskammer unsere Aufmerksamkeit mehr und mehr zuwenden, werden wir uns allmählich der von dort kommenden **Ausstrahlungen** bewusst, die bläulich angelaufen sind, in ein tiefes Purpur und schließlich in ein Lila und Violett übergehen und es uns ermöglichen, von **Violettstrahlen** zu reden und deren Wirkung und Bedeutung zu erforschen. Sobald es uns gelingt, diese Violettstrahlen mehr und mehr zu polarisieren, erkennen wir immer klarer, dass die uns umgebende und in die Unendlichkeit reichende **Atmosphäre das unerschöpfliche Meer aller Lichtschwingungen** oder Vibrationen ist, die schließlich zu Verdichtungen oder Verkörperungen im Weltall führen und deshalb auch die Grundlage zu allem bilden, was auf der Erde existiert, und dass uns diese Lichtschwingungen der Atmosphäre alles darin Befindliche offenbaren, mitteilen und zugänglich machen, wenn wir nur verstehen, uns in die parallelen oder verwandtschaftlichen Richtungen einzustellen. Das große Ganze wird dann unser und erschließt sich uns mit seiner ganzen Fülle.

Dann werden wir auch mehr und mehr bekannt mit der **freien Energie** oder der ewigen Bewegungskraft, die **Druck** ausübt und alles in Bewegung bringt. Der Druck erzeugt die **Anziehung**, so dass sich parallellaufende oder verwandtschaftliche Zustände verbinden und **Schöpfungen** auf Schöpfungen entstehen, zunächst die Ätheroiden, Elektronen, Moleküle, Elemente und Chemikalien mit allen ihren unzähligen Verbindungen und schließlich alle die Weltenkörper.

Unter dem beständigen atmosphärischen Druck gehen die Weltenkörper durch **Entwicklungsstufen,** ergeben sich der Kristallisation mit ihren zahllosen Mineralien, Erzen, Metallen, Gesteinen und Edelsteinen, dann der Zellformation des Pflanzenwesens, das aus der Atmosphäre das Elementarische und aus der Erde das Kristallisierende an sich zieht und aus sich heraus das Tierwesen entwickelt mit allen seinen mannigfaltigen Eigenschaften, bis schließlich wir **Menschen** dastehen als das Schlussergebnis dieser Entwicklungsreihe und uns deshalb bewusst sein können all der Eigenschaften des Tierreiches, all der Zellbildungen des Pflanzenreiches, der Kristallisationen des Mineralreiches und des Druckes und Gegendruckes des Elementarreiches.

Alles dessen kann sich jeder Mensch in allen Einzelheiten bewusst werden. Denn die **Individualität** oder die ewigwirkende Gottesintelligenz, die sich im luftlosen Bläschen, im Nukleus der Urzelle, niedergelassen hat, zieht alle in ihrer Umgebung befindlichen Elemente an sich, führt sie **gemäß den Schöpfungs- und Entwicklungsgesetzen** durch alle Kristallisationen des Mineralreiches und ordnet sie schließlich zu einem Zellengewebe, das den menschlichen Körper ausmacht, **bleibt selbst aber unabhängig** von allen diesen Vorgängen und im luftlosen Bläschen verborgen.

Mit Hilfe des Elementarwesens wird zunächst das **Herz** aufgebaut, nach dem sich **die weitere Gestaltung** zu richten hat, weil das Herz die Zentralanlage des menschlichen Wesens ist und bleibt, gleichviel welchen Veränderungen oder Erweiterungen der menschliche Körper unterzogen wird. Es ist der **Schöpfergedanke** der Individualität oder der ewigwirkenden Intelligenz, der sich im **Licht der göttlichen Weisheit** den Weg bahnt, den **Geist** zur Verwirklichung antreibt und die **Seele** die Verbindung mit dem **Gesinn** finden lässt, so dass sich der Schöpfergedanke aus dem Herzen den **Intelligenzen der Gehirnzellen** und den **Energien der Körperzellen** übermittelt und so einen **erweiterten Erkenntniszustand** in uns schafft.

Sobald wir also den Faden da aufnehmen, wo sich die Materie erschöpft, die materielle Entwicklung oder Geburt abgeschlossen ist, uns zurückfinden zum ursprünglichen Schöpfergedanken im Herzen und ihm neue Schöpfungen ermöglichen, dann wird er aus den in seine Nähe gebrachten **neuen Elementar- und Ätherstoffen** zunächst den Zustand des Herzens **erneuern** und von da aus die Regsamkeit der Gehirnintelligenzen und der Organenergien **erweitern**, so dass wir in den **Zustand der Wiedergeburt** treten, in dem wir für jede **schöpferische Herzensregung** empfänglich und auch fähig sind, sie mit unseren Mitteln und Kräften zu verwirklichen.

Die Erweiterung unseres Bewusstseins- und Erkenntniszustandes wirkt sich also vermittels des Gehirnes aus, entsteht aber nicht im Gehirn, sondern ist **die Folge der Herzensschwingungen**, für die sich das Gehirn empfänglich erweist. Wir mögen noch soviel studieren und über die Möglichkeiten des Menschen philosophieren, so nutzt uns das nichts, es sei denn, dass wir zuguterletzt doch noch darauf kommen, dass ein erweiternder **Gedanke im Herzen** entspringen muss, wenn er sich behaupten und uns zu einem höheren Ziel fördern soll. Unser **Gehirn** muss die Verbindung mit unserem **Herzen** finden. Dann wird uns das Himmelreich, das Reich Gottes oder der Zustand der Gotterkenntnis, der Weisheit und Glückseligkeit.

Das suchte schon der Heiland den Seinen klar zu machen, indem er sie auf die geistige Erziehung oder **Erneuerung von innen heraus** aufmerksam machte, als er zu Nikodemus sagte: „Es sei denn, dass ihr von neuem, dass ihr wiedergeboren werdet, sonst könnt ihr nicht in das **Himmelreich** eingehen." Nikodemus, der ein gebildeter Mann, ein Arzt war, konnte es nicht begreifen, dass der körperlichen Geburt eine **innere Neugeburt** oder Wiedergeburt folgen muss, wenn der Mensch auf eine höhere Stufe steigen will. Alle orientalischen Sprachen verstehen schon lange vor der Zeit des Heilandes unter Himmelreich keine Örtlichkeit, sondern einen himmlischen, glückseligen **Zustand höherer Erkenntnis.**

Angenommen, wir wollten ausfindig machen, woraus eigentlich das **Geheimnisvolle** oder Okkulte besteht und wo es in der Unendlichkeit zu finden ist, und wir begäben uns auf die Suche in unserer Umgebung, so verliefen wir uns fürs erste in all die Ideen, Ansichten und Meinungen derer, die wie wir suchten, aber ebenfalls noch nicht zur Erkenntnis der Wahrheit gelangten, jedoch ihre Erfahrungen niedergeschrieben haben. Halten wir uns dann an das Niedergeschriebene, so kommen wir nicht weiter als die, die es niederschrieben, verbleiben also im Bereich derer **Suggestionen** und gelangen nie zur Erkenntnis der Wahrheit.

Deshalb sagt schon die Schrift von denen, die sich immer nur etwas anlernen, etwas auswendig lernen: „Das sind die, die immer lernen, aber nie zur **Erkenntnis der Wahrheit** gelangen." Wir mögen noch so wenig wissen, wird uns aber daraus eine Erkenntnis, die wir verwerten oder verwirklichen, so ist das von größerem Wert für uns selbst und für die Gesamtheit als alle Anhäufungen von Ideen, Ansichten und Meinungen, woraus niemand Nutzen ziehen kann, die vielmehr den Menschen zum **Ideen-Sklaven** erniedrigen, ähnlich wie angehäufter Besitz oder Reichtum den Menschen zum **Sklaven der Besitz- und Reichtumsidee** macht.

Eine begüterte und auch gebildete Frau, die einige Male unsere Atemkurse besucht hatte und anfing, sich für Mazdaznan zu interessieren, lud uns ein und zeigte uns mit Stolz ihre Bibliothek mit Tausenden von Büchern, viele Bücher über Okkultismus, Magie, Alchemie, ähnliche Geheimnistuerei, indische Philosophie, auch allein 500 Bücher darüber, wie man reich werden kann. Sie hatte aber keine Zeit, diese Bücher zu studieren oder sonst irgendwelchen Nutzen daraus zu ziehen. Sie war zur **Sklavin der Idee des Bücherbesitztums** geworden.

So mancher gute, erfahrene und geschickte Mensch hat sich selbst verloren, weil er sich von dieser oder jenen **Idee** soweit beeinflussen ließ, dass er ein Sklave dieser Idee wurde. Das Ziel des Menschen ist aber nicht, ein Sklave zu sein. Denn der Grund seines Wesens ist nicht seine gewordene oder geschaffene Körperlichkeit, sondern die ewigwirkende **Intelligenz** oder seine Individualität. Diese hat er sich nicht nachträglich gemacht oder geborgt, sondern sie ist seit Ewigkeit sein absolutes Eigentum und bleibt es in alle Ewigkeit. Sie ist es, die diesen Körper für ihn baute oder schuf, um sich damit eine Umkleidung, ein Instrument für ihre Zwecke zu schaffen. Sie ist es, die dieses Instrument zu verbessern vermag, damit es ihr zu erweiterten und höheren Zwecken diene.

> Kommt uns eine Sache in den **Sinn**, deren Vollziehung oder Verwirklichung wir erwägen, dann dürfen wir diese Sache nicht nur unserem **Gehirn** zur Prüfung übertragen, sondern müssen zusehen, ob der Sachverhalt auch vor den Zustand der **Seele**, des **Geistes** und des **Gottesfunkens** oder des inneren Lichtes im **Herzen** gebracht werden kann. Wird er dort nicht angenommen und versuchen wir trotzdem die Vollziehung, dann schlägt die Sache fehl.

Alle erfolgreichen Menschen sind darum erfolgreich gewesen, weil sie sich leiten ließen, nicht von den Ideen anderer, sondern von ihrem eigenen **Gedanken im Herzen**. Das **Herzensgefühl** offenbarte ihnen die Mittel und Wege, die zum Erfolg führen würden, und sie machten davon Gebrauch und betraten den Weg, den ihnen das **innere Licht** Schritt für Schritt beleuchtete, so dass sie im Lichte der Erkenntnis wandelten.

Das ist es, was die ganze Natur uns lehrt, dass alles, was aus **Licht** kommt, unserem **Auge** erkennbar wird. Etwas mag noch so verschleiert, verhüllt, verborgen sein, sobald das Licht darauf fällt, enthüllt es sich klar und deutlich. Es gibt nichts Verborgenes, Geheimnisvolles, Unerklärliches auf der ganzen Erde, in der ganzen Natur und ebensowenig in der ganzen Unendlichkeit. Sobald das **Licht der Erkenntnis** in die Räumlichkeit fällt, wird uns der Gegenstand mit allem, was ihn umgibt, erkennbar.

Wir sollten lernen und verstehen, heute, sofort, **Nutzen** aus allem zu ziehen, was uns die Natur in unerschöpflicher Fülle anbietet, und unsere **Erkenntnis** zu erweitern, um immer besseren Gebrauch davon zu machen, damit uns **das Alltagsleben erleichtert**, unsere **Freude** vollkommen und uns das **Bewusstsein** werde, dass das Reich Gottes, das Himmelreich, das Paradies gleichbedeutend damit ist, ein himmlisches, glückseliges Leben der **Selbst- und der Gotteserkenntnis** zu führen.

Die Individualität oder die ewigwirkende Gottesintelligenz im luftlosen Bläschen der hinteren Herzenskammer steht in **Lichtwellenverbindung** mit der kleinen, **linsenartigen Drüse in der Zirbeldrüse**. Diese kleine Drüse ist eine Zentralstelle fortwährender Bewegung und fortwährender Licht-Einstrahlung und Licht-Ausstrahlung; sie ist in ununterbrochener Tätigkeit. Soweit das von ihr ausgestrahlte Licht von den **Gehirnzellen** mangels Empfänglichkeit nicht aufgenommen wird, kehrt es zum Ausgangspunkt zurück, macht aber immer wieder den Versuch, seine Strahlen anzubringen. Je mehr das gelingt, umso mehr dehnt sich die kleine Drüse aus, umso mehr Gehirnintelligenzen erwachen und umso mehr erweitern sich das **Denkenswesen** und das **Bewusstsein.** In diesem Zustand werden wir uns eines Gegenstandes nicht nur seinem Äußeren nach bewusst, sondern wir erkennen auch seinen Ursprung, seinen Entwicklungsgang, seinen Zweck und sein Ziel, weil wir nicht nur vermittels der Sinne **objektiv,** sondern zugleich auch vermittels der Lichtwellenverbindung mit der Individualität im luftlosen Bläschen **abstrakt** denken. Infolgedessen werden wir uns auch des Ziels und der Wirkung eines jeden Gedankens bewusst und erkennen die Mittel und Wege zu seiner Verwirklichung. Dadurch sparen wir uns viele Irrwege und Umwege und lernen, gerade auf unser Ziel zuzugehen.

Gewisse Intelligenzen in der materiellen, spirituellen und intellektuellen Gehirngruppe sind zwar schon belebt und, soweit das der Fall ist, können wir einen Gedanken bis zu einem näheren oder ferneren Punkt verfolgen. Wenn wir aber nichts tun, um diese Intelligenzen für die **feineren Lichtstrahlen** aus der Zirbeldrüse **empfänglich** zu machen und sie dadurch selbst zu **feineren Ausstrahlungen** zu bringen, kommen wir über diese Punkte nicht hinaus. Die **Musik-Zelle** im Gehirn z. B. kann bis zu einem gewissen Grad aktiv sein und uns zu einer gewissen Kunstleistung befähigen, sorgen wir aber nicht für die weitere Entwicklung der Musikzelle, so nutzt uns all unser Musikstudium nichts, selbst wenn uns der beste Lehrer zur Seite steht.

Die Weiterentwicklung des Gehirnes beruht auf der **mitotischen Teilung** der Gehirnzellen. Hört die mitotische Teilung auf, dann steht die Gehirn-Entwicklung oder die **geistige Entwicklung** des Menschen still. Mitotische Teilung bedeutet, dass eine Zelle, ohne sich räumlich zu erweitern, doch die Wirksamkeit ihrer Intelligenz und ihrer Kraft erweitert. Sie teilt sich **in sich selbst** und jeder Teil wird dasselbe, was die Urzelle darstellt. Jede mitotische Teilung holt also immer mehr das in der Urzelle Vorhandene hervor und das sind die **Zentrosomen**, vermittels deren sich die Zell-Intelligenz offenbart, ohne die Zelle zu verlassen oder aus ihr herauszutreten. Die Ausstrahlungen der Zentrosomen offenbaren also schließlich die **Intelligenz** und die **Macht** des ewigwirkenden **Gottgedankens**, der sich im luftlosen Bläschen im Nukleus der Urzelle im Augenblick der Empfängnis niedergelassen hat.

Je größer die Ausstrahlung der Zentrosomen, je größer die Illumination der Zelle ist, umso mehr **Beziehungen, Berührungen, Verwandtschaften, Parallelen** mit allem, was gleichlaufend mit der Zelle ist, offenbaren sich, so dass uns bald dies, bald jenes klar wird, wessen wir uns vorher nicht bewusst waren, und um so sicherer gehen wir unsern Weg durch den Alltag. Wenn wir vermittels eines Vergrößerungsglases alle die Ausstrahlungen der Zentrosomen sehen könnten, würde es uns klar, inwiefern wir als **individuelle** Wesen zugleich **universelle** Wesen sind.

Denn die Ausstrahlungen unseres Wesens schaffen uns **Verbindung mit allem** in der Natur, im Weltall und in der Unendlichkeit **Bestehen-**

dem und diese Verbindungen kommen uns durch das Gesinn in der Zirbel zum Bewusstsein vermittels der **Erinnerungszelle** im Gehirn, die erwacht, sobald die Zelle für die Ausstrahlungen des luftlosen Bläschens in der Hinterkammer des Herzens empfänglich geworden ist. Die Erinnerung ist also nicht das Gedächtnis, dessen Gehirnzelle nur für objektive Beziehungen und Ausstrahlungen der Materie empfänglich ist.

Die menschlichen **Zellen,** die den Körper bei der Geburt ausmachen, **bleiben immer dieselben** bis zum letzten Aushauch oder bis zum Tod. Alles, was das Tier an Nahrung zu sich nimmt, wird angesetzt, um neues Zellgewebe zu machen; aber beim Menschen wird nichts angesetzt. **Der Mensch wächst nicht durch die Nahrung;** sondern die Nahrung geht vermittels der Saline, der Vitaminkräfte und der Drüsensekretionen in **neue Elementar- und Ätherstoffe** über, die die Zellenergien und Zellintelligenzen **beleben,** so dass sich die Zellen mitotisch, also in sich selbst, teilen. Die neuen Elementar- und Ätherstoffe übermitteln sich nur der Atmosphäre der Zellen und regen sie an, erquicken, beleben sie, werden aber von der Zelle nicht aufgenommen. Soweit fremde Zellen in unserem Körper Platz nehmen, haben sie mit den menschlichen Zellen nichts zu tun. Das Zellengewebe des Menschen ist sein Eigentum und kann durch ein anderes Zellengewebe weder ergänzt noch ersetzt werden; er hat sich **sein Zellgewebe** durch den Wiedergeburtsvorgang und die mitotische Zellteilung **selbst geschaffen** und kann deshalb auch nur auf diesem Weg die Vervollkommnung seines irdischen Wesens erreichen.

Jede Zelle des menschlichen Körpers ist in sich negativ und positiv polarisiert, besitzt **eine individuelle, eigenartige Intelligenz,** die mit einer besonderen Richtung der Räumlichkeit korrespondiert, hat ihre eigenen Zentrosomen und Elektronen und kann sich deshalb in sich selbst **teilen** und dadurch erweitern und jeder Teil kann sich **wieder teilen,** so dass sich eine erweiterte menschliche Gestalt in der angemessenen Größe ergibt. Ja, die menschliche Zelle könnte sich bis ins Unendliche hinein teilen, jedoch nicht weiter, als eine Teilung naturgemäß vonstatten gehen kann. Das würde aber immerhin bedeuten, dass jeder von uns **910 Jahre alt** werden könnte, da die menschliche Haut über 900 Jahre der Auflösung oder Verwesung widersteht. Aber eine Zelle des menschlichen Körpers kann sich **nicht mit einer anderen verketten,** sondern nur durch **Aus- und Einstrahlung** Verbindung halten. So fest der Körper auch gefügt zu sein scheint, so schlingt sich doch nicht eine Zelle in die andere hinein, sondern jede Zelle steht vollständig isoliert für sich allein. Denn die **Atmosphäre der Zelle** hindert sie, sich in eine andere hineinzuschlingen. Um jede einzelne Zelle windet sich beständig eine Äther-Atmosphäre.

Wo aber der Äther einen gewissen Teil der Zellen nicht mehr umspült, die **Zellen** also sozusagen **aufeinanderfallen**, befinden sich die Zellen im Absterben. Je mehr Zellen im Körper auf diese Weise absterben, besonders in den Hauptorganen, umso schwächer und älter werden wir. Der Äther reicht deshalb nicht aus, weil uns die **Saline** fehlen und daher nicht genügend **Vitamine** entstehen. Sorgen wir für neuen Zustrom von Äther, dann kommt es von selbst zur Wiederbelebung. Solange die angeborenen Zellen für sich allein bleiben, also vom Äther umspült werden, sind wir in einem Zustand der **Sicherheit** und was sich im Herzen regt, übermittelt sich durch das Gesinn in der Zirbel den Gehirnintelligenzen, so dass wir uns der leisen sanften **Stimme des Herzens** bewusst werden, die uns alle Fragen beantwortet und alle Rätsel löst.

> Die mitotische Teilung der Zelle erfolgt vermittels des atmosphärischen **Druckes von außen** und des **Gegendruckes von innen**, der von den Zentrosomen in der Zelle ausgeht. Druck und Gegendruck vereinigen sich und erzielen **die mitotische Teilung der Zelle in sich selbst**, die also das Gegenteil einer von außen verursachten Teilung, Zerschneidung oder Zertrennung ist. Nach der ersten mitotischen Teilung folgt eine zweite mitotische Teilung, die das innerlich ausstrahlende **Fünfzackige** hervorruft oder den Stern von Bethlehem, den **Stern der Hoffnung**, den die Weisen ja auch sahen.

Die Zelle hat nunmehr **5 Zentrosomen**, die gleich Sonnen Szintillationen mit **144 000 Farbschattierungen** abwerfen. So können wir uns vorstellen, dass der Mensch die Lichtschwingungen des ganzen Weltalls in sich trägt. Sobald sich uns nur die eine Gehirnzelle des **Denkenswesens** hinter der Stirnmitte offenbart, erkennen wir darin diesen fünfzackigen Stern Bethlehems, den Stern der Hoffnung. Dann kommt uns nicht nur das **Tageslicht** der einen äußeren Sonne zugute, sondern auch das **Licht der 5 inneren Sonnen,** von denen jede in 144 000 Farbschattierungen szintilliert, und jede Szintillation trägt einen **Gedanken** auf ihren Wellen, macht einen Gedanken aus und offenbart uns den **Gegenstand,** der auf dieser einen Szintillation beruht. Die mitotische Teilung läuft also auf **vermehrte Ausstrahlungen** hinaus, die der **Selbsterleuchtung der Zelle** dienen, so dass sich die **Zellintelligenz** ihrer selbst bewusst wird und schließlich das in ihr Verborgene auf dem Wege der Reflektion und Refraktion dem **Gehirn** in der Zirbel und durch diese den **Sinnen** klarmacht. Die **Zellintelligenz** selbst **teilt sich aber nicht**, sondern bleibt inmitten der Zelle in sich selbst als ein einziges Ganzes. Sie verursacht nur, dass die Zentrosomen tätig werden, und diese müssen sich ihr fügen und im mitotischen Zustand der Zelle festsetzen. Haben sich die **Zentrosomen festgesetzt**, dann fangen sie an **auszustrahlen** oder zu szintillieren, bis jeder in 144 000 Schattierungen ausstrahlt und die Zellintelligenz dadurch Gelegenheit erhält, sich in aller Fülle oder Vollkommenheit zu **offenbaren** und sich vermittels des Objektiven sogar **das Abstrakte heranzuziehen**, es dem Gesinn in der Zirbeldrüse zum Bewusstsein zu bringen und dadurch auf die Sinne zu übertragen.

Insofern sich also die Gehirnzellen des Menschen **nicht mitotisch teilen**, so dass es ihnen an der Ausstrahlung oder Szintillation gebricht, kann der Mensch in dieser oder jener Richtung **nicht denken**. Er mag wissen, was ihm gut schmeckt; aber soweit das Abstrakte in Betracht kommt, nämlich sich der Ursache, des Zweckes und des Zieles des Essens bewusst zu werden, hat er keinen Begriff, keine Vorstellung, keine Einsicht. Die entsprechenden Gehirnzellen sind zwar da, sie bestehen, aber vibrieren, szintillieren nicht in sich und die körperliche Kraft und Fülle kann dies nicht erzielen. Ja, was er nicht versteht, erklärt er für Unsinn und hat sogar von seinem Standpunkt aus Recht damit; denn ihm **fehlen die Sinne**, es zu verstehen. Er kann einfach auf abstraktem Weg nicht denken, sondern ihm ist **nur das objektive Denken**, über das schon das Tier verfügt.

Solche Menschen können es nicht begreifen, dass jede menschliche Gehirnzelle eine eigene Intelligenz haben und dass diese **innerlich ausstrahlen** muss, ehe uns etwas einleuchten, bewusst oder klar werden und die Individualität im luftlosen Bläschen der hinteren Herzenskammer uns **neue Möglichkeiten** offenbaren kann, die unsere **Entdecker- und**

Erfindergabe anregen. Solche Menschen wollen auch nichts über Ursprung, Zweck und Ziel ihres Daseins wissen, setzen ihrem Leben auch kein Ziel, machen deshalb auch keine Fortschritte, sondern stellen sich dem **Fortschritt** eher noch hemmend in den Weg und suchen ihn mit allen Mitteln ihrer Begrenztheit, mit Falschheit, Lug und Trug, Kritik, Verleumdung, Ränken und sogar mit Gewalt aufzuhalten, freilich, zu ihrem eigenen Nachteil. Denn die ewigwirkende Intelligenz lässt sich keine Gewalt antun und auch nicht am Fortschritt hindern. Aber selbst solche Menschen können es weiter bringen. Sie müssen nur **aufhören, ihre Gehirnintelligenzen** mit Reizmitteln aller Art, wie Alkohol und Tabak, **zu betäuben** und ihre Drüsen in der Aufbauarbeit zu beeinträchtigen, damit die verborgenen **Talente zu Tage treten** können. Es ist sogar Pflicht jedes einzelnen von uns, dafür zu sorgen, dass sich unser **Gedankenlauf** nicht auf das Objektive beschränkt wie beim Tier, sondern sich immer mehr **auch auf das Abstrakte erstreckt**, weil sich jedem Menschen der ewig wirkende Gottgedanke einverleibt hat.

Alle in unseren Gehirnzellen verborgenen Intelligenzen warten auf die **Erweckung**. Sobald sich die **magnetischen Ausstrahlungen des Herzens** mit den **elektrischen Einstrahlungen der Atmosphäre** ausgleichen, werden die **Ätheroiden oder Lichtsamen** wirksam, dringen in die Zellatmosphäre ein und veranlassen die Zentrosomen zu entsprechendem Gegendruck, so dass die Zellintelligenz erwacht.

Die **Empfängnis des Lichtsamens** vollzieht sich ununterbrochen in der ganzen Schöpfung und ist die Voraussetzung aller Entwicklung, aller Geburt, Neugeburt und Wiedergeburt. Aber dem Menschen allein ist es gegeben, weil er abstrakt denken kann, die Lichtsamen **bewusst** seiner Entwicklung und seiner Wiedergeburt dienstbar zu machen. Das ist der Vorgang, den die Weisen seit jeher **die unbefleckte Empfängnis** nannten, die sich also von Ewigkeit her abgespielt hat und in alle Ewigkeit abspielen wird, vom Menschen aber so zielbewusst geleitet werden soll, wie es die ewigwirkende Gottesintelligenz von allem Anfang an getan hat.

Sobald wir dieser unserer Pflicht als Menschen genügen, begreifen wir, dass wir hier auf dieser Erde sind, um mit Hilfe der in uns wohnenden Gottesintelligenz **das Schöpfungswerk der Gottheit weiter-**

zufördern, also **Mitarbeiter der Gottheit** zu sein. Diese Mitarbeit des Menschen beginnt aber nicht im Großen, sondern im Kleinen. Der Mensch hat zunächst sein eigenes **Körperwesen**, das das Endergebnis der natürlichen Schöpfungsvorgänge darstellt, einem **Erziehungs-, Entwicklungs- und Veredlungsprozess** zu unterwerfen mit dem Ziel, dass die **geistigen Kräfte** die Führung der **materiellen Kräfte** übernehmen oder dass sich **die Materie vergeistige.** Das ist der tiefere Zweck aller Geburt und aller Wiedergeburt.

Wo wir mit der schöpferischen **Kleinarbeit an uns** selbst zu beginnen haben, sehen wir, wenn wir uns mit offenen Augen betrachten und unseren Zustand mit dem im luftlosen Bläschen der hinteren Herzenskammer enthaltenen Bildnis vergleichen, das uns im **Zustand vollkommener Jugendlichkeit** darstellt. Auch alle inneren Mängel unseres Wesens machen sich bis an die Oberfläche der Haut bemerkbar und zeichnen ihre unverwischbaren Linien ein.

Die Linien deines Gesichtes, deine Haltung, dein Gang verraten deine Gedanken, dein Händedruck deinen Charakter, die Linien deiner Hände deine ganze Vergangenheit, die Bewegungen deiner Zunge deine Absichten, der Blick deiner Augen den Zustand deiner Seele. Deine **äußere Erscheinung** ist der naturgetreue Ausdruck deiner körperlichen und geistigen **Fähigkeiten** und deiner geheimsten **Gedanken**.

Willst du diese Naturschrift verschönern und verbessern, so darfst du deinen **Gedankengang** nicht mehr nur von den äußeren Eindrücken oder elektrischen **Einstrahlungen der Umgebung** bestimmen lassen, sondern musst diesen bewusst die **magnetischen Ausstrahlungen** deiner Individualität im Herzen entgegensetzen und dabei auf die leise sanfte **Stimme des Herzens** hören, die immer wieder mahnt: „Kehre zurück zum ersten Prinzip, zum Ewigwirkenden in dir!"

Dann fällt es uns leicht, die Erneuerung, Verjüngung oder Wiedergeburt einzuleiten und den **geistigen Kräften** erweitertes Wirken zu ermöglichen. Haben wir uns einmal daran gewöhnt, **alles auch vom Herzen aus zu überdenken**, dann bedarf es nur kleiner Nachhilfen und geringer Anstrengungen, um den Körper der geistigen Leitung gefügig zu machen. Denn die **Ätheroiden oder Lichtsamen**, die die ganze Unendlichkeit bis in die Atmosphäre unserer Erde hinein erfüllen und die Grundlage aller Schöpfung, Geburt und Wiedergeburt sind, kommen auch uns zu Hilfe auf unserem Wiedergeburtsgang.

15. Lektion

Die Lichtsamen

Die **Lichtsamen oder Ätheroiden** sind die ersten Ergebnisse der Schöpfung, die dadurch in Gang kommt, dass die ewigwirkende Gottesintelligenz durch ihren Schöpfergedanken einen Druck auf die ewigen Zwillingszustände Äther und Atom ausübt. Alle Lebenserscheinungen kristallisieren sich um Lichtsamen oder Ätheroiden, die **unmessbar kleine Lichteinheiten** sind. Es gibt also keine Lebenserscheinung oder Lebensverkörperung ohne Lichtsamen und alle Lebenserscheinungen oder Lebensverkörperungen stehen durch ihre **Lichtstrahlen** in Verbindung miteinander.

Je höher eine Schöpfungsform auf der Stufenleiter der Entwicklung steht, desto mehr Lichtsamen sind in ihr verkörpert oder kristallisiert und desto mehr Lichtsamen braucht sie, um sich zu erhalten oder zu erweitern und um so mehr ist sie auf die **Verbindung** mit allem Gegenständlichen in ihrer Umgebung und den darin wirksamen Lichtsamen angewiesen. Das Licht oder die Strahlen der Lichtsamen durchdringen alle Räumlichkeiten der Unendlichkeit und es gibt nichts, was nicht von Licht erfüllt wäre.

Deshalb sind auch alle **Naturerscheinungen** konzentriertes Licht oder Erweiterungen der Lichtsamen, selbst wenn es so scheint, als ob die Planeten, also auch unsere **Erde,** in Dunkelheit lägen und ihr Licht von außen bezögen, um sich zu erhellen. Das scheint aber nur so. Die Erde strahlt beständig aus in die Räumlichkeit und empfängt beständig Strahlen aus der Räumlichkeit und da, wo sich die entgegengesetzten Strahlen begegnen oder sich kreuzen, entsteht ein **Brennpunkt,** der die Dunkelheit in Licht verwandelt.

Die sichtbare **Sonne** ist dieser Brennpunkt der Lichtausstrahlungen nicht nur der Erde, sondern auch anderer Planeten oder Himmelskörper, ist der Punkt, in dem sich diese Ausstrahlungen aus vielen Richtungen kreuzen und dadurch in sichtbares Licht verwandeln, wobei sich infolge der Kreuzung die Lichtsamen oder Ätheroiden **vermehren.** So wird **Licht oder Helligkeit** auf den Teilen der Erde, die sich in der Richtung der sich kreuzenden Lichtstrahlen befinden.

Ebenso scheint unser **Körper** eine dicht gefügte Masse zu sein und ohne Licht im Dunkeln zu liegen. Sobald aber die in ihm verkörperten Lichtsamen vom **Mittelpunkt** zur **Oberfläche** ausstrahlen und sich mit Strahlen der in der **Umgebung** wirksamen Lichtsamen verbinden, fängt der Körper an auszustrahlen oder zu **leuchten.** Sind wir uns aber weder unseres Mittelpunktes noch eines Brenn- oder Kreuzungspunktes in unserer Umgebung bewusst, weil wir zweck- und ziellos in den Tag hineinleben, so kommt das in uns enthaltene Licht nicht zum Vorschein und unser Körper leuchtet dann nicht und kann deshalb auch nicht erleuchtet werden.

Das im **Petroleum** enthaltene Licht ist auch solange unsichtbar, bis es durch Docht und Lampe an die Oberfläche gezogen, mit den Lichtstrahlen in der Atmosphäre in Verbindung gebracht, an einen Brennpunkt geleitet und hier **entzündet** wird. Dann erst offenbart sich das darin enthaltene Licht. Genau so verhält es sich im Prinzip mit dem Gaslicht, dem elektrischen Licht und dem Licht im Weltall. Solange wir unsere Lichtwellen nicht aus unserem Innersten hervorholen und sie nicht auf einen Brennpunkt in unserer Umgebung lenken, wandeln wir in der Dunkelheit der **Unkenntnis** gleich der Erde zur Nachtzeit. Je kräftiger dagegen die Lichtschwingungen in unsere Umgebung hinein schwingen und je harmonischer sie sich mit den Lichtschwingungen der Natur und der Atmosphäre vereinigen, um so größer wird unsere Klarheit gegenüber allen Dingen in unserer Umgebung und um so **mehr Möglichkeiten** für unseren Fortschritt offenbaren sich uns.

Der Himmel malt Bilder von wunderbarer Farbenpracht, die für den Künstler eine Quelle der **Inspiration** sind. Die Berge rühmen die gigantische Kraft, die die Erde geformt hat, und nötigen uns andächtige **Bewunderung** ab. Im Tal murmelt das Bächlein seine Weise, die den Musiker zu **Kompositionen** begeistert. Die sanfte Brise spielt auf den Saiten der Äolsharfe ihr Lied und entlockt dem Dichter stimmungsvolle **Verse.**

Aber nicht jedem wird dasselbe, sondern jedem nur das, wofür er **Interesse, Zuneigung, Vorliebe** zeigt und worauf er sich mit **Herz** und **Sinn** einstellt, und auch ihm wird das nur, weil die ganze Natur und das ganze Weltall mit allen Einzelheiten in ihm enthalten sind und ihre Ausstrahlungen den aus der umgebenden Natur kommenden Einstrahlungen parallel laufen und er sich darauf konzentriert.

Hast du noch nie die harmonischen Töne vernommen, die die dynamische Macht des Atems auf deinen **Lungenflügeln** hervorbringt? Hast du noch nie das Rauschen des **Blutes** in deinen Adern gehört? Hast du noch nie der zarten Musik gelauscht, die die Ätherschwingungen in deinem **Nervensystem** erzeugen? Hast du noch nie die Farbenpracht bewundert, die dein Gedankenlauf auf dem feinen Zellgewebe deines **Gehirnes** entfaltet? Hast du noch nie das diamantklare Leuchten deiner **Zirbel** wahrgenommen? Wenn nicht, dann vermähle dich mit der Natur und dem Weltall, damit dir das **Licht der Erkenntnis** aufgehe und dir alle Schönheit und Erhabenheit des Weltalls in deinem eigenen Wesen offenbare!

Welch große und erhabene **geistige Leistungen** hat der Mensch schon vollbracht, wenn er seine Gedankenschwingungen aus dem Innern heraus einem **hohen Ziel** zusandte! Wie ist seine **Erkenntnis** und seine **Kontrolle über die Naturkräfte** gewachsen durch zielbewusste Selbstbeherrschung! Wo immer wir unsere eigenen Lichtschwingungen mit den Lichtschwingungen der Natur vereinigen, werden uns **Offenbarungen, neue Kenntnisse und erweiterte Erkenntnis.** Wenn wir aber den Lichtkräften der Natur oder der Atmosphäre keine eigenen Schwingungen entgegensetzen, sie nicht erkennen und nicht anerkennen, kann uns keine Erleuchtung werden; im Gegenteil, wir laufen Gefahr, von den Naturerscheinungen verwirrt und überwältigt zu werden.

Sobald der Mensch erkennt und anerkennt, dass sich die Schöpferkräfte des **Weltalls** mit den Schöpferkräften seines **Inneren** vermittels der Lichtsamen **vermählen** wollen und sollen, damit der ewige Entwicklungsplan gefördert werde, dann vollzieht sich in ihm **die unbefleckte Empfängnis** gleichwie in einem Zeugungsakt sowohl beim Mann als auch bei der Frau und dann ist der Mensch im **Zustand der Wiedergeburt.** Das sind solche Menschen, von denen es in alten Schriften heißt: „Sie sind nie von einem Weibe verführt oder von einem Manne überschattet worden, sondern haben ihre Gewänder in den Strahlen der Sonne gereinigt."

Diese unbefleckte Empfängnis nannten die Weisen des Altertums die „Hochzeit des Lammes"; sie bringt **das makellose Kind der Wiedergeburt** hervor, verjüngt, erneuert, veredelt, vervollkommnet unser Wesen, entfaltet unsere höhere Natur und hebt unser Denkenswesen aus den Tiefen der materiellen Gebundenheit in die unbegrenzten Sphären himmlischer Erkenntnis, bis wir uns der Größe und Erhabenheit unseres wahren Wesens bewusst werden, fühlen, dass wir „wieder wie die Kinder" oder zum **Chrystoskind der Gottesintelligenz** geworden sind, und schauen das Bild ewiger Jugendlichkeit in unserem Herzen.

Unser Körper hat infolge der Zwillingszustände Äther und Atom und der Zwillingskräfte Magnetismus und Elektrismus eine **Doppelnatur** und bildet deshalb in seinen Geschlechts- oder Wiedergeburtsorganen nicht nur Sekretionen aus, die der Verjüngung und Erneuerung der **körperlichen,** elementaren **Seite** unseres Wesens dienen, sondern auch solche, die der Ätherialisation zugänglich und dadurch befähigt sind, das **Intelligenzwesen** unseres Körpers so zu erwecken und zu entfalten, dass an das Wunderbare grenzende Wirkungen hervorgebracht werden können, die selbst die Gelehrten in Erstaunen versetzen. Unser **Drüsensystem** erzeugt bei gesundem Körper ununterbrochen Sekretionen, die bei vollkommener Umwandlung immer größere Möglichkeiten für uns erschließen.

Aber dazu muss der einzelne die Verbindung mit der Unerschöpflichkeit des Alls oder Universums aufrecht erhalten und pflegen und sich mit dem **Licht**, dem universellen Lebenserwecker, der sich in der **Sonne** am kräftigsten offenbart, vermählen, wobei sich der **väterliche, positive Pol** der Sonne und der **mütterliche, negative Pol** des irdischen Körpers harmonisch ausgleichen.

Keine Vermählung oder Verbindung von Mann und Frau kann diese **universelle Zeugung oder Schöpfung** zur Erneuerung des individuellen Lebens vollbringen. Denn die Vereinigung von Mann und Frau dient in erster Linie der Fortpflanzung der Gattung Mensch und geht auf Kosten des Einzelwesens zu Gunsten der Nachkommenschaft. Die

Vermählung mit dem Universum führt zur **unbefleckten Empfängnis bei Mann oder Frau,** woraus als Frucht der Wiedergeburt das **Chrystoskind der Erneuerung,** das **Kind der Freiheit** oder die Befreiung von Rückständigkeit, das **Erlöserkind** aus materieller Knechtschaft und aus Unwissenheit und Aberglauben hervorgeht.

Die von den Geschlechtsdrüsen erzeugten Sekretionen bedürfen der **Befruchtung und Umwandlung,** ehe sie eine Veredlung in unserem Körper herbeiführen können. Diese Befruchtung und Umwandlung bedeutet einen höheren oder feineren Schwingungsgrad, den das Licht der Sonnenstrahlen hervorruft mit dem Ergebnis, dass aus den Sekretionen **neue Elementarstoffe** für das Blut und **neue Ätherstoffe** für das Nervensystem und das Gehirn entstehen.

Die neuen Elementarstoffe erzeugen die körperliche Erneuerung und Verjüngung, den **neuen Leib** innerhalb des Leibes, gewährleisten also den Fortbestand des Körpers. Die neuen Ätherstoffe erzeugen feinere Schwingungen im Gehirn, wecken dadurch die Intelligenzen des Gehirns und erweitern das **Denkenswesen**.

Die Gelehrten, Weisen und Heilande der Vergangenheit stimmen alle darin überein, dass es im „**Himmelreich**" oder für den Bereich höherer Erkenntnis weder ein Freien noch ein Sich-freien-lassen gibt, sondern dass ein höherer Grad geistiger Entwicklung vom Einzelnen und von der ganzen Menschheit nur durch unbefleckte Empfängnis erlangt werden kann. Sie erkannten die Wichtigkeit der **Durchlichtung des Körpers** und traten dafür ein, das Licht der Sonnenstrahlen auf den Körper einwirken zu lassen. Deshalb wurden zu allen Zeiten eines hohen Kulturstandes **Luft-, Licht- und Sonnenbäder** hoch eingeschätzt und von den aufwärts strebenden Kreisen der Bevölkerung angewandt.

Uns steht derselbe Weg offen. Wir müssen zu **natürlichen Lichtbädern** unsere Zuflucht nehmen, wenn wir uns mit den schöpferischen Kräften des Weltalls vermählen wollen und nach den Segnungen eines vollkommenen Lebens trachten. Die Keimzellen der Geschlechtsdrüsen brauchen die Lichtsamen zu ihrer **Entfaltung** genauso wie die Keime eines Samenkornes. Wird das Samenkorn im Boden durch die Bedeckung vom Licht völlig abgeschnitten, so entfaltet es sich nicht, sondern läuft Gefahr, zu entarten oder zu verderben.

So erklärt es sich, dass bei Menschen, die an der unbefleckten Empfängnis keinen Anteil haben, der **Trieb nach Geschlechtsvereinigung** hervortritt, die nicht der **Veredlung** der Gattung dient, sondern die **Entartung** des Menschen auf eine niedrigere als die animalische oder tierische Daseinsstufe zur Folge hat, der das wahrhaft Schöne, Große und Erhabene des Lebens verschlossen bleibt.

Das Erste was wir tun müssen, ist, dass wir uns wieder **der Natur zuwenden** und das Walten und Wirken der **Gottesintelligenz** in ihr erkennen. Sobald wir in der Natur das **Antlitz des Gottes der Natur** erkennen, werden wir vor ihren Wundergebilden gern das Knie beugen, um Inspirationen von ihr zu empfangen. Ein einziger Sonnenstrahl, der in einen dunklen Winkel fällt, löst Freude und Glückseligkeit aus und eine erfrischende Brise weckt neue Hoffnung und ermutigt zu einem neuen Anfang.

Je harmonischer wir uns mit den Kräften der Natur verbinden, umso größere Wohltaten empfangen wir von ihr. Die schöpferische Kraft der Lichtsamen wird nicht nur **Krankheitskeime**, Säuren, Mineralien und Gifte aller Art an die Oberfläche ziehen und **ausscheiden**, sondern zugleich alle **Organe beleben**, so dass sich der Körper verjüngt und erneuert und wir allmählich einen **Vorgeschmack der Vollkommenheit** bekommen, nach der wir uns wohl sehnten, die wir aber auf den bisher eingeschlagenen Wegen nicht erreichten.

Das Licht der Sonne vermittelt uns die Lichtschwingungen und **Lichtkräfte aller Erscheinungsformen des Weltalls** und legt die **Schätze der Unendlichkeit** vor unsere Füße, so dass wir aus innerem Drang unser Sinnen und Trachten auf das **Höhere, Bessere, Edlere** richten und den wahren Zweck unseres Daseins erkennen und verwirklichen, nämlich den **Fortschritt in jeder Beziehung** zu fördern. Dafür setzen wir uns ein Ziel, das wir fest im Auge behalten, selbst wenn die rückständige Umgebung versucht, uns zurückzuhalten oder zurückzuziehen.

Deshalb blicke immer vorwärts, diene deinem **Ideal**, das deiner gegenwärtigen Erkenntnis entspricht; wenn es dir nicht mehr genügt, wähle dir ein **höheres!** Schließlich erkennst du das **Vorbild aller Vorbilder in dir selbst**, das im luftlosen Bläschen deiner hinteren Herzenskammer eingezeichnet ist und des Augenblickes harrt, dass du es erschaust und dich an ihm begeisterst, die Vollkommenheit immer mehr aus dir herauszuarbeiten, bis du dem Vorbild in allen seinen Zügen gleichst.

Wie aber die Blüte, die im Samen schlummert, viele **Entwicklungsstufen** des Samens abwarten muss, bevor sie die Pracht ihrer Farben entfalten und die Süßigkeit ihres Duftes verbreiten kann, so können auch wir unserem Ideal nur **Schritt für Schritt** näher kommen, bis wir das große Ziel erreichen und wie der Heiland sagen können: **„Ich und Abba sind eins.“**

16. Lektion

Die Lichtbäder

Schon deshalb sollten wir dem **Licht,** der **Luft** und der **Sonne** bewusst und regelmäßig Zutritt zu unserem Körper gewähren, weil wir meist viel zu viel und viel zu dichte Kleider tragen. Dadurch leidet die **Hauttätigkeit** und die Ausscheidungen, die durch die Haut einen Ausweg suchen wollten, lagern sich unter der Haut ab, zersetzen sich und beeinträchtigen nach und nach die inneren Organe. Mancher glaubt, er könne mit äußeren Bädern Abhilfe schaffen; jedoch halten äußere Bäder wohl die Oberfläche der Haut rein, können aber die Zersetzungsvorgänge unter der Haut nicht beseitigen. Deshalb sind **natürliche Luft-, Licht- und Sonnenbäder** notwendig, um die Haut in vollkommener Tätigkeit zu erhalten.

Im Morgenland schenkt man den Luft- und Sonnenbädern viel mehr Aufmerksamkeit als bei uns im Abendland. Dort sind deshalb auch die schönsten Frauen zu finden, weil sie ihren Körper täglich der Luft und dem Licht aussetzen und ihn außerdem nur in leichte, luftige Kleider hüllen. Die Männer beachten dieselben Regeln.

Bei den Naturvölkern, bei den Indianern und in bäuerlichen Kreisen tragen die **stillenden Mütter** die Brust entblößt, weil sie wissen, dass sie dadurch reichlich Milch für die Säuglinge haben, während bei uns die dichtbekleideten Mütter über Stillunfähigkeit klagen und sich mit künstlichen Höhensonne Lampen bestrahlen lassen, was aber keinen Ersatz für die natürlichen Sonnenstrahlen bietet.

Aus Erfahrung wissen wir auch, dass die **Kinder,** die möglichst wenig Kleider tragen, barfuß im Sand spielen und in der Erde graben, im Wasser herumwaten und durch Berg und Tal streifen, gesund, kräftig und widerstandsfähig sind. Mit schweren Kleidern beladene Kinder sind dagegen für alle möglichen Krankheiten anfällig.

Wie rasch fühlen wir uns selbst nach harter Tagesarbeit erfrischt und erleichtert, wenn wir daheim die schweren Arbeitskleider ablegen und uns, lose und leicht bekleidet, unseren häuslichen Pflichten widmen! Wir atmen leicht und tief und fühlen uns wohl bei frischer Luft, selbst wenn es kühl ist. Wie belebt sich unser Gehirn, wenn der Wind durch die dünnen Strümpfe die Knöchel fächelt! Wie warm bleiben die Füße, wenn sie durch leichte, ausgeschnittene Schuhe ausdünsten können!

Daraus sehen wir, dass unser Körper **mehr Luft und Licht** nötig hat, als wir ihm unter dem Einfluss von Umständen und Verhältnissen zukommen lassen. Um das Bedürfnis zu befriedigen, brauchen wir aber nicht „auf das Land“, in einen „Luft“-Kurort oder eine „Luft“-Kuranstalt zu gehen. Wir können überall zu mehr Licht und Luft kommen, sogar **daheim**. Man fängt zwar hier und da in den Städten an, auf den Hausdächern für jede Familie einen „Sonnenraum“ einzurichten; aber nicht jedermann kann sich solchen Luxus für seine Körperpflege leisten. Jedoch kann jedermann mit einigem guten Willen daheim eine Gelegenheit finden, seinen Körper gründlich zu lüften und von der Sonne bescheinen zu lassen.

Jeder, der ernstlich will, kann **daheim morgens und abends** wenigstens **ein Luft- und Lichtbad** nehmen. Wir mögen vielleicht nicht immer Zeit finden, ein regelrechtes Sonnenbad zu nehmen und alle die Übungen anzureihen, deren Segen wir uns eigentlich zugute kommen lassen sollten; aber das ist kein Grund, alles aufzugeben unter dem Vorwand, es fehle uns an der Zeit.

Auf der anderen Seite sollen wir unsern Verstand gebrauchen und **nichts übertreiben.** Gib der Natur nur ein wenig, aber regelmäßig Gelegenheit, ihre Kräfte zu entfalten, und habe es nicht übereilig mit deiner Erlösung! Denn die Natur macht keine Sprünge. Manche Menschen können zwar ohne jede Vorbereitung stundenlang nackt herumlaufen wie die Eingeborenen, ohne Schaden zu nehmen. Wenn du es aber auch unternehmen wolltest, dich unvermittelt für Stunden aller Kleider zu entledigen und dich Wind und Wetter auszusetzen, so könntest du üble Erfahrungen sammeln.

Bescheide dich also fürs erste mit einem kurzen **Luftbad abends** vor dem Schlafengehen und **morgens** nach dem Aufstehen. Trage tagsüber **leichte Kleidung**. Nimm täglich ein **Schwammbad**, um die Hauttätigkeit anzuregen. Bringe die Rückgratswirbel durch einige **Streck- und Beugeübungen** auf den Atem in die richtige Lage. Wenn es die Umstände nicht anders gestatten, so kannst du wenigstens die Kleidungsstücke einzeln ablegen und zuerst die obere Körperhälfte mit einem Handtuch und darauf mit den Händen kräftig abreiben, alsdann den Oberkörper bedecken und dann die untere Körperhälfte in derselben Weise behandeln.

Dadurch kommst du sehr bald zu der Einsicht, dass der Körper nicht nur der Pflege bedürftig, sondern auch dankbar dafür ist und dass jedermann selbst die **Verantwortung** für den Zustand seines Körpers trägt. Allmählich erkennst du, dass dein Körper der beste ist, den du dir nur vorstellen kannst, und fängst an, Mittel und Wege zu suchen und zu entdecken, wie du ihn **umformen**, erneuern, verbessern und veredeln kannst. Auch diese geringe Aufmerksamkeit verlohnt sich also und damit erwacht auch der **innere Drang**, sich mit den **Sonnenbädern** vertraut zu machen und sie durchzuführen.

Der **Sonntag** ist schon seit undenklichen Zeiten von unsern Vorfahren zum Tag der Sonnenbäder bestimmt worden. An diesem Tag sollte sich jeder vom körperlichen und vom Ideen-Staub der Werktage reinigen, seinen Körper den Lichtstrahlen der Sonne und sein Denkenswesen den Lichtstrahlen des Gottesfunkens im Herzen öffnen, um im Einklang mit den schöpferischen Kräften der Natur, des Weltalls und der ewigwirkenden Intelligenz zu bleiben. Am Sonntag sollen wir das im Lauf der Woche nutzlos Gewordene auf dem Altar der Ewigkeit opfern und uns, befreit von allem, was der Vergangenheit zum Opfer gefallen ist, den neues Leben zeugenden Strahlen des ewigen Lichtes darbieten, damit die Natur den Reichtum ihres Schatzhauses und die ewige Intelligenz die Fülle ihrer Weisheit und Gnade über uns ausgieße.

Das heißt aber nicht, dass wir den ganzen Sonntag in der Sonne liegen sollen. Wir nehmen das Sonnenbad immer nur kurz für **10 Minuten**, um schädliche Wirkungen zu vermeiden. Wer das Sonnenbad auf eine ganze Stunde und länger ausdehnt, läuft Gefahr, das **Gleichgewicht im Denken** zu verlieren. Man sieht das vielfach in „Erholungsstätten", wo sich manche am Sonntag viele Stunden lang in die Sonne legen. Sie sind meist etwas „sonderbar", weil das Gehirn überreizt worden ist und nicht mehr normal arbeitet. Werden die Sonnenbäder zu lange genommen, so erzeugen die Geschlechtsdrüsen mehr Sekretionen, als der Körper verarbeiten kann. Dann zersetzt sich der Überschuss, geht in Gift über, erzeugt Überreizung und Überhitzung der Nerven, was zu Schlaflosigkeit, Herzbeschwerden, Augenleiden und anderen Unannehmlichkeiten führt. Wir nehmen daher besser das Sonnenbad anfangs nur für wenige Minuten.

> Es ist außerordentlich wichtig, dass während des Sonnenbades die **Geschlechtsorgane** und auch der **Dickdarm rein** sind. Wir **waschen** deshalb die Organe vorher gründlich mit reiner Ölseife und nehmen, am besten am Abend vorher, ein **Darmbad.** Herrscht hier nicht völlige Reinheit, so erzeugen die Ätheroiden oder Lichtsamen der Sonnenstrahlen vermittels der Unreinigkeiten Kleinlebewesen, die durch die Poren in den Körper eindringen und die Nerven fiebrig machen. Daher machen manche mit den Sonnenbädern keine guten Erfahrungen und geben den Sonnenbädern die Schuld anstatt ihrem unreinen Zustand.

Die Sonnenstrahlen tragen die **Lichtsamen** mit sich, die atomistische Feinstorganismen sind. Da die Sonne das männlich-befruchtende und der Erdkörper das weiblich-empfangende Prinzip darstellt, so vermitteln die Sonnenstrahlen Erneuerung oder Erweiterung des Lebens in allem Körperlichen. Wo immer ihre Lichtsamen mit Materie in Berührung kommen, erzeugen sie Leben; denn sie anerkennen keinen leblosen und toten Zustand. Dabei nehmen sie keine Rücksicht auf die Beschaffenheit der Materie, auf die sie stoßen. Ist sie rein, dann erzeugen sie **höher organisiertes Leben;** ist sie unrein, dann wirken sie Zersetzung oder Auflösung oder das, was wir Krankheit nennen, indem sie **Bakterien** erzeugen.

Es ist also sehr wichtig, dass die Körperteile, die wir beim Sonnenbad den Sonnenstrahlen aussetzen, rein sind. Sobald die Geschlechtsorgane und ihre Umgebung rein gehalten werden, dringen die Lichtsamen in die reine Zell-Atmosphäre der Organe ein, befruchten die Sekretionen, die Lebenskeime der Drüsen und erzeugen die **neuen Elementar- und Ätherstoffe**, von denen die mitotische Teilung der Gehirnzellen abhängig ist.

Weder das elektrische, noch anderes künstliches Licht ist imstande, diese Umwandlungen in den Drüsen-Sekretionen herbeizuführen. Denn alles **künstliche Licht** bedeutet nur eine beschränkte Auslese gewisser atmosphärischer Lichtschwingungen, enthält also nicht die vollen Kräfte des Urlichtes wie das Sonnenlicht. Daher besteht auch beständig die Gefahr, dass die Bestrahlung mit künstlichem Licht zu Verbrennungen, Lähmungen und ähnlichen Schädigungen führt.

Der beste Ort für das Sonnenbad ist **daheim das eigene Zimmer.** Es sei gut durchlüftet, aber angenehm warm und frei von Zugluft. Jedenfalls sorge man dafür, dass sich der Körper nicht verkühlt. Ist es zu frisch im Raum, dann bedeckt man den Körper nach Bedarf. Bei warmem Wetter nimmt man zuerst ein Schwammbad am ganzen Körper; bei kühlem Wetter wäscht man nur die Geschlechtsorgane mit kaltem Wasser ab, trocknet sie mit einem weichen Tuch und reibt sie sanft mit der Hand, während man sie den Sonnenstrahlen aussetzt, bis sie angenehm durchwärmt sind, was nach **3 bis 5 Minuten** erreicht ist.

Es genügt, die **Geschlechtsorgane** von einem Strahlenbündel bescheinen zu lassen, weil das Sonnenlicht hier die größte Wirkung auslöst. Die **anderen Körperteile** können auch der Sonne ausgesetzt werden, ausgenommen der **Kopf** und die **Nabelgegend**, die man während des Sonnenbades, wenn nötig, mit einem Tuch bedeckt. Setzt man den Körper im ganzen dem Sonnenlicht aus, so bewege man sich lebhaft und reibe die Haut mit einem Handtuch und dann mit den Händen.

Während der Besonnung nimmt man **verschiedene Körperstellungen** ein; man steht, sitzt oder kniet. Dann **legt** man sich mit dem Rücken auf ein Leinen- oder Seidentuch, das nach Belieben farbig sein kann, nur nicht grün oder schwarz, weil diese Farben die Strahlen aufsaugen, also die Wirkung des Sonnenbades beeinträchtigen würden.

Den **Körper bedeckt** man mit einem leichten Seidentuch, das je nach der Temperamentsanlage rosa, rot, blau, gelb, orange, violett oder weiß sein kann, aber nicht grün oder schwarz sein soll. Die **linke Hand** legt man unter das Kreuz und mit der **rechten** massiert man zuweilen die Nabelgegend in kreisförmigen Bewegungen von rechts unter dem Nabel vorbei nach links und von da über dem Nabel zurück nach rechts.

Verharre nicht zu lange in derselben Stellung; ziehe abwechselnd das rechte, dann das linke **Bein** und danach beide gleichzeitig an und **atme** dabei kräftig. Um das Atmen zu erleichtern, lege ein zusammengerolltes Leinentuch unter das Kreuz.

Währenddessen **denke** an die sonnige Zeit deiner Kindheit und alle schönen und erhebenden Augenblicke deines Lebens zurück, wünsche dir, wieder glückselig wie ein Kind zu sein, verbanne alle unangenehmen Erinnerungen und lasse keine Suggestionen des Alterns aufkommen, sondern denke nur an das Schöne, Erhebende und Erhabene. Achte auf die Vorgänge in deinem Körper, im Blut, in den Nerven, in den Drüsen, und vergegenwärtige dir die Macht des ewigwirkenden Gedankens, der sich die ganze Schöpfung und auch deinen Körper aufgebaut hat.

Nach 3 bis 5 Minuten, sobald die Geschlechtsorgane durchwärmt sind, setze dich auf einen Stuhl mit dem Rücken gegen die Sonne und lege das seidene Tuch über den Rücken, so dass nur die untersten **Rückgratswirbel** von den Sonnenstrahlen unmittelbar getroffen werden. Sobald diese Wirbel durchwärmt sind, ziehe das Tuch langsam höher hinauf und lasse einen Wirbel nach dem anderen bestrahlen, bis der oberste Wirbel und das ganze Rückgrat durchwärmt sind. Dann führe das Tuch wieder langsam Wirbel für Wirbel abwärts. Die **Rückenbesonnung** soll auch nicht länger als 3 bis 5 Minuten dauern. Auf dieselbe Weise kann man auch die vordere Körperseite besonnen. Aber anfangs sollte das Sonnenbad alles in allem nicht über 10 Minuten ausgedehnt werden.

Nach jedem Sonnenbad reibt man die besonnten und erwärmten Stellen mit **Öl** ein, wofür man einige Tropfen Öl in die Hand gießt. Russisches, dickflüssiges Petrolatum eignet sich am besten dazu; zur Abwechslung kann man aber auch Lilienöl, Menphoröl oder Knoblauchöl verwenden. Insbesondere reibe man die **Waden** gut ein und hämmere sie dann noch mit den Handrücken oder den Fäusten bei ganz lockerem Handgelenk ab. Dann reibe man die inneren Flächen der **Oberschenkel**, die **Oberarme**, die **Brust**, den **Nacken**, das **Kreuz** und den **Unterleib** mit Öl ein. Sollte diese Behandlung die Unreinigkeiten unter der Haut so stark an die Oberfläche ziehen, dass Pusteln entstehen, so freue dich, dass die Natur diese Gifte endlich ausscheidet; je mehr ausgeschieden werden, um so mehr verbessert sich der Gesundheitszustand.

Die beste Zeit für die Sonnenbäder ist der **Morgen**, weil die Lichtsamen oder Ätheroiden zu dieser Zeit wirksamer sind als zu anderen Tageszeiten. Die Kraft der Lichtsamen wechselt mit den Tages- und Jahreszeiten und auch mit der Witterung. Bei schwülem Wetter und großer Hitze sind die Sonnenbäder während der Mittagsstunden geradezu schädlich. Ist die Atmosphäre leicht und kühl, so kann man die Bäder auch nachmittags und abends nehmen; aber die beste Zeit ist und bleibt der Morgen nach Sonnenaufgang.

Denn am frühen Morgen enthalten die Sonnenstrahlen noch **alle Farben**, besonders auch die **Violettstrahlen**; mittags herrschen die **gelben** und abends die **roten Strahlen** vor. Morgens ist auch die Atmosphäre meist noch ausgeglichen, friedlich und rein und daher für die Violettstrahlen leicht durchdringbar, so dass diese ihrer Aufgabe, die Zwillingskräfte Magnetismus und Elektrismus in unserem Körper zu polarisieren, gerecht werden können.

Im **Frühjahr** sind die Sonnenbäder wirksamer als zu irgend einer anderen Jahreszeit. Deshalb sollte man im Frühjahr damit beginnen und kann sie dann nach und nach das ganze Jahr hindurch fortsetzen. Wenn in uns zur **Wintersonnenwende** ein neuer, ein **Chrystos-Gedanke** geboren wird, der uns ein neues Ziel für das neue Jahr setzt, wenn wir diesen Gedanken dann in unserem Herzen bewegen und im Frühjahr vermittels der Sonnenbäder durch die unbefleckte Empfängnis in unser

Fleisch und Blut eingebären und ihn 9 Monate vor ungünstigen Einflüssen bewahren und ihn werden und reifen lassen, dann können wir uns darauf verlassen, dass sich in der Adventszeit unsere Erwartungen zu einem schöneren Weihnachtsgeschenk verkörpern, als uns je eines wurde.

Unsere Vorfahren, die Zarathustrier, zählten 7 **Gottestugenden,** innere Führung, Gerechtigkeit, Friedfertigkeit, Ergebung, Selbstbewusstheit, Gotterkenntnis und Gehorsam, und nahmen sich vor, alljährlich eine davon in besonderem Maße zu entwickeln, und erreichten das gesetzte Ziel, indem sie sich bewusst und planmäßig der unbefleckten Empfängnis durch die Lichtsamen und Sonnenbäder bedienten. Auch die **geistige Frucht** der unbefleckten Empfängnis braucht 9 Monate zur Ausreifung. Hierauf sollten wir Bedacht nehmen im Leben und uns einen festen Plan machen. Denn nach 9 Monaten nehmen unsere Gedanken eine feste Gestalt an, ob sie gut und förderlich waren oder nicht.

Wer sich kein **höheres Ziel** in seinem Leben setzt oder es aufgibt, der bleibt stehen und wird schließlich zur Salzsäule wie Lots Weib. Deshalb sollten wir die Sonnenbäder mit religiöser Gewissenhaftigkeit befolgen. Das schuldet jeder sich selbst und seinem eigenen Wohlergehen, von dem schließlich das Wohlergehen der Gesamtheit abhängt. Sobald Gesundheit, Lebenskraft und Jugendfrische wieder Allgemeingut geworden sind, entfalten sich höheres Denken und edleres Streben von selbst.

Der **1. Abschnitt** in der menschlichen Erziehung ist die **vorgeburtliche Erziehung**, für die die Mutter allein die Verantwortung trägt.

Der **2. Abschnitt** beginnt mit der körperlichen Geburt und umfasst das **Wachsen und Reifen** des Menschenkindes im Schutz und unter der Verantwortung der Eltern und der Familie.

Der **3. Abschnitt** beginnt nach der Reife des Menschenkindes und hat die **Selbsterziehung** durch Wiedergeburt zum Gegenstand, die von der unbefleckten Empfängnis abhängt und für die jeder Einzelne die individuelle oder Selbst-Verantwortung trägt, die ihm niemand abnehmen kann.

Diese Selbsterziehung soll dem einzelnen Individuum Anteil am **ewigen Leben** verschaffen, indem er vermittels der Wiedergeburt über die körperliche Einkleidung das „**Strahlenkleid der Seele**" legt, wie es in einer Hymne der Urchristen, dem „Lobgesang der Seele“, heißt, und das **Licht der Erkenntnis** wie eine Sonne auf seine Umgebung und die Gesamtheit ausstrahlen lässt. Dieses Strahlenkleid ist also weder ein Phantasiegebilde noch ein Wunder, ebensowenig wie die **Wiedergeburt** ein Wunder, sondern ein **Erlebnis** ist, das sich **jeder selbst zu bereiten** hat, wenn er Anspruch darauf erhebt, ein selbstbewusster und daher gottbewusster Mensch zu sein, der eine **Aufgabe** im ewigen Gesamtplan der Entwicklung in dem Sinne zu erfüllen hat: „Denn also liebte Gott die Welt, dass er sich eingebar in dich allein, o Menschensohn, zu sein **der Menschheit Heil**.“

Ist die unbefleckte Empfängnis durch die Sonnenbäder einmal eingeleitet und hat die Verjüngung begonnen, so nehmen die guten Wirkungen kein Ende und wir sind versucht, sie mehr als **einmal in der Woche** zu nehmen. Das sollte jedoch nicht eher geschehen, als bis wir uns überzeugt haben, dass sich dabei nur gute Wirkungen einstellen.

Auch sollten wir uns durch die guten Wirkungen nicht verleiten lassen, die Sonnenbäder zu lange auszudehnen. Ein Sonnenbad von **10 Minuten**, das wir konzentriert und bedachtsam nehmen, erzielt weit mehr, als eine gedankenlose Ausdehnung auf eine Stunde. Bevor wir Sonnenbäder im **Freien** und in den **Bergen** und **Wäldern** nehmen, sollen wir eine Zeit lang daheim unsere Beobachtungen gemacht und unsere Erfahrungen gesammelt haben. Bei trockener Luft können wir die Sonnenbäder ohne Schaden öfter nehmen und mit der Zeit schließlich auch täglich die Organe kurz besonnen lassen.

Die verjüngenden Wirkungen der Sonnenbäder lassen sich dadurch **steigern**, dass man häufig **barfuß** geht, den Körper **im heißen Sand badet**, im Sommer **in Bächen watet** und vor Sonnenaufgang **barfuß im nassen Gras** geht. Nach dem Barfußgehen reiben wir die Füße kräftig, schlagen sie mit den Händen, **ölen** sie leicht ein und stecken sie in seidene Tücher oder Schlüpfer, ehe wir die Strümpfe anziehen. Wer zu Rheumatismus, Gicht und Hautausschlägen neigt, sollte hierauf besonders achten.

Die **heißen Sandbäder** sind von großem Nutzen für alle die, die sich nicht ganz auf ihre Lunge verlassen können. Man gräbt sich in liegender Stellung, das Gesicht abwärts gekehrt, in den heißen Sand ein, so dass nur der **Kopf** frei bleibt, den man mit einem Schirm **beschattet.** Während der Dauer von 10 Minuten **atmet** man lang aus und voll ein und verlängert die Ausatmung gegenüber der Einatmung immer mehr. Dann **ölt** man den ganzen Körper gut ein und kleidet sich an. Jeden 2. Tag genießt man die Kerne von 3 **Kirschsteinen**, und zwar 10 Tage lang. Anschließend trinkt man 4 Wochen lang täglich **Mineral- oder destilliertes Wasser** in kleinen Mengen und **fastet** so oft wie möglich, erlaubt sich aber an jedem Fasttag dreimal je eine Tasse Leinsamentee mit etwas Zitronensaft.

Je mehr wir die guten Wirkungen der Sonnenbäder an uns selbst erleben, wie sie uns in den Zustand kindlicher **Freudigkeit** und heiterer **Gelassenheit** versetzen und uns die sichere Führung durch unsere Individualität vermitteln, fühlen wir uns angespornt, unsere **Mitwelt** an unserm Glück teilnehmen zu lassen. Dabei müssen wir aber bedenken, dass sich **jeder selbst** die Frage zu stellen hat: „Was muss ich tun, um gerettet zu werden?", und dass sich auch jeder diese Frage selbst zu beantworten hat.

Einem andern diese Frage aufdrängen oder gar sie für ihn lösen wollen, führt zu Missverständnissen und Streit. Er wird früher oder später schon nachkommen, sobald er zu erwachen beginnt. Inzwischen lässt der **Zeitgeist** nicht nach, ihn zu **schütteln und zu rütteln** und zu größeren Kraftanstrengungen zu zwingen, damit er sich gegenüber den ständig wachsenden Anforderungen des Alltags behauptet.

Unter diesem äußeren Druck beginnt schließlich auch der Durchschnittsmensch zu begreifen, dass er seine körperliche und geistige Schwerfälligkeit in **Beweglichkeit** umwandeln muss und dass zu jeder **Umwandlung** von Substanz größere **Wärme** und stärkeres **Licht** notwendig sind. Dann wird auch der Durchschnittsmensch reif für die unbefleckte Empfängnis und wird sich aufmachen, seine Lampe zu reinigen, sie mit Lebensöl zu füllen, anzuzünden und strahlen zu lassen, um bereit zu sein, den Bräutigam, das erneuernde Lebensprinzip des Lichtsamens, zu empfangen.

Zu allen Zeiten hat es auch solche gegeben, die aus der Schwerfälligkeit des Durchschnittsmenschen Kapital schlagen wollten und vorgaben, sie hätten das **„Lebensöl"** erfunden und hergestellt, und es auf den Markt brachten. Viele haben sich aufgemacht, „**Haoma**", das Wunderkraut des Zarathustra, zu suchen, dessen Saft der Sage nach die verlorene Jugendlichkeit wieder zurückbringt, und haben dann ein „**Lebenselixier**" feilgeboten. Viele haben sich auf die Wanderschaft begeben, um den „**Stein der Weisen**" zu finden, der ihnen das Geheimnis der Verjüngung offenbare. Viele gingen der Idee vom „**goldenen Lebenswasser**" nach, das alles Verbrauchte und wertlos Gewordene wieder wertvoll machen sollte:

Alle haben auch etwas gefunden und erreicht, nur das Ziel nicht, das ihnen vorschwebte. Die Natur bietet ihre Schätze allen an, ohne Bevorzugung und ohne Vorbehalt. Jeder kann davon nehmen, soviel er will, und Nutzen daraus ziehen, soweit seine **Erkenntnis** reicht. Den Stein der Weisen kann jeder finden; er braucht sich nur den Zustand der **Erleuchtung** zu schaffen. **Gold** kann jeder auf die einfachste Art und Weise machen. Die **Nervensubstanz** hat das Element Gold zur Grundlage und je mehr Gold die Nerven enthalten, um so besser leiten sie die elektromagnetischen Schwingungen zu Gunsten der Drüsen weiter, die einen Teil ihrer Sekretionen in das Element Gold überführen, das den Nerven, der grauen Nervenmasse und dem Gehirn zugute kommt.

Diese Herstellung von Gold in unserem Körper ist das Geheimnis der „**Alchemie**" und die Frucht der Wiedergeburtspflege, die zur unbefleckten Empfängnis führt und in der „Auferstehung", der höchsten Glückseligkeit des Lebens oder der Gotterkenntnis gipfelt, wodurch wir die Ewigkeit des Lebens begreifen.

Durch die unbefleckte Empfängnis und vermittels der Lichtsamen werden sich die in den Drüsensekretionen wirksamen Intelligenzen ihres höheren Zieles bewusst und erzeugen **neue Elementar- und Ätherstoffe,** mit deren Hilfe sich unser Körperwesen immer mehr nach dem **Idealbild** im luftlosen Bläschen der hinteren Herzenskammer umgestaltet, so dass gerade die Sonnenbäder das natürlichste und einfachste Mittel sind, die Überbleibsel aus hinter uns liegenden Entwicklungsstufen abzustreifen.

Nur durch die Beachtung der Wiedergeburtsprinzipien, wozu auch die unbefleckte Empfängnis gehört, kamen die **Weisen und Erlöser** zu ihrer Weisheit, ihrer Charakterstärke und ihrer Opferwilligkeit und als

Männer und Frauen zu dem freiwilligen Entschluss, im **Zölibat** oder in der **Virginität,** das heißt in geschlechtlicher **Enthaltsamkeit,** zu leben. Sie hatten in der unbefleckten Empfängnis das Geheimnis der Selbsterneuerung und Selbstverjüngung, der Verlängerung und Verewigung des Lebens entdeckt und dadurch Kräfte entwickelt, die sie zu Leistungen befähigten, die an das Wunderbare grenzten.

Heute wird das Wesen der unbefleckten Empfängnis, des Zölibates und der Virginität ebensowenig verstanden wie zu anderen Zeiten, weil die Bedeutung der Geschlechtsdrüsen für die Weiterentwicklung des Menschen nicht verstanden wird. In gewissen Kreisen ist man der Ansicht, dass man erst von einem gewissen Alter an geschlechtlich enthaltsam leben könne, nämlich erst dann, wenn die Drüsen nicht mehr sekretieren; dann handelt es sich aber nicht um ein Zölibat, sondern um eine **Alterserscheinung.**

Das **wahre Zölibat** ist unabhängig vom Alter und hat zur Voraussetzung, dass die Geschlechtsdrüsen noch sekretieren und die unbefleckte Empfängnis stattfindet. Ohne die unbefleckte Empfängnis führt das Zölibat zu einem einseitigen, disharmonischen Leben und leistet der Krankheit, der Unmoral, der Sünde, der Charakterlosigkeit und dem unfreien Denken Vorschub.

Es ist gewiss richtig, dass man durch das Zölibat volle **Vergebung der Sünden** erlangen und auf eine überdurchschnittliche Entwicklungsstufe treten kann, aber nur dann, wenn sich Zölibat oder Virginität auf der **unbefleckten Empfängnis** aufbauen. Daher hielten die Alten die Sonnenbäder heilig und die Urchristen machten sie sogar den Fortgeschrittenen oder Pneumatikern zur Pflicht.

17. Lektion

Das Lichtfest

Um die Weihnachtszeit konzentrieren sich die **magnetischen Kräfte der Erde** auf die **universelle Leuchte** der Räumlichkeit, um aus deren Vorräten zu schöpfen, und erreichen den Höhepunkt der Konzentration gerade zu der Zeit, wenn wir die kürzesten Tage und die längsten Nächte haben. Die nervenanspannenden elektrischen Kräfte der vorangegangenen Jahreszeit sind zur Ruhe gekommen und die **Natur** nimmt die Gelegenheit wahr, ihre erschöpften Kräfte wieder aufzubauen für größere Leistungen.

Wie alles seine Zeit und jede Zeit ihre besondere Art hat, so gibt es auch für den Menschen eine **Zeit der Vorbereitung auf etwas Besseres**, nachdem die Erntezeit abgeschlossen ist. Herz und Gesinn sind noch vom Dank erfüllt für all den Erntesegen und nun soll sich unser Denken in die Richtung des Neuen lenken, das da werden soll und für das wir neue Anstrengungen machen müssen. Wir sollen einen **neuen Lebensabschnitt** beginnen.

Die Erde hat alle Entwicklungsstufen einer vollkommenen Schwangerschaft durchlaufen, deren Frucht ein solcher Segen an Schätzen war, dass der weitaus größte Teil ungeerntet bleiben musste. In der gleichen Weise machen auch wir Menschen **Jahr für Jahr einen Geburtsgang**, eine Erneuerung, eine Wiedergeburt durch, um immer mehr Früchte des Geistes hervorzubringen.

Wie die **Frühlingszeit** körperliche Reinigung erfordert, die **Sommerzeit** Verbindung mit den Naturkräften anbietet, um neue Früchte vorzubereiten, der **Herbst** alle unsere Kräfte, Gaben, Fähigkeiten und Talente aufruft, um den Erntesegen zu bergen, zu verwerten und zu konservieren, ebenso hat auch der **Winter** seine Besonderheit: Wir sollen uns die Ereignisse, Ergebnisse, Erfolge des ganzen Jahres vergegenwärtigen und demgemäß einen **erweiterten Plan** für das kommende Jahr entwerfen.

Wenn wir nicht Jahr für Jahr zu Weihnachten eine Wiedergeburt erleben, so schneiden wir uns den **Segensstrom der Jahreszeit** ab, wandern dann ziellos auf den unteren Straßen der Vollkommenheit dahin und fallen schließlich in Sünde. Das liegt aber nicht im Plan der ewigen Intelligenz oder Gottes. Denn „Gott wünscht nicht den Tod des Sünders, sondern dass er lebe.“ Hält sich der Mensch auf dem Weg des Fortschrittes, dann steigt er auf den Stufen der Vervollkommnung beständig empor und geht dem ewigen Leben oder dem Einssein mit Gott entgegen.

So ist Weihnachten für uns nicht nur ein Tag, sondern eine Zeit der Zeiten, die zur Wiedergeburt mahnt und uns zur Erkenntnis des ewigen Lebens erwecken will, die **Zeit der Wiedergeburt für alle,** die das zunehmende Licht zur Förderung ihrer individuellen Herzenswünsche anziehen. Das aber ist das größte und erhabenste Geburtstagsgeschenk, das wir uns wünschen können: die **Erkenntnis.**

Nicht nur Kenntnisse sollen wir sammeln, sondern immer klarer sollen wir erkennen, warum wir hier auf dieser Erde sind, welche Talente und Gaben wir besitzen und was wir alles damit schaffen können, um **den künftigen Geschlechtern den Weg zu bahnen,** auf dass sie um soviel leichter begreifen, dass wir alle aus derselben Unendlichkeit und Ewigkeit hervorgegangen sind und zur Weihnachtszeit den **All-Geburtstag des ewigwirkenden Gottgedankens** oder des Gottesprinzips in uns und in seiner ganzen Schöpfung feiern.

Denn der Mensch ist nicht das Ergebnis eines menschlichen Willens, sondern des „**Willens Gottes**", wie der Heiland sagte. Ein jeder von uns hat sich offenbart durch den göttlichen Willen, der dem göttlichen Atom seines Wesens entsprang. Diesen **göttlichen Atom** finden wir, wenn wir alle Stufen der Materie rückwärts bis zum Äther- und Atom-Zustand verfolgen, schließlich in dem luftlosen Bläschen der hinteren Herzenskammer, wo er unsere Entität oder Individualität ausmacht.

Diese unsere **Individualität** stellte sich im Augenblick der Empfängnis im luftlosen Bläschen des Nukleus ein, begann sofort ihre **schöpferische Arbeit** und zog sich aus ihrer Umgebung alles Material an, das erforderlich war, um unser Körperkleid zu weben. Darum ist der Mensch nicht gemacht worden von Menschen, sondern ist ein freies Wesen und niemandes Eigentum und niemand untertänig. Darum ist er **seiner Individualität nach ewig,** so ewig wie **Gott**, der den Anstoß zu allem Werden gab, indem er **Äther und Atom** in Verbindung brachte.

Ein jeder von uns hat sich also hier auf Erden gemäß seinem **freien Willen** und seiner **freien Wahl** offenbart, die auf die im Universum innegehabte Stellung und die Zustände und Umstände in der Umgebung Rücksicht nahm, die mit den irdischen Verhältnissen zur Zeit der Empfängnis übereinstimmten. Wir sind darum **gerade da,** wo wir sein **wollten,** und werden so lange da sein, als wir in dieses Körpergewand der Illusion eingekleidet sind.

Ziel und Zweck unseres Daseins ist vom ersten bis zum letzten Atemzug, dass wir **von allem Material** in unserer Umgebung schöpferisch **Gebrauch machen,** um uns dadurch den Weg zu immer **neuen Möglichkeiten** zu bahnen, bis unsere Individualität den göttlichen Willen vollkommen frei zum Ausdruck bringen kann und wir damit zu den **„Freigeborenen“** gehören, von denen der Heiland sagte: „Ihr seid keine unfreien Männer und Frauen!“ und die sogar Paulus anerkannte: „Ihr seid keine Sklaven, ihr seid von Gott, ihr seid Eins mit Gott!“

Lassen wir aber Ziel und Zweck unseres Daseins aus dem Auge, haben wir kein Verlangen nach Fortschritt und nicht den Willen, die Gesetze der Natur immer mehr zu ergründen und bewusst zu befolgen, dann werden wir von den **Zuständen und Umständen,** wie die Natur sie darbietet, abhängig, verlieren den freien Willen und die freie Wahl und werden **erdgebunden.**

In diesen Zustand ist der Durchschnittsmensch geraten, so dass fast die ganze Menschheit erdgebunden ist. Soweit der Mensch fortfährt, den Zuständen und Umständen seiner Umgebung nachzugeben, bleibt er notwendigerweise **erdgebunden**, muss also **wiederkommen** und sich **wiederverkörpern** auf Erden. Alles Wiederverkörpern bedeutet aber keinen Fortschritt, wenn nicht die Individualität ihr Verhältnis gegenüber ihrer Umgebung ändert.

Jeder Erdgebundene kann sich also zu einem Freigeborenen emporheben, und zwar durch **Wiedergeburt aus dem Geist**, d. h. indem er sich **von innen heraus** eine neue Atmosphäre mit größeren Möglichkeiten schafft. Dieser Weg steht jedem offen, steht der ganzen Menschheit, der ganzen Welt offen und jedem wird **zu jeder Weihnachtszeit eine neue Gelegenheit** angeboten, sich an der **universellen Wiedergeburt** zu beteiligen, um schließlich zu einem Freigeborenen zu werden.

Die **Freigeborenen** mahnt das Fest der universellen Wiedergeburt, dass sie sich niemals auf die Stufe derer herunterziehen lassen, die nur die materielle, irdische Ebene innehalten, sich nur des materiellen Daseins bewusst sind und nur an die materiellen Dinge des Lebens denken, was sie essen und trinken, wie sie sich kleiden und putzen und mit welchen Vergnügungen sie sich zufriedenstellen sollen. Die Freigeborenen dürfen weder im Materiellen aufgehen, noch sich davon ausnutzen lassen, sondern haben **ihr Licht scheinen** zu lassen, damit die Menschen, wie der Heiland sagte: „eure Werke sehen und lernen, euerem Abba im Himmel die Ehre zu geben", damit also die ganze Menschheit allmählich die Fesseln der Unwissenheit, der Unkenntnis und des Aberglaubens abwirft. Den Freigeborenen soll also **zu jeder Weihnacht ein Licht größerer Erkenntnis** als Frucht der Wiedergeburt aufgehen und dieses hellere Licht sollen sie dazu benutzen, **die ganze Erde** immer mehr in einen Zustand der Freude und Glückseligkeit oder der Vollkommenheit zu versetzen.

Schon seit der Zeit, als die **weiße Menschheit** entstand, also nicht erst seit Beginn der christlichen Zeitrechnung, feiert man Weihnachten als den **universellen Geburtstag aller Kultur** in Verbindung mit der **Wiederkehr des Lichtes oder der Sonne** als des Sinnbildes des sich erneuernden und erweiternden Lebens oder des **ewigen Chrystos-Prinzips der Erneuerung**, das seinen Plan gemäß der Zahl der Vollkommenheit in den **12 heiligen Tagen und Nächten** zwischen dem 24. Dezember und 6. Januar festlegt und offenbart.

Die Führer und die Großen des Volkes versammelten sich bereits am „heiligen Abend", am 24. Dezember, um sich zur Mitternacht der **Geburtsstunde** eines neuen, erweiterten Gedankens, eines **„Chrystos-Gedanken"**, bewusst zu werden. Die Feiern dauerten 14 Tage und am 15. Tag wurde dem Volk der von den Versammelten ausgearbeitete **Plan für das kommende Jahr** mitgeteilt.

Der 25. Dezember wurde als der Anfang einer Zeit des Aufstiegs, der Erneuerung oder Wiedergeburt gefeiert und man wusste aus Erfahrung und Beobachtung, dass die 12 heiligen Tage und Nächte den **Grund zu allen Geschehnissen in den 12 Monaten des kommenden Jahres** legen und dass sich sogar jeder einzelne in den 12 heiligen Nächten **individueller Offenbarungen** für die kommenden Monate bewusst werden kann, wenn er sich entspannt und gelassen seinem inneren Wesen ergibt, weil sich alles im Einklang mit dem Chrystosprinzip der ewigen Erneuerung entwickelt.

Jeder einzelne hat es demnach in der Hand, sich den Grundstein zu einem erfolgreichen Jahr zu legen. Deshalb sollen schon die **19 Tage** vom 6. bis 24. Dezember, die den 12 heiligen Tagen und

Nächten vorausgehen, **der inneren Sammlung und Ruhe** gewidmet sein. Wir sollen uns selbst **Rechenschaft ablegen**, ob wir durch alle Jahreszeiten hindurch im Einklang mit den Naturgesetzen gelebt und gewirkt haben, damit wir vermittels der **Offenbarungen**, die uns in den 12 heiligen Nächten werden, in den folgenden 19 Tagen vom 6. bis zum 24. Januar unseren **Plan für die Entfaltung größerer Wirksamkeit** und Erzielung größerer Erfolge entwerfen und festlegen.

Unseren Vorfahren bedeutete deshalb das Weihnachts- und Chrystosfest auch soviel wie „**Niederlegung der Gebote oder Gesetze**, die uns zum Fortschritt dienen", weil jedes Weihnachtsfest uns daran erinnern soll, dass der Mensch **vorwärts ringen** muss, bis er alle Gesetze erfüllt hat, wenn er das Kleinod der himmlischen Berufung empfangen oder zu der Erkenntnis gelangen will, dass sich **Gott in ihm eingeboren** hat.

Lange bevor ein Jesus von Nazareth erschien, wussten unsere Vorfahren schon, dass sich der Mensch seiner innewohnenden **Talente und Gaben** bewusst werden und sie zum Vorschein bringen muss, damit ihm die Glückseligkeit werde. Im Menschen ist **minimisiert** oder auf das kleinstmögliche Maß zurückgeführt alles enthalten, was überhaupt in der Natur, im Weltall oder in der Unendlichkeit besteht, und er soll es aus der Verborgenheit oder der Dunkelheit in das **Licht der Erkenntnis** rücken.

Erkennen wir das **Licht in der Dunkelheit** nicht, dann kann es auch unsern Weg nicht beleuchten. Auf den unteren Stufen der Entwicklung sehen wir nur das Scheinbare, das um uns Bestehende, aber nicht uns selbst. Erst wenn wir zunehmen an Weisheit und Gnade bei Gott und den Menschen, uns bekannt machen mit dem in uns Befindlichen, tritt das Scheinbare, Begrenzende, Sündhafte zurück. Erst wenn wir von dem niedrigen Denken ablassen und uns einem **höheren Gedanken** nähern, tritt das Ewigwirkende in uns oder das **göttliche Prinzip** in den Bereich unserer Erkenntnis.

Dann ist **Chrystos oder die Neu-Ordnung aller Dinge** in uns geboren, in unserem Wesen wiedergeboren, und zwar in unserem **Herzen**. Erweiterung der Erkenntnis kommt uns nicht aus dem Kopf, sondern durch das **innere Licht im Herzen**, das uns die **Gegenwart des ewigwirkenden Gottgedankens** schauen lässt oder uns bewusst macht.

Dann werden wir uns auch bewusst, dass **alle Verantwortung auf uns selbst ruht, dass** uns also eine **Erlösung** nach außen erst werden kann, wenn wir unser eigenes Wesen von all den Fesseln befreit haben, in die wir uns haben schlagen lassen. Wir haben uns selbst zu entbinden, frei und selbständig zu machen. Darum ruft uns jede Weihnachtszeit immer wieder den Gedanken der Wiedergeburt in Erinnerung, dass wir aller Beengungen und Begrenzungen entbunden werden müssen, wenn wir den **Weg der Freiheit** betreten, uns gemäß unsern unerschöpflichen Gaben und Talenten entwickeln und von den Mächten, Kräften und Schätzen der Natur immer besseren Gebrauch machen wollen.

Halten wir uns aber nicht an die Natur, bedienen wir uns nicht ihrer Elemente zu unserer Erhaltung, Entwicklung und Vervollkommnung, dann verfehlen wir das Ziel unseres Lebens, fallen in die Dunkelheit und verfallen auf verdunkelnde Ideen, Ansichten und Meinungen, die uns schließlich gefangen nehmen und in die Sklaverei führen. Wir müssen aber heraus aus der ägyptischen Finsternis und den pharaonischen Ideen der Sklaverei, **müssen frei werden**, selbst wenn wir eine Zeit lang in die Wüste müssten. Es ist besser, **in der Wüste** frei als unter Pharao Sklave zu sein. Denn nur in der Freiheit können wir uns des Lebens und alles dessen erfreuen, was darin enthalten ist.

> Sobald wir nur lernen, uns immer wieder zu **entspannen**, und den **Zwang**, der uns aufgenötigt worden ist, **abzuschütteln**, gelangen wir ganz von selbst in die **Freiheit des Gedankens** und von einer Klarheit in die andere und lösen uns selbst die schwierigsten Rätsel. Sobald wir nur lernen, alle die **Einflüsse** der Umgebung, die uns entgegentreten, **zurückzuweisen** und uns dem ewigwirkenden Gedanken in uns zu **ergeben**, können wir keiner Sklaverei verfallen. Denn der Gottgedanke ist frei und kann nicht gefesselt und auch nicht beeinflusst werden und dieser Gottgedanke ist in uns eingeboren. Deshalb müssen wir unser **inneres Wesen** immer wieder **aufrütteln und aufmuntern**, damit uns unsere Individualität selbst auf den Alltagswegen sicher führen kann.

Alle Menschen sind zu dem **gleichen Recht** erkoren und zu der **gleichen freien Wahl** zugelassen, können durch den gleichen, alles neu machenden Heilands- und Erlöser-Gedanken von Stufe zu Stufe bis zur

Vollkommenheit **emporsteigen** und werden **frei von Sühne oder Strafe durch „Ablass"**, dadurch, dass sie von alle dem ablassen, was sie bisher gebunden gehalten hat. **Jeder Mensch ist zu diesem Ablass berechtigt,** niemand kann davon ausgeschlossen werden, niemand kann ihn einem andern vermitteln oder verweigern, weil **jeder den Ablass selbst vollziehen** muss.

> Ablass hat nichts zu tun mit einem Ablasszettel, den man sich kaufen kann. Vielmehr ist **Ablass der Zustand**, in dem wir alles das aufgeben, was von keinem Nutzen für uns ist. Das ist **Ablass oder Amnestie**, dass wir **durch eigenen Entschluss und Beschluss** von allem ablassen, was auf uns geworfen worden ist und uns zurückhält. Das alles lassen wir hinter uns, weil es in der gegenwärtigen Zeit nicht mehr für uns passt, also in das Reich der Illusion gehört. Von alledem lassen wir ab, bringen es uns nicht wieder in den Sinn, tischen es nicht immer wieder auf, sondern übergeben es der Vergessenheit.

Wir unterhalten uns also nicht mehr über Dinge, die nicht aufbauend sind, weil uns das schwächt und entmutigt. Wir reden nicht mehr von Schubkarren, Ochsenwagen, Eselsgespannen, Ochsenpflügen, Talglichtern und Öllampen, da uns schon die **Elektrizität**, das **Automobil** und sogar auch schon die **freie Energie** geworden sind, die uns frei macht von allen Syndikaten, Monopolen und Kartellen. Wir reden nicht mehr von Kohlen- und von elektrischen Öfen, weil sie uns doch nicht befriedigen, und verdammen auch keine Menschen mehr dazu, Kohle aus der Erde zu graben, weil uns die freie Energie viel größere Kräfte zur Verfügung stellt, die uns Licht, Wärme und Kraftstrom bei Tag und bei Nacht unbegrenzt zur Verfügung stellen, so dass wir nicht einmal mehr Benzin für unser Auto zu tanken brauchen.

Der **Antrieb** zu allem Neuen und Fortschrittlichen geht von dem **Gedanken der Vervollkommnung** aus, der jedem Menschen eingeboren ist und der sich bei vielen zum **Gedanken der Vollkommenheit** erweitert hat, dass es **jedem Menschen** auf dieser Erde möglich sei, die Vollkommenheit zu erreichen. Diesen Gedanken hat auch der Schriftsteller des **biblischen Weihnachtsdramas** zu verbildlichen und dramatisch zu gestalten versucht.

Die **Juden** hatten den Heilands- oder **Chrystos-Gedanken** aus der babylonischen Gefangenschaft mitgebracht und aufrecht erhalten, bis dann schließlich sogar in einem Judenland Einer geboren wurde, dem es zum Bewusstsein kam, dass er die Menschen auf ihren Ursprung und darauf aufmerksam zu machen habe, dass **der Mensch die in die Materie eingekleidete Gottheit** darstellt und nun diese Materie zu überwinden hat, um Größeres zu erzielen.

Lesen wir das Weihnachts-Evangelium mit diesem **Gedanken der Erlöserschaft**, dann begreifen wir, dass dieses Evangelium, diese frohe Botschaft der Erlösung, **uns selbst** ganz unmittelbar angeht und dass sich der ganze Erlösungsplan um das **Individuum** oder um mich selbst dreht. Wer nach diesem Plan handelt und sich in den Zustand der Wiedergeburt hinaufarbeitet, dem wird die **Erlösung,** und wenn das jeder Einzelne tut, dann ergibt sich schließlich eine allgemeine oder **Gesamt-Erlösung.**

Der Ausdruck **„Chrystos"** wurde bis zur Zeit des Heilands selbst von den Griechen nur sehr selten und nur zur Bezeichnung des neuen, **erlösenden Gedankens** gebraucht, obwohl die Griechen schon **Plato** für den verheißenen Chrystos und die Perser den König **Cyrus** für ihren Chrystos hielten. Die Griechen glaubten, dass alle besonders befähigten Menschen unmittelbar von Gott abstammten und infolgedessen Gottessöhne sind. Die anderen Menschen sind zwar auch Gotteskinder, aber diesen **besonders Befähigten** legten sie einen **höheren Rang** oder Stand bei als **Chrystos, d.h. Erneuerer**, Neubelebender, Wiedergeborener, der alles neu, alles besser macht, als es seither gemacht worden ist. Deshalb sagt auch Johannes der Offenbarer, der ein Grieche war: „Das Alte ist vergangen; siehe, **ich mache alles neu**", nicht Gott, nicht ein Heiland macht alles neu, sondern **ein Jeglicher**, der zur Erkenntnis des ewigen Lebens und des göttlichen Prinzips gekommen ist oder die Wiedergeburt in sich erlangt hat.

Die Gepflogenheit, mit „Chrystos" eine **Person** anstatt den Erlösergedanken zu bezeichnen, kam erst durch die **Jünger des Heilandes** auf, die dank ihrer griechischen Herkunft den Heiland als **ihren „Chrystos"** bezeichneten. Sie glaubten deshalb auch, dass der Heiland ein Reich, gleich dem von Cyrus geplanten, gründen werde, und hielten ihn für den vorbestimmten Erneuerer und den Regenten dieses neuen Reiches.

Denn alle Propheten und Prophezeiungen hatten es vorausgesagt: „Wenn es infolge all der Ungerechtigkeit und Verletzung der Naturgesetze nicht weiter geht, dann wird vermöge der **Gedanken-Konzentration aller Unterdrückten** Einer erstehen, der das Volk aus der Finsternis zum Licht führt. Eine solche Hoffnung wurde aber **zu allen Zeiten** gehegt, wenn ein Volk bis zum Äußersten unterdrückt war. Zu des Heilands Zeiten unterdrückte die **Macht Roms** alles, weil sich die römische Regierung nicht für das Volk, sondern nur für eine gewisse Klasse ihrer eigenen Leute interessierte.

So hoffen auch heute die Menschen in der ganzen Welt, genau wie damals zu Jesus Zeiten, dass Einer kommt und die Sache in die Hand nimmt. Seit Jesus Zeiten glaubte man sogar in vielen Kreisen an ein **„zweites Kommen Christi"**, dass er also selbst in Person wiederkommen, die Erlösten um sich sammeln und mit ihnen die Erde in ein Paradies verwandeln werde.

Die **Idee** war ganz gut; aber ihre **Durchführung** hatte man nicht genügend durchdacht. Denn der Heiland hatte bezüglich seiner Wiederkehr ausdrücklich gesagt: „Nur wenn ihr meine Worte, meine Gebote, haltet, werden ich und Abba kommen und in eueren Herzen Wohnung machen." Also **im Herzen vollzieht sich das zweite Kommen Christi**; im Herzen eines jeden taucht „Chrystos" oder der erneuernde, belebende, schöpferische Gedanke auf, sobald man sich dem Heilandsgedanken ergibt, und verkörpert sich, sobald man das Alte, Veraltete fallen lässt und sich nach dem Bevorstehenden oder Neuen streckt.

Dazu muss der **Einzelne** den Weg selbst suchen und finden; aber ein **Volk** muss aus der Dunkelheit in das Licht und auf den rechten Weg geführt werden, auf dass es nicht in die Hände der Autoritäten falle, die kein freies Volk wollen.

So möge der Heilandsgedanke zu **jeder** Weihnachtszeit in einem **Jeden** von uns immer mehr rege werden und den Wunsch schüren, dass vermittels der Wiedergeburt **Charaktere in jedem Volk** hervortreten, die das Volk dem **Fortschritt** entgegenführen, auf dass nicht nur das Los des **Einzelnen** erleichtert werde, sondern wir uns auch als eine **ganze**

Menschheit der Zivilisation erfreuen, für die schon seit Anbeginn der weißen Menschheit alle die gewirkt haben, die bereits zu ihrer Zeit den Zustand der **Wiedergeburt** erreicht und den Weg der **Gotterkenntnis** betreten hatten!

Der Heiland ist also nicht der einzige Wiedergeborene oder Vollkommene. Er sagte ja auch selbst: **„Größere Dinge als ich sollt ihr tun!"** Denn ich stehe allein in meiner Klasse, während ihr durch mein Vorbild und mein Lehren so manches voraushabt. Wir tun die „größeren Dinge" auch schon bis zu einem gewissen Grad. Denn was der Heiland zu seiner Zeit noch nicht verwirklichen konnte, ist uns jetzt möglich geworden und **der Möglichkeiten sind kein Ende**.

Wir erweitern die Errungenschaften des Alltagslebens beständig und liefern dadurch den Beweis, dass der ewigwirkende **Gottgedanke in uns alles ermöglichen kann**, und zwar um so schneller, je rascher wir uns von all den Bürden frei machen, die frühere Geschlechter auf uns gewälzt haben, und wieder **„Erstgeborene in uns selbst"** oder Wiedergeborene werden. So wir diesen Gedanken fassen und verwirklichen, wird es auch von uns heißen: „Er nahm zu an Gnade und Weisheit bei Gott und den Menschen."

Jede Weihnachtszeit soll uns von nun an mahnen, in Bereitschaft zu sein, den **Welten-Chrystos-Gedanken** zu empfangen, nicht den geschichtlichen, evangelionischen Christus als Menschen, sondern Chrystos als das verkörpernde Prinzip, das ewig **in den Herzen aller** wiederkehrt, die in die Einheit der Gottheit dringen und das Kleinod der himmlischen Berufung empfangen.

Möge sich das **Licht der Erkenntnis** einem jeden wissenschaftlich durchdrungenen Gottverbündeten zu jeder Weihnachtszeit in aller Fülle offenbaren und uns den Weg zum Hauptgewinn aller Schätze des Lebens beleuchten! Sei dem so!

5. KAPITEL

Die Ehe

18. Lektion

Das Universal-Verhältnis

Die **Liebe** ist das Reich der Frau, die **Weisheit** das Reich des Mannes. Verbinden sich beide in **göttlicher Erkenntnis** zu einer Einheit, dann erzeugen sie die Fülle des materiellen Lebens und die Gipfelung der Geisteskräfte und die späteren Kundgebungen dieser göttlichen Ehegemeinschaft durch Erzeugung eines neuen Geschlechtes stellen größere Offenbarungen der durch diese Ehegemeinschaft geschaffenen Kraftquelle dar. Indessen ist das Zustandekommen der Gemeinschaft selbst das großartigste, erhabenste und vollkommenste Werk der Gottesintelligenz.

Wie die Elektrizität vermöge ihrer **positiven und negativen Polarität** eine nach Verbindung strebende **Anziehungskraft** äußert, so auch das männlich-positive und das weiblich-negative Prinzip. Deshalb gibt es kein größeres Glück für Mann und Frau als die wahre eheliche Verbindung. Der **Geistestrieb** verstärkt diese Anziehungskraft, weil Liebe und Weisheit dem Geisteszustand entspringen und einander suchen, um sich zu vereinigen und zu ergänzen. Es entspricht deshalb den Naturgesetzen und den Prinzipien der Unendlichkeit, dass sich das liebende Frauenherz der Weisheit des Mannes zuzugesellen sucht.

Sobald wir die volle Wahrheit der Dinge begreifen und durchschauen, erkennen wir, dass die **Gottheit** das ganze **Weltall** auf den gegensätzlichen Prinzipien Positiv und Negativ, Männlich und Weiblich aufgebaut hat, so dass sich auch **der Geistes- und der Seelenzustand** im Menschen an die gleichen Prinzipien halten müssen, damit der Mensch seine Aufgabe auf Erden erfülle. Deshalb sucht eine geläuterte Seele nach ihresgleichen unter dem anderen Geschlecht. Denn sie ist sich ihrer Verwandtschaftsbeziehungen bewusst und sucht ihre Ergänzung, damit durch die Verbindung von Liebe und Weisheit größere geistige Kräfte wirksam werden können und größeres Glück erzielt wird. Sobald die Seele ihre **verwandtschaftlichen Beziehungen** zu ihresgleichen und die Verbundenheit aller Seelen in Gott erkannt hat, ist sie erwacht, erweckt oder sich ihrer selbst bewusst geworden.

Wahre Ehen liegen also in der Natur der Dinge, sind und bleiben harmonisch für Zeit und Ewigkeit und ihre Partner finden sich. Denn je mehr sich unsere Erkenntnis erweitert, um so klarer sehen wir die herrliche und tröstliche Wahrheit, dass sich jede **Seele** zugleich mit ihrem ergänzenden **Gegenstück** das Ziel setzt, sich einzukörpern. Wenn ein Kind, ein Jüngling, eine Jungfrau wegen ihrer überragenden Fähigkeiten unsere Aufmerksamkeit auf sich ziehen, so sagt uns die innere Stimme vermittels der Eingebung oder Intuition: „Dieses Kind, dieser Jüngling, diese Jungfrau hat irgendwo in der Unendlichkeit einen ebenbürtigen Gefährten."

Weil das Zusammentreffen und das gegenseitige Finden zweier wahrer Lebensgefährten ein wichtiges Ereignis nicht nur für diese beiden, sondern auch für die Gesamtheit ist, verstehen wir wohl, dass die Gesetze unter den gegenwärtigen gesellschaftlichen Verhältnissen eine **förmliche Anerkennung der Eheschließung** verlangen. Wir müssen uns jedoch darüber klar sein, dass eine gesetzliche Formalität, ein nur auf dem Papier stehendes, wenn auch gesetzlich anerkanntes Übereinkommen nicht erst die Verbundenheit für die schafft, die schon von Ewigkeit her innerlich verbunden sind. Ebensowenig können zeremonielle Feierlichkeiten diejenigen verbinden, die seit Ewigkeit innerlich getrennt sind.

Die **Gesetze der Natur** und die Prinzipien der Unendlichkeit stehen höher als menschliche Bestätigungen und amtliche Sanktionierungen. Aber so lange, bis sich die Menschheit genügend verfeinert und sich besser mit den Prinzipien des Geistes und den Gesetzen der Materie vertraut gemacht hat, müssen **menschliche Gesetze** bestehen und befolgt werden als ein notwendiges Übel der gegenwärtigen Entwicklungszustände, die jeder und alle zu begreifen und zu überwinden bemüht sein sollten.

Es gibt **nur eine wahre Ehe**, nämlich die im „Himmel" geschlossene. Deshalb werden wohl die nicht beneidenswerten Menschen, die auf Erden **mehrere Lebensgefährten** gehabt haben, ihrer wahren Ergänzung zum Genuss der ewigen Freuden des Geistes noch nicht begegnet sein oder, wenn sie ihr schon begegnet sind, sie nicht erkannt haben, weil ihre körperliche und geistige Entwicklung vernachlässigt worden war und sie sich deshalb ihres Seelenzustandes noch nicht bewusst geworden waren.

Wenn wir das Verhältnis zwischen Mann und Frau zurückverfolgen, finden wir, dass sie je wieder von Mann und Frau abstammen, bis wir zum **ersten Menschenpaare** gelangen, das sich aus dem Tierreich abhob. Im **Tierreich** sehen wir den ähnlichen Vorgang: Männlich und Weiblich paaren sich und bringen wieder die beiden Geschlechter hervor, meist in getrennter Form, manchmal auch in einer Körperform. So führt der Weg zum **Pflanzenreich** zurück mit ähnlichen Verhältnissen; nur sind zweigeschlechtliche Pflanzen selten und die Pflanzen, die beide Geschlechter in sich vereinigen, die Regel.

Die Pflanzen kommen aus dem **Mineralreich**, das sich aus dem **Wässrigen** herauskristallisiert hat, wobei das Männliche und das Weibliche als Anziehung des Arteigenen und als Abstoßung des Artfremden erscheinen und die Vorgänge offenbar von einem Mittelpunkt, dem Kristallisationspunkt, aus geleitet und kontrolliert werden. Das Wäßrige kommt aus dem **Gasigen** oder Atmosphärischen und bildet sich, sobald sich die positive und die negative Elektrizität vereinbaren.

Diese **beiden Kräfte**, die einander entgegengesetzt sind, sich aber anziehen, bringen also alles hervor, was in der materiellen Erscheinungswelt existiert, bis hin zur männlichen und weiblichen Menschengestalt. Da aber beide Kräfte bald stärker, bald schwächer auftreten, sind sie selbst offenbar einem Willen untergeordnet, der sie leitet. Es muss also **neben diesen beiden Kräften noch etwas** vorhanden sein, das nicht geworden ist, sondern seit Ewigkeit besteht, immer war und immer sein wird.

Schon seit Anbeginn der weißen Menschheit hat sich die menschliche Intelligenz die beiden entgegengesetzten Urzustände zu verbildlichen gesucht, darin **das Bewegungs- und das Beharrungsprinzip** erkannt und ihnen Namen gegeben, denen in unserer Sprache **Äther und Atom** entsprechen. Beide Zustände sind sich ihrer selbst und auch ihrer gegenseitig unbewusst und haben deshalb auch keinen Willen, sich zu verbinden.

Es muss also außer den **beiden Urzuständen** Äther und Atom ein **dritter Urzustand** vorhanden sein, der sich seiner selbst und seiner Umgebung bewusst und fähig ist, durch Übertragung seines Willens auf seine Umgebung Äther und Atom in Verbindung zu bringen. Dieser dritte Urzustand ist die **ewigwirkende Intelligenz** oder der ewigwirkende **Gottgedanke** oder das, was wir gewöhnlich mit Gott bezeichnen.

Alle drei Urzustände sind unvergänglich, ewig und unteilbar, aber der **Gottgedanke** allein hat den **Willen**, sich vermittels Äther und Atom zu offenbaren, und zwar ohne zeitliche oder räumliche Grenzen, also **ewig und unendlich**. Er ist die ausschlaggebende dritte Macht, die durch ihren Willensdruck Äther und Atom verbindet und polarisiert, so dass sich um die Pole Ätheroiden, Elektronen, Moleküle, Elementarien, Elemente, Chemikalien und chemische Zusammensetzungen mit unzählbaren Wirkungen ansetzen, woraus schließlich Welten um Welten hervorgehen und die Unendlichkeit füllen.

Daher versucht der Gottgedanke nie, den Atom zu zerstören, sondern sieht nur auf **Ordnung**, dass sich alles seinem **Schöpfungs- und Entwicklungsplan** einfügt, auf dass sich sein Wille immer mehr verwirkliche und sich schließlich so weit verkörpere, dass sich die Verkörperung ihrer selbst und des Gottgedankens in sich bewusst werde. Sobald einmal das Planetenwesen seinen festgesetzten Gang als kristallisierte Masse vollzieht und alle Elemente des Weltalls in sich vereinigt, wird das **Schöpfungsprinzip** schon vom **Entwicklungsprinzip** abgelöst. Aus den **Kristallisationsprozessen** entwickelt sich das **Mineralreich**, das **Zellengewebe** kommt zunächst als **Wasserpflanze** hervor und dann erscheint das **freilebende Wesen** oder das **Tier**.

Aber der ewigwirkende **Gottgedanke** selbst vereinbart sich nicht mit den Welten, die nur das Ergebnis von Äther- und Atomverbindungen sind, übergibt sich selbst nie dem Geschöpften, sondern überträgt ihm **nur seinen Gedankenlauf**, dem gemäß sich alles zu Kristallisationen, Zellformationen und Tiergattungen zu gestalten hat und dadurch **gewisse göttliche Eigenschaften** darstellt, bis schließlich alle Eigenschaften dargestellt sind und sich auf diese Weise nichts Neues mehr hervorbringen lässt, wie die immer neu auftauchenden **Kometen** beweisen, die nichts anderes als werdende Planeten sind.

Das kann aber nicht alles sein, was im ewigwirkenden Gottgedanken vorhanden ist; sonst würde er sich schließlich nur in Wiederholungen ergehen. Sein Wesen ist aber **ewige Erweiterung seiner Wirksamkeit**. Deshalb muss er sich ein vollkommeneres Wesen schaffen, das nicht nur einzelne, sondern **alle seine Eigenschaften** verkörpert, also **sein Ebenbild** und ihm in jeder Beziehung **gleich** ist. Schon das 1. Kapitel Mosis des Alten Bundes sucht das mit den Worten zu veranschaulichen: „Elochim, Einer inmitten Aller, sprach: So lasset uns von nun an Menschen machen nach unserem Ebenbilde und uns gleich!“

Ob sich der ewigwirkende Gottgedanke wohl ein Bild von sich selbst machen kann? Er hat sich so viele Bilder von all seinen Eigenschaften gemacht; also kann in ihm auch ein **Bildnis seiner selbst** bestehen, das alle seine Eigenschaften ausdrückt und die Gestalt des Menschen ausmacht. In die Erscheinung treten lassen kann er es aber **nur vermittels Äthers und Atoms** durch die Zusammenfassung aller Schöpfungstage oder Schöpfungszyklen und aller Entwicklungslinien in der Menschengestalt, durch die er sich nun selbst offenbaren und seinen Willen seiner Umgebung **in neuen Richtungen** aufprägen kann.

So wird der Mensch nun zu Gottes Ebenbild gestaltet oder in der Materie ihm gleich und ihm so ebenbürtig, dass das **materielle Ebenbild** gleichzeitig zum **Träger des ewigwirkenden Gottgedankens selbst** wird. Infolgedessen ist jeder Mensch Träger derselben Gottesintelligenz oder **Gott offenbart sich gleichermaßen in jedem Menschen,** nur ist der **Ausdruck** je nach Zeit und Ort der Offenbarung **verschieden.** Also sind nicht nur die weißen Arier, sondern auch die gelben Mongolen, die grauen Paria, die olivenfarbenen Insulaner, die braunen und die schwarzen Menschen Offenbarungen Gottes, nur mit dem Unterschied, dass die dunkelsten Stufen den Anfang der Offenbarungen Gottes darstellen.

Das ist aber kein Grund, auf eine **dunklere Stufe** verächtlich herunterzuschauen; denn sie war nicht nur **nötig,** damit die nächsthellere Stufe sich offenbaren konnte, sondern auch die hellere Stufe selbst bedurfte einer **langen Entwicklungszeit,** um ihr Ziel im ewigen Entwicklungsplan zu erreichen, indem sie alle Anhängsel aus der dunkleren Vorstufe abstreifte und hinter sich ließ. Deshalb muss der **weiße Mensch die größte Gerechtigkeit der ganzen Menschheit** gegenüber, der weißen sowohl wie der farbigen, **an den Tag legen,** und man muss ihm selbst gegenüber berücksichtigen, dass er die Anhängsel aller dunklen Vorstufen erst völlig abgestreift haben muss, ehe er das Ziel der weißen Menschheit erreicht, nämlich Gott in sich selbst zu schauen.

Zugleich ergibt sich hieraus von selbst, dass Mischrassen und Mischehen zwischen verschiedenfarbigen Rassen dem ewigen Entwicklungsplan und den Naturgesetzen widersprechen. Wenn sich weiße Menschen mit gelben Mongolen oder gelbe Chinesen mit den aschgrauen Paria mischen, entstehen im zweiten oder dritten Geschlecht Krankheiten, so dass das Geschlecht ausstirbt. Kreuzungen dienen nur insoweit der Höherentwicklung, als Fleisches- oder Blutsverwandtschaft und Seelenverwandtschaft bestehen. Alle anderen Kreuzungen werden von der Natur nicht gebilligt und durch Krankheit hinweggerafft.

> Als weiße Menschen dürfen wir also zwar vieles, ja, alles sehen, müssen aber lernen, so manches **zu übersehen, zu vergeben, zu vergessen** und immer wieder mit dem Heiland zu sagen: „Abba, ewigwirkender Gottgedanke, vergib ihnen; denn sie wissen es noch nicht anders, wissen es noch nicht besser!" Deshalb haben wir auch kein Recht, wenn wir in unserer Entwicklung einen kleinen Schritt vorwärts getan haben, die uns noch Nachstehenden zu **kritisieren.** Denn der **Gedankenlauf,** die Ansichten, Ideen und Meinungen des einzelnen entsprechen seiner **Entwicklungsstufe**, und wir machen den anderen geradezu unglücklich, wenn wir ihm unsere Ansichten, Ideen und Meinungen aufdrängen, die seiner Entwicklungsstufe nicht gemäß sind. Wohl aber können wir **unsern Standpunkt vor aller Welt darstellen** und jedem überlassen, sich zu entscheiden, ob er mit uns gehen will, weil sein Gedankengang mit unserem parallel läuft.

Auch der ewigwirkende Gottgedanke kann sich nur vermittels der gegensätzlichen Zustände Äther und Atom offenbaren und kann es zu einer Zeit nur nach einer Seite und **nicht zu gleicher Zeit in zwei Richtungen**. Daher kommt die **Unterschiedlichkeit** aller Offenbarungen des Gottgedankens nach außen und ihre ursprüngliche **Gleichheit** nach innen. Der Gottgedanke wirkt einfach schöpferisch mit Hilfe der Zweiheit Äther und Atom, wo immer sich ihm eine Gelegenheit bietet.

Was er in der einen Richtung **schöpferisch** offenbart, bedeutet eine **Erschöpfung** auf der anderen Seite und zielt auf eine **Verstärkung** abwechselnd des einen und des anderen Pols der Dualität, damit sich das elektromagnetische Kräfteverhältnis beständig steigere und jede **Aus-**

gleichung dem Gottgedanken eine **neue Schöpfungsmöglichkeit** erschließe. Die positive Seite der Zwillingskräfte nennt Mazdaznan **Elektrismus**, die negative **Magnetismus.** Der Elektrismus kann sich nur in dem Maß auswirken, als er einen aufnahmebereiten negativen Gegenpol findet. Der Magnetismus ist negativer Art und scheint den Elektrismus aufzehren zu wollen; es geschieht aber nur, um einen größeren Ausdruck des Gottgedankens vorzubereiten. Darin kommt das **Gesetz der Ausgleichung** zur Geltung, das ein unabänderliches Naturgesetz ist.

Als werdende Menschenkinder haben wir von Natur aus alle die Wandlungen und Verwandlungen durchgemacht, die Äther und Atom nur aufzuweisen haben und die **Gesetze der Natur** beherrschen deshalb unsere körperliche Erscheinung. Um nun aber Größeres zu ermöglichen, fleischt sich auch der ewigwirkende **Gottgedanke** selbst im werdenden Menschen ein, offenbart sich in gleicher Weise im männlichen und im weiblichen Geschlecht und übergibt damit dem Mann und der Frau die Rollen der **göttlichen Vaterschaft und Mutterschaft** oder des göttlichen Elternpaares, das die **Gottesfamilie** aufbauen und erweitern soll.

Dieselbe Gottesintelligenz erscheint im Mann und in der Frau, nur verschieden eingekleidet oder polarisiert; im Mann beherrscht der Elektrismus das Äußere, in der Frau dagegen der Magnetismus, während beim Mann der innere Pol magnetischer und bei der Frau elektrischer Natur ist. Daher stellen auch beide Geschlechter **dieselbe Dualität**, Zweiheit oder Polarität dar, nur **im umgekehrten Verhältnis** zueinander.

Was also am Mann **äußerlich** erscheint, hat die Frau **innerlich**, im Verborgenen, und ihr Äußeres entspricht seinem Inneren. Daher ahnt, sucht und erkennt schließlich der Mann in der Frau seine **Ergänzung**, die ihm die **Ausgleichung** vermittelt, so dass er **Größeres und Höheres** offenbaren, schaffen, wirken kann. Dementsprechend hat die Frau das Männliche in sich, aber verborgen, sucht ihre männliche Ergänzung, zieht das Männliche an und wird von ihm angezogen, weil das **Gesetz des Ausgleichs** ein ewiges Gesetz ist, das die ganze Schöpfung beherrscht.

Mann und Frau sind die gleiche Darstellung Gottes auf Erden, sind seinesgleichen und unter sich ihresgleichen, also **einander vollkommen gleichgestellt**, so dass sich kein Teil über den andern erhaben dünken oder sich Rechte über ihn anmaßen darf. In beiden stellt sich das göttliche Prinzip dar, das sich aller Möglichkeiten bewusst ist, die Ewigkeit und Unendlichkeit in sich bergen, und die Ewigkeit in der Frau und die Unendlichkeit im Mann veranschaulicht.

Die **Gottheit** schwebt immer noch zwischen Ewigkeit und Unendlichkeit, zwischen Äther und Atom, zwischen Zeit und Räumlichkeit. Schöpft sie mehr aus **Unendlichkeit, Atom oder Räumlichkeit**, dann erscheint sie männlich; schöpft sie mehr aus **Ewigkeit, Äther oder Zeit**, dann tritt sie als weibliche Erscheinung hervor. Die Gottheit hat aber die **freie Wahl** und den **freien Willen**, ihre Beziehungen nach der einen oder anderen Richtung und damit ihre Erscheinungsform zu **ändern**. Deshalb ist es verwegen, die These oder das Dogma aufzustellen: „Einmal Mann, bleibt Mann, einmal Frau, bleibt Frau in alle Ewigkeit".

Wenn nun Mann und Frau gegenüber dem ewigwirkenden Gottgedanken seinesgleichen und unter sich ihresgleichen sind und sich **vermählen**, so wird jeder Teil am Reichtum des andern Teiles **Miteigentümer**, was ja unter Eheleuten meist schon im gewöhnlichen Leben für das materielle Besitztum anerkannt wird. Erkennen und anerkennen die Vermählten gegenseitig, dass sie beide die ewigwirkende Gottesintelligenz darstellen, die im menschlichen Körper alle Mächte, Kräfte und Schätze der Ewigkeit und Unendlichkeit verwoben hat, so wird den Vermählten durch die **Ausgleichung der Männlichkeit und Weiblichkeit** der volle Anteil am Reichtum des **Weltalls** und an allen Schätzen **Himmels und der Erde**, und zwar nicht nur für die kurze Spanne des Erdendaseins, sondern in alle Ewigkeit.

Wer also immer noch glaubt, dass er Gaben, Fähigkeiten und Talente nur **für sich** persönlich empfangen hat, **begrenzt sich**, macht sich ungleich, entfremdet sich seinesgleichen und kann sich nicht gewahr werden der Gaben, Fähigkeiten und Talente in anderen, so dass ihm keine Ausgleichsgelegenheiten und keine Erweiterungsmöglichkeiten werden.

Die begrenzten Eigentums- und Besitztumsideen richten Grenzen zwischen den Menschen auf und versetzen sie in den **Zustand der Be-**

grenztheit. Sogar unter Vermählten ist es immer noch gang und gäbe, zu sagen: „Mein Mann" oder „meine Frau". Dann hätten sie sich also gegenseitig zu Eigentum erworben, mit dem sie schalten und walten können, wie sie wollen! „Frau" geht aber zurück auf „Freistehende". Also darf der Mann nicht mehr sagen: „Meine Frau!" Denn sie steht frei neben ihm. Mein Eigentum ist nur, was ich mir erarbeitet habe; das können aber Vermählte nicht von sich gegenseitig behaupten.

Die **Durchschnittsehe** ist deshalb nicht nur ein unnatürlicher, sondern sogar unsinniger Zustand geworden, weil der Durchschnittsmensch nicht bedenkt, was er denkt, und sich nicht bewusst ist des Sinnes oder der Bedeutung der Worte, die er gebraucht. Dieser Zustand kann sich nur dadurch ändern, dass wir umkehren und einen anderen Weg einschlagen, indem wir unsern **Gedankenlauf** nicht mehr von der verwirrenden Vielseitigkeit unserer **Umgebung** bestimmen lassen, sondern uns dem ewigwirkenden **Gottgedanken in unserem Herzen** zuwenden, dessen schöpferische Kräfte uns jederzeit zur Verfügung stehen.

> Sobald die Vermählten so denken, sind sie mit der Gottheit, Ewigkeit und Unendlichkeit in Eins verschmolzen und befinden sich im Schutz und unter der Leitung des ewigwirkenden Gottgedankens. Sie erkennen gegenseitig ihre Gaben, Fähigkeiten und Talente an, ergänzen sie sich gegenseitig, suchen und finden Gelegenheit, sie im Alltag anzubringen und schöpferisch zu verwerten, wachsen dadurch an körperlicher und geistiger Kraft und nehmen zu an Gnade und Weisheit bei Gott und den Menschen.

Unter solchen Umständen betteln wir dann nicht mehr um **Mitleid** oder Sympathie und um Trost für unsere Schwachheit, verlangen keine **Almosen**, keine Brosamen vom Tisch der Reichen, keine Armen-Unterstützung, keine Krankengelder, keine Verteilung der irdischen Güter, sondern nur **Freiheit**, unsere Gaben und Talente schöpferisch anzubringen.

> Nun haben wir aber nicht mehr zu warten, bis andere uns hierzu verhelfen, sondern durch die **Erkenntnis der Naturgesetze und der ewigen Prinzipien der Unendlichkeit** erschließt sich uns der Weg zu unserem Eigentum und zur Verwertung unseres göttlichen Erbteils. Je mehr Vermählte diesen Weg gemeinsam beschreiten, um so

mehr Ausgleichungen finden statt, um so mehr Gelegenheiten zu schöpferischen Erweiterungen bieten Herz und Gesinn dem Denkenswesen der Vermählten zur Verwirklichung an und um so mehr werden das **Herz der Frau** und das **Gesinn des Mannes** angezogen, sich für die Ausbreitung des Reiches Gottes oder das Paradies auf Erden einzusetzen, was ja das Ziel aller Menschensehnsucht ist.

Das **universelle Verhältnis der Dualität** oder Zweiheit von Äther und Atom bestimmte die Auffassung vom Wesen der Ehe in der weißen Menschheit, solange und soweit sie sich an die Gesetze der Natur und die Prinzipien der Unendlichkeit hielt. Aber im Abendland waren **die Urchristen und die Gnostiker** die letzten, die die Erkenntnis der **Dualität aller Lebenserscheinungen** klar zum Ausdruck brachten und danach handelten, indem sie **die praktische Verwertung der Äonen**, d. h. der ewigen Zwillingskräfte Magnetismus und Elektrismus, in der **Äonen- oder Syzigien-Ehe** lehrten und lebten. Die Verschmelzung des gegenseitigen elektromagnetischen Zustandes erzeugt das Glück und die Harmonie der Syzigien-Ehe.

Jedoch beschränkt sich die urchristlich-gnostische **Äonenlehre** nicht auf die Syzigien-Ehe, sondern nahm Bezug auf alle Gebiete des täglichen und des künftigen Lebens, wenn auch den Urchristen und Gnostikern das Diesseits oder das Erdendasein als die ausschlaggebende Zeit für die Höherentwicklung galt. Vermittels der Erkenntnis der Dualität aller Erscheinungen bildeten sie im besonderen eine wohldurchdachte **Harmonielehre** aus, um die **Ausgleichung aller Einseitigkeit** zu fördern und dadurch die **Kraft der Gemeinschaft** zu bestärken, so dass sich sowohl in der kleinsten als auch in der größten Gemeinschaft Klarheit, Verklärung, Vergeistigung, die Fülle des Geistes oder „**Pleroma**" einstellen kann und die Voraussetzung dafür geschaffen wird, dass **der Einzelne Gott in sich erkennt** oder das Ziel aller kollektiven Gemeinschaftspflege und aller individuellen Entwicklung erreicht.

19. Lektion

Das Kollektiv-Verhältnis

Das männliche und das weibliche Geschlecht sind im Leben aufeinander angewiesen und ihre **harmonische Verbindung** fördert beide Geschlechter und auch die Gesamtheit, aus der Mann und Frau herausgewachsen und deren Teile sie sind. Für die Gesamtheit, Gemeinschaft oder Kollektivität der Menschen gelten deshalb dieselben Naturgesetze und Prinzipien der Unendlichkeit wie für alle Dinge der Erscheinungswelt, die auf der Zweiheit oder Dualität von Äther und Atom aufgebaut sind. Wir müssen wieder lernen, die Zustände in der menschlichen Gesellschaft als die Auswirkungen des anerkannten oder missachteten **Dualitätsgesetzes der Natur** zu betrachten.

Im Fall der Anerkennung und Befolgung dieses Gesetzes gedeiht das Gemeinschaftswesen und offenbart aus sich heraus beständigen **Fortschritt.** Im Fall der Missachtung und Verletzung dieses Gesetzes ist der **Verfall** der Familie, des Volkes und der ganzen weißen Menschheit unvermeidlich und wir müssen zugeben, dass die ganze weiße Menschheit gegenwärtig in der Richtung des Verfalls und der Auflösung treibt und **außerordentliche Anstrengungen** machen muss, wenn sie das ihr gesetzte Ziel erreichen will, nämlich die Erde in ein Paradies zu verwandeln oder nach einem **einheitlichen, ökonomischen Plan** so zu verwalten, dass es der ganzen Menschheit zum Nutzen und der menschlichen Kultur oder Bildung und deren Einrichtungen, also einer **höheren Zivilisation,** zur Förderung gereicht.

Hierfür muss in allererster Linie das Verständnis für das entgegengesetzt polarisierte **Doppelverhältnis von Mann und Frau** wieder geweckt werden. Weil es an diesem Verständnis gefehlt hat, hat sich die nur körperlich vorhandene Unterschiedlichkeit der Geschlechter zu der Idee der **Trennung der Geschlechter** ausgewachsen und zu einer Erniedrigung der ganzen menschlichen Gesellschaft und besonders des männlichen Prinzips geführt, das sich durch dieses begrenzte und einseitige Denken in Rohheit, Gewalttätigkeit, Verbrechen und Kriege verirrte, während die Dualität oder Zweigeschlechtlichkeit auf das reinste, idealste und höchste Denken zielt, um durch **Ausgleichung aller Gegensätze** in der

Welt der Erscheinungen die **Vollkommenheit** des Lebens in der Materie darzustellen.

Da könnte bei dem einen oder anderen die Frage auftauchen: „Warum hat es die ewigwirkende Gottesintelligenz dann nicht von vornherein so eingerichtet, dass sich Mann und Frau schon von Natur aus in Harmonie zu schöpferischer Arbeit verbinden?" Hätte sie das getan, dann wäre die Ausgeglichenheit schon überall da und es könnten keine **neuen Ausgleichungen** zustande kommen, von denen aber gerade die **ewige Entwicklung** und der **ewige Fortschritt** abhängen.

Sobald sich die Idee von der Trennung der Geschlechter festgesetzt hat, gleichen sich trotz körperlicher Vereinigung die feineren Kräfte nicht aus, so dass sich das **Denkenswesen** nicht erweitern kann und jedes Geschlecht für sich getrennt in seiner eigenen Gedankenwelt lebt und sich dem andern Geschlecht immer mehr entfremdet, was schließlich in Gleichgültigkeit, Abneigung, Abstoßung, Ekel und Hass ausartet. Das Denkenswesen des Einzelnen verliert dadurch das Gleichgewicht und verläuft sich in die Meinung, dass man das andere Geschlecht ganz und gar entbehren könne, besonders wenn man sich mit seinesgleichen oder mit Gleichgesinnten zusammenschließe. Am Ende kommt es dahin, dass schon der Gedanke an das andere Geschlecht als Verunreinigung oder Unkeuschheit angesehen wird.

Aber die Trennung der Geschlechter kann niemand daran hindern, unreine Gedanken zu unterhalten, und da unreine Gedanken Dinge sind, können sie das Denkenswesen so beflecken, dass es sich in der Handlungsweise deutlicher ausprägt als die Malzeichen eines lasterhaften Lebens. Schlägt man in den Blättern der menschlichen Geschichte nach, so wird man finden, dass **99 Prozent aller Kriege** aus Ideen, Ansichten, Meinungen, Thesen und Dogmen solcher entstanden sind, die tatsächlich vom andern Geschlecht getrennt lebten und deshalb den Austausch der feineren elektromagnetischen Kräfte mit dem anderen Geschlecht entbehrten.

Auch alle gesellschaftlichen Einrichtungen, in denen das eine oder das andere Geschlecht ausschließlich vertreten war, haben sich für die menschliche Kultur und Zivilisation als Fehlschlag und Misserfolg erwiesen. Das beweist die **Geschichte des Mönchs- und Nonnenwesens,** und zwar nicht nur des christlichen, sondern auch des mohammedanischen, buddhistischen und brahmanischen.

Zu allen Zeiten hat es **Mönche** gegeben, die sehr belesen, sehr gelehrt, einem besonderen Studium ganz hingegeben und auf vielen Wissensgebieten ganz außerordentlich beschlagen waren. Aber schöpferische Leistungen von Mönchen zum Segen der ganzen Menschheit und zur Förderung der Kultur und der Zivilisation verzeichnen die Blätter der Geschichte nicht. Ist hier und da ein Mönch in die menschliche Gesellschaft zurückgekehrt, so hat er sich immer als unpraktisch in der Verwirklichung der Lebensaufgabe erwiesen und sich wegen seiner einseitigen und engherzigen Denkweise dem Durchschnittsmenschen durchaus nicht überlegen gezeigt.

Ebenso vollbringen die **Nonnen,** gleichviel welcher Bekenntnisrichtung, als Frauen nicht dieselben Leistungen, die sie vollbringen könnten, wenn sie ihre edlen Absichten durch nützliche Arbeit für die Allgemeinheit verwirklichten. Ein Leben der Beschaulichkeit und Weltabgeschiedenheit zu führen, ist wohl eine schöne Idee, aber dem Gemeinschafts- oder Gesellschaftsleben der Gegenwart bringt sie keinen Gewinn. Die Nonne verachtet ja das Körperliche und lenkt ihr Denkenswesen auf ein Ziel, das sie noch nicht kennt, lebt also gar nicht in der Gegenwart, sondern schon in der Zukunft. Deshalb ist sowohl ihr Ausdruck als auch ihr Eindruck leblos und geistlos und selbst der mütterliche Charakter, der der Frau von Natur aus eigen und ihre stärkste Seite ist, prägt sich nur bei solchen Nonnen deutlicher aus, die mit der Außenwelt in Verbindung stehen.

Dagegen haben sich solche **Klostergemeinschaften** zu allen Zeiten bewährt, in denen Männer und Frauen auf gleicher Stufe nebeneinander standen und dem gleichen hohen Ziel zustrebten. Dort leben Männer und Frauen in einem solchen Maß für das gegenseitige und das Gesamt-Wohl, dass sie einander in ihrem inneren Wesen immer näher kommen, bis sie sich sogar äußerlich ähnlich werden, so dass ein Fremder glauben könnte, sie seien Geschwister, und man schon ein Kenner sein muss, um an ihrem äußeren Auftreten das Geschlecht zu unterscheiden.

Die falsche Idee von der Trennung der Geschlechter wirkt sich überall unheilvoll aus. Von der Unmoral in **Jungen-Internaten,** die keinen Verkehr mit der Außenwelt unterhalten, hat man genügend Beweise. Ebenso zeigen sich in **Mädchen-Internaten,** die von der Außenwelt abgeschlossen gehalten werden, schlimme Folgen. Bei den meisten Mädchen setzt die Regel aus, so dass sie Krankheitsstoffe in sich anhäufen, das Internat kränkelnd verlassen und oft kurz darauf gänzlich dahinwelken.

Schon beim kleinen Kind fordert die Natur ihr Recht. Fehlt dem **Jungen** die Mutter oder der Umgang mit Mädchen, so wird er einseitig, altklug, störrisch und schließlich krank. Das **Mädchen** ist gern beim Vater oder beim Bruder. Jungen und Mädchen spielen gern miteinander und beide suchen am liebsten solche Gesellschaft auf, in der beide Geschlechter vertreten sind, weil es da fröhlich und heiter zugeht. Ein Wort der Mutter besänftigt den wildesten Jungen und selbst ein widerspenstiger Mann gibt den sanften Worten einer Frau nach. Eine Frau mag sich auflehnen, aber das väterliche Wort des Vaters oder Bruders oder eines anderen Mannes, in dem sie den Vater oder Bruder sieht, wird sie bewegen, ihr Verhalten zu ändern.

Ein zehnjähriger **Junge,** das einzige Kind seiner Eltern, trotzte der Zucht und Ordnung in der Schule so, dass er in eine Besserungsanstalt gesteckt werden sollte. Der Vater drohte mit der Peitsche, das Schulkollegium mit der Ausstoßung aus der Schule, der Geistliche mit der Hölle; aber weder der Teufel noch die Hölle machten Eindruck auf ihn. In seiner Klasse war ein **Mädchen,** das Mitleid mit ihm fühlte und Schlimmes für die Zukunft des Jungen ahnte. An einem Freitag lief die Bedenkzeit ab, die man dem Jungen gegeben hatte. Das Mädchen ging etwas zeitiger zur Schule als sonst und als der Junge kam, lief es auf ihn zu, schlug die Arme um ihn, küsste ihn, sagte: „Jakob, der liebe Gott will, dass du gut und artig bist und deine Aufgaben lernst!" und küsste ihn noch einmal. Jakob stand da, als habe es ihm den Atem verschlagen; sobald sich die Spannung löste, fing er an zu schluchzen und sagte: „Weil du es sagst, will ich dem lieben Gott den Gefallen tun!" Von da an wurde er der Beste in der Schule.

Die Schule war kalt, und die Eltern, Erzieher und Geistlichen waren sich des Gesetzes der **Ausgleichung der Geschlechter** nicht bewusst.

Das Mädchen verwirklichte die Ausgleichung vermöge des **Herzensgefühles** und der **Eingebung.** Wieviel Gutes könnten sich die Erwachsenen untereinander auf diese Weise tun, wenn sich beide Geschlechter ihrer Ergänzungsbedürftigkeit bewusst wären und stets eingedenk blieben, dass hinter der geschlechtlich unterschiedlichen Gestalt in jedem Menschen die **ewigwirkende Intelligenz** steht, die geschlechtslos ist! Dann würden wir auch als Erwachsene miteinander **wie in einer großen Familie** leben, wie Vater und Tochter, wie Mutter und Sohn, wie Bruder und Schwester.

> Deshalb sollten sich die Männer im **Verkehr** mit Frauen immer vorstellen, sie seien in Gegenwart ihrer Mutter, und die Frauen im Verkehr mit Männern, sie seien in Gegenwart ihres Vaters. Wenn sich die Männer immer so benähmen, als wären sie in Gesellschaft edler Frauen, und die Frauen immer so, als wären sie in Gesellschaft edler Männer, würden keine zweideutigen Redensarten und kein Klatsch über ihre Lippen kommen und noch viel weniger würden sie sich zu unwürdigen Handlungen erniedrigen, die sie später bereuen müssen.

Wo immer beide Geschlechter vertreten sind und im täglichen Leben ungezwungen miteinander verkehren, herrscht eine **Atmosphäre gegenseitiger Achtung und Anerkennung** und das Bestreben, einander nach besten Kräften zu fördern, und zwar infolge des **natürlichen Ausgleichs** der gegenseitigen elektromagnetischen Schwingungen. Dadurch kommt helleres Licht, größeres Verständnis und mehr Erkenntnis sowohl bei jedem individuell als auch kollektiv bei der Gesamtheit zustande, weil sich der **Ausstrahlungszustand** oder die Aura des Einzelnen erweitert.

Die **Aura** ist die individuelle Atmosphäre des Menschen als das Ergebnis der elektromagnetischen Schwingungen seines Wesens und vermittelt die geistige Verbindung von Mensch zu Mensch ohne körperliche Berührung. Je reiner die Aura ist, um so stärker ist die geistige Verbindung, ohne Rücksicht auf die Entfernung, vermittels der feineren Sinne, besonders der Gedankenübertragung und der Fernwirkung. Sobald uns alle unsere Sinne vollkommen dienen, können wir auch die Aura des andern sehen.

Aber schon wenn wir uns den Ausstrahlungszustand gegenseitig beständig **im Gedanken** gegenwärtig halten, werden wir rücksichtsvoller gegeneinander sein und jede Aufdringlichkeit oder gar Anstößigkeit vermeiden, weil die Gegenwart des andern Geschlechtes genügt, um den gegenseitigen Austausch der elektromagnetischen Schwingungen herbeizuführen. Für reine und edle Beziehungen der Geschlechter ist es daher notwendig, dass beide ihre elektromagnetische Atmosphäre oder Aura verstärken, reinigen und läutern. Jedenfalls ist die Aura **kein Reservatrecht** besonders bevorzugter Menschen, sondern nur bei den einzelnen Menschen mehr oder weniger stark, rein und ausstrahlend.

Ist der **Mann übermagnetisch** oder negativ, dann fehlt es ihm an der Verwirklichung oder am schöpferischen, nützlichen Handeln und er verliert sich in die Idee von der ungerechten Verteilung der Güter, hält das Geld für das übelste aller Übel und erwartet von der Frau, dass sie von früh bis spät arbeitet, um das Notdürftigste für die Familie zusammenzubringen. Seinen Misserfolg im Alltagsleben führt er darauf zurück, dass sich die Geldleute nicht für seine Ideen und Pläne interessieren; in Wahrheit hat er sich aber nur mit solchen Leuten umgeben, die genauso übermagnetisch und unpraktisch waren wie er selbst. Er fließt über von sozialen Ideen und Plänen, die nicht durchführbar sind. Über eine bessere Ernährungsweise theoretisiert er, führt sie aber selbst nicht durch und ist deshalb für Krankheit anfällig.

Ist der **Mann überelektrisch** oder positiv, dann isst er gern reichlich und gut, raucht viel, wird leicht dick, setzt Fett an und leidet unter der sommerlichen Hitze. Er handelt rasch, aber oft unüberlegt und erleidet deshalb Fehlschläge.

Ist die **Frau übermagnetisch** oder negativ, dann verleugnet sie den Selbsterhaltungstrieb bis zur Aufopferung und übersieht völlig, dass sie ihrer Umgebung damit zu guter Letzt nicht dient. Sie gibt sich mit der niedrigsten Beschäftigung zufrieden, ohne sich ihrer größeren Gaben und Talente zu erinnern, die in ihr schlummern und ihr Los erleichtern würden. Dann wird sie die Zielscheibe für die Launen des Mannes oder das Spielzeug für seine Willkür, hat kein eigenes Urteil und keinen ermutigenden Einfluss auf ihre Umgebung.

Ist die **Frau überelektrisch** oder positiv dann ahmt sie den Mann in Äußerlichkeiten nach, vergisst dabei sogar bisweilen die Grenzen der weiblichen Würde und schadet sich dadurch selbst. Sie dünkt sich dem Mann überlegen, wird hochmütig, zänkisch, rechthaberisch und drängt sich in Stellungen, denen sie auf die Dauer nicht gewachsen ist.

Wo immer solche Einseitigkeit vorhanden ist, muss man die **Ausgleichung** herbeiführen, aber nicht dadurch, dass man die starke Seite schwächt, sondern dadurch, dass man die schwache Seite stärkt, damit ein Fortschritt zustande kommt.

Bei schwachem Elektrismus pflegt man die Ausatmung mehr als die Einatmung, spricht, betet, singt oder summt also auf den Atem und verlängert dabei die Ausatmung gegenüber der Einatmung immer mehr. Dadurch wachsen die Körperkräfte, das Gesinn konzentriert sich und das Denkenswesen wird zielbewusster. Man lerne, die Ausatmung zu variieren oder in verschiedenem Rhythmus auszuatmen und auch die Tonart und Tonstärke zu wechseln. Bringe dich sogar zum Lachen, damit dir das Zwerchfell wieder bewusst wird. Selbst wenn dir ein Witz nicht gefällt, lache über die Begrenztheit des anderen oder lache einfach zu deiner Gesundheit.

Rege die Hauttätigkeit mit allen möglichen Mitteln an. Nimm täglich kurze Luft- oder Sonnenbäder und reibe danach die Haut mit den Händen oder einem rauen Handtuch ab oder bürste sie mit einer Bürste, bis sie sich rötet. Netze die Hände und die Haut mit Wasser und reibe die Haut mit den Händen wieder trocken, bis sie samtweich ist.

In der Ernährung bevorzuge Gemüse der Salze wegen. Nimm je für 21 Tage Eier-, Hummer- oder Muschelschalen und lasse beiseite, was dich versäuern könnte.

Vermeide Prunkveranstaltungen aller Art und alles, was deinen schwachen Elektrismus noch mehr schwächen könnte, und ebenso den Umgang mit Leuten, die selbst negativ und darauf aus sind, fremden Elektrismus an sich zu ziehen. Trage Unterkleider aus Leinwand oder Seide und mindestens in den Strümpfen seidene Tücher oder Fußschlüpfer und vermeide feuchte oder nasse Füße.

Bei schwachem Magnetismus pflegt man die Einatmung mehr als die Ausatmung, verlängert also die Einatmung gegenüber der Ausatmung und auch die Atemstauung nach der Einatmung. Bete still in Gedanken, während du den Atem staust. Variiere das Einatmen durch Änderung des Rhythmus. Jede Einatmung beschließe mit kurzem Schluchzen, um das Zwerchfell zu erschüttern, bis du dir bewusst wirst, dass du durch die Erschütterung des Zwerchfelles die Einatmung variieren kannst. Überhaupt musst du mehr in die Stille gehen und dir alles innerlich überschlagen, ehe du es zum Ausdruck bringst und ausführst. Benutze jede Gelegenheit, wenn andere reden, dich im Zuhören zu üben und dabei einzuatmen und den Atem zu stauen.

In der Ernährung bevorzuge Obst und Rohkost, kaue jeden Bissen sorgfältig und gewöhne dich daran, mit wenig auszukommen.

Sorge für gewissenhafte Pflege der Geschlechtsorgane, um die Drüsensekretionen zu vermehren und deren Umwandlung zu fördern. Kehre überall deine bessere Seite hervor, sei rücksichtsvoll gegen jedermann und suche solche Gesellschaften auf, wo du Gelegenheit hast, dich hierin zu üben.

Lasse alles Nebensächliche, Kleinliche und Einseitige hinter dir und strecke dich nach dem, was vor dir liegt, damit du mit dem Zeitgeist in Fühlung bleibst und mit ihm beständig auf Mittel und Wege sinnst, dem Fortschritt deiner selbst und der Gesamtheit voran zu helfen, wie es alle großen Männer und Frauen getan haben, die von Jahr zu Jahr erfolgreicher wurden.

Erst wenn beide Geschlechter wieder lernen, sich auszugleichen, werden Mann und Frau im Gemeinschaftsleben ihre richtige Stellung zurückgewinnen. Damit lösen sich auch alle **sozialen Fragen** von selbst und ohne Kampf. Denn jedes Geschlecht steht dann an seinem richtigen Platz und füllt ihn voll aus, ist ein **Vorbild für die Gesamtheit** und erfüllt seine Aufgabe im Sinne des Zeitgeistes. Dann hört alle Überheblichkeit und Unterschätzung zwischen Mann und Frau auf.

Sobald die Frau anfängt, sich auszugleichen und ihrer inneren Positivität nach außen Ausdruck verleiht, entfalten sich sofort ihre **schöpferischen Kräfte**. Daher wurde die Frau bei solchen Völkern, die auf einer hohen Kulturstufe standen, nicht nur dem Mann gleichgestellt, sondern nahm sogar besondere Ehrenstellungen ein: Sie war die **Priesterin und Seherin** und gab dem geistigen Leben des Volkes die Richtung.

Die feineren Sinne, die **Eingebung**, das **Herzensgefühl** und das **Klarsehen**, sind bei der Frau von Natur aus gut entwickelt, weil ihr Denkenswesen mehr auf das **Innere** und das **Herz** eingestellt ist, während sich das Denken des Mannes mehr auf die Sinnen- oder Außenwelt richtet. Das Urteil der Frau wird also weniger leicht von der Umgebung beeinflusst. Sollte ihr aber wirklich ein Fehler unterlaufen, dann sieht sie einfach zu, wie sie das Unrecht wieder gutmachen kann. Selbst bei den Naturvölkern wird die Frau als das **schöpferische Element** anerkannt, weil sie die besten Anregungen zu geben vermag, die auch durchführbar und für die Gesamtheit von Nutzen sind.

Das **Gehirn der Frau** ist nach innen regsamer als das des Mannes, obwohl es im Durchschnitt leichter als das des Mannes ist. Sein Gehirn ist nach außen wirksamer und daher befähigt, originelle Ideen, die dem Gehirn der Frau entsprungen sind, zu materialisieren, zu realisieren oder zu verwirklichen. Er neigt deshalb dazu, die natürliche Originalität der Frau auszunutzen, ohne sie anzuerkennen, um seine eingebildete Überlegenheit zu behaupten. Sie hat den **Mutterwitz;** aber er verschleiert ihn gern durch seine Autoritätsideen. Was die Frau vermöge ihrer Eingebung und Einfühlung sofort begreift und richtig bewertet, muss der Mann erst wissenschaftlich ergründen, verläuft sich dabei nur allzu oft in das Nebensächliche oder in eine Sackgasse und fängt deshalb an zu theoretisieren, zu kritisieren, zu debattieren und nach Beweisen zu suchen.

Wenn das Gehirn der Frau **nach außen** ebenso wirksam wäre, wie es **nach innen** von Natur aus rege ist, dann könnte der Mann der Frau gegenüber seine Überheblichkeit nicht behaupten, und wenn sie ihm mit gleicher Münze vergelten wollte, was er ihr seit alten Zeiten bis auf den heutigen Tag an Unbill angetan hat, so erginge es ihm schlecht. Wir erkennen also wieder, wie weise die ewigwirkende Gottes-Intelligenz alles auf **Ausgleichung** abstimmt.

Geht etwas schief oder tritt ein Unglück ein, so ist der Mann leicht aufgeregt und kopflos, während sie die **Geistesgegenwart** behält und einen **Ausweg** findet. In allen misslichen Lagen findet sie sich schnell zurecht, auch wenn sie sich dabei sehr einschränken muss. Sie scheut sich vor keiner Arbeit und nimmt lieber jede ehrliche Arbeit an, als von der Mildtätigkeit anderer oder der öffentlichen Fürsorge abhängig zu sein.

Der Mann wirft dagegen leicht die Flinte ins Korn und **verzagt oder schimpft** über die Zustände, die er selbst geschaffen oder unterstützt hat. Er geht betteln und lässt sich Arbeitslosenunterstützung zahlen, anstatt sich Arbeit zu suchen oder zu machen. Wenn dann die Frau Stellungen einnimmt, die bisher dem Manne vorbehalten waren, gibt er der Frau die Schuld, dass er nicht mehr genügend verdient.

Der Frau ist es durchaus nicht darum zu tun, die **Stellungen des Mannes** einzunehmen. Aber weil sie in der Vergangenheit missachtet und als untergeordnet behandelt worden ist und im Interesse des Gesamt-Fortschritts daraus herauskommen muss, beweist sie einfach ihr Können und ihre Kraft in jeder Beziehung, sobald sie zum Bewusstsein ihrer selbst gekommen ist, und gibt dadurch dem Mann Anlass, nachzudenken und sich eines Besseren zu besinnen. Sobald sie ihre wahre Stellung als Frau wieder eingeräumt bekommt, wird sie dem Mann gern alle Stellungen überlassen, die ihm entsprechend seiner männlichen Natur zukommen.

Die Frau kennt **keine Furcht.** Eine Familie lebte in einer Hütte in den Bergen. Als alle an einem Wintermorgen um den Tisch saßen, näherte sich ein Bär. Der Mann sah ihn zuerst kommen, stieg rasch auf der Leiter in den Bodenraum und zog in seiner Angst, der Bär möchte nachkommen, auch die Leiter hinauf. Die Frau aber nahm ein Holzscheit zur Hand und bereitete dem Bären damit einen Empfang. Während sie noch mit wuchtigen Schlägen bei der Arbeit war, rief ihr der Mann von oben zu: „Gib ihm noch eins, immer noch eins!“ Als schließlich der Bär alle Viere von sich streckte, kam der Mann herunter und sagte: „Das haben wir gut gemacht!“

Die Frau ist auch **nicht schwach.** Es ist sehr fraglich, ob der Mann alle die Lasten ertragen würde, die eine Frau als Mutter auf sich nimmt, bis ihr Kind das Licht der Welt erblickt. Selbst die größten Männer sollten immer daran denken, dass sie ihre Stellung nie erreicht hätten, wenn nicht ihre Mutter den Grund dazu gelegt hätte.

Der Mann darf sich nicht länger als den stärkeren und die Frau als den schwächeren Teil betrachten, noch darf die Frau eine überlegene Stellung beanspruchen. Sondern beide haben die ihnen von der ewig wirkenden Intelligenz zugewiesenen **Aufgaben** so zu lösen, dass sie selbst und mit ihnen die Gesamtheit von **Erfolg zu Erfolg** und von Stufe zu Stufe schreiten. Ein Volk, das aus solchen Männern und Frauen besteht, wird sich als ein Segen für die ganze Welt erweisen.

Der Weg dahin ist noch weit. Denn noch immer beherrschen **die vom Mann gemachten Gesetze** das Leben der Volksgemeinschaft, ohne auf die Frau gebührend Rücksicht zu nehmen oder gar ihr das gleiche Mitbestimmungsrecht einzuräumen. Aber mehr und mehr kommt die Frau in den Vordergrund und der Tag ist nicht mehr fern, da sie auch im öffentlichen Leben des Volkes den ihr gebührenden Platz einnehmen wird.

Der Mann sollte diesen Tag willkommen heißen; denn es ist auch für ihn der Tag der Erlösung, da er sich durch seine Einseitigkeit und Engherzigkeit **unerträglich gewordene Bürden** aufgeladen hat und keinen Ausweg findet, bis sich die Frau zu ihrer ganzen Größe erhebt, neben ihn tritt und ihm den rechten Weg offenbart. Der Mann sollte nie vergessen, dass die Frau berufen ist, die Mutter des kommenden Geschlechtes zu sein, dass also **von der Frau als Mutter der Bestand und der Zustand eines Volkes** abhängig sind.

Ein Volk kann keine höhere Stufe erreichen als die, die die Frau bei ihm einnimmt.

Zwar haben sich die Frauen in den letzten Jahrzehnten teilweise das **politische Stimmrecht** erobert. Das ist aber selbst im besten Fall so lange ungenügend, als die Frauen nicht überall mit der gleichen Stimmenzahl vertreten sind wie die Männer oder alle Männer- und alle Frauenstimmen auf **je eine ausschlaggebende Männer- und Frauenstimme** zurückgeführt werden, so dass es nie zu einer Überstimmung des andern Geschlechtes kommen kann, sondern **Übereinstimmung beider Geschlechter** vorhanden sein muss, wenn etwas ein Gesetz für alle werden soll.

Das bedeutet, dass die Frauen in allen Ländern darauf dringen müssen, dass sie nicht nur das öffentliche Stimmrecht erhalten; sondern dass neben einer **Männer-Kammer** eine völlig gleichberechtigte **Frauen-Kammer** gebildet wird und nur das zu einem Gesetz werden kann, was beide Kammern übereinstimmend beschließen.

Wenn wir uns die Kulturgeschichte der Menschheit vergegenwärtigen und nur bis auf die **griechische Blütezeit** zurückgehen, finden wir, dass Ähnliches schon bestanden und sich als eine **hohe Kultur** ausgewirkt hat. Zur Zeit des griechischen Amphiktyonenbundes lag die Leitung des Staatswesens in den Händen eines Bundesrates aus 12 weltlichen und 12 geistlichen Räten, an deren Spitze der Hohepriester stand. Die Frauen bildeten einen entsprechenden Rat mit einer Oberpriesterin, der in allen das Wohl und Wehe des ganzen Volkes berührenden Fragen mit entscheidender Stimme herangezogen wurde, so dass die Pythia oder Oberpriesterin sogar darüber entschied, ob das Volk einen Krieg führen oder den Frieden halten sollte.

So wird auch ein wahres **Friedens-Volk** und eine **Friedens-Rasse** nicht eher erscheinen können, als bis die Frau im öffentlichen Leben dem Mann wieder gleichgestellt ist und ihre Eingebung und ihr Herzensgefühl den Grund zu allen Entscheidungen des öffentlichen Wohles legen. Dann freilich zieht eine andere Zeit herauf.

Mit der **Verwirklichung dieses Gedankens** sollten die Frauen aber sofort beginnen und keine kostbare Zeit verstreichen lassen. Wenn jede Frau, die jetzt diesen Gedanken aufnimmt, jeden Monat nur eine weitere Frau gewinnt und jede dieser Frauen wiederum jeden Monat eine weitere Frau usw., so werden innerhalb zwei bis drei Jahren alle Kulturstaaten auf der ganzen Erde **das wahre Zwei-Kammer-System** mit einer Männer- und einer Frauen-Kammer haben, in dem nicht mehr das einseitige Parteiwesen, sondern das **ausgleichende Dualitätsgesetz der Natur** das Gesellschaftsleben gestaltet und **das Ewig-Schöpferische oder die Gottesliebe** die ganze Menschheit von einer Entwicklungsstufe auf die andere und der Vollkommenheit entgegen führt.

20. Lektion

Das Individual-Verhältnis

Das **Individual-Verhältnis** zwischen Mann und Frau, das wir heute in der weißen Menschheit **Ehe** nennen, hat nicht zu allen Zeiten die gleiche Form gehabt, sondern gestaltete sich entsprechend den **Entwicklungsstufen der Menschheit** verschieden. Erst als sich im **weißen Menschen** die individuelle **Selbsterkenntnis und Gotterkenntnis** offenbaren konnte, brach **das Zeitalter der völligen Gleichstellung von Mann und Frau** an.

Schon das Genesis-Drama des Alten Bundes hat das klarzumachen versucht. Sobald **Adam,** der Aufrechte, **Ha-Yeva,** Seinesgleichen, gefunden hatte, waren sie alsbald im **Paradies** oder im Zustand glückseligen Schöpfertums und Gedeihens, weil einer im andern die gleiche **Gottesintelligenz** und die gleichen Mächte und Kräfte des **Äther- und Atomreiches** erkannte und anerkannte.

In der weißen Menschheit ist demnach **die Ehe ein Vertrag zwischen zwei gleichberechtigten Menschen verschiedenen Geschlechtes.** Wo die Ehe das nicht ist oder wo der Ehevertrag nicht eingehalten wird, beweist das nur, dass noch dunkles Blut aus früheren Stufen in einem oder in beiden Teilen kreist und deshalb das Individualverhältnis zwischen Mann und Frau mehr oder weniger, sei es nur von einem, sei es von beiden Teilen, nach den Sitten und Gebräuchen der Dunklen zu gestalten versucht wird.

Der **Alte Bund** ist voll von Beispielen für solche **Entartungserscheinungen in der weißen Menschheit.** Schon Salomon, dem Unweisen, machte deshalb die Frauenfrage Sorgen. Er ließ sich von einer Schwarzen unter dem Kinn kitzeln, obwohl er 500 nichtschwarze Frauen und außerdem noch 1000 Konkubinen hatte. Diese waren auch seine Frauen, ihm aber nur auf Zeit, nur auf dieser Erde angesiegelt, während ihm die rechtmäßigen 500 auf Zeit und Ewigkeit verblieben.

Der **Ägypter** Tutankamen (Tutenchamun), in dessen Adern noch Blut der braunen Rasse kreiste, löste die Frauenfrage für sich noch geschickter, indem er die alten Frauen alljährlich fortschickte und sich jedes Jahr neue Frauen nahm. Aber Pepi I., der ihm blutsverwandt war und neuerdings ausgegraben wurde, demonstrierte die Einehe, die er führen sollte, höchst geschickt in der Weise, dass er sich jeden Tag eine neue Frau nahm und so in der Einehe verblieb. Jede Zeit hat ihre eigenen Helden, die von ihresgleichen vergöttert und nachgeahmt werden.

In der **Türkei** konnte der Mann früher vier Frauen haben. Das galt allgemein als richtig und der Mann galt durchaus als Ehrenmann. Er hatte die Fähigkeit, mit allen vier Frauen gleichzeitig harmonisch zu leben, weil er den Gedanken an eine große Familie unterhielt und sich alle sechs Monate ein Kind wünschte, was mit nur einer Frau nicht verwirklicht werden konnte. Hättest du ihm gesagt, du habest alljährlich ein Kind mit nur einer Frau, dann hätte er dich für einen auf der Tierstufe stehenden Verbrecher und die Frau für eine verkommene Person gehalten.

In **Japan** schickten die Mütter ihre Töchter in die Mädchenhäuser, damit sie die Beziehungen zum andern Geschlecht kennen lernen sollten, und die Jungen wurden in demselben Sinne erzogen, dass sie zu ihrer Zeit diese Mädchenhäuser besuchten. Es galt als eine Ehre für eine Frau, sich mehrere Jahre vor ihrer Verheiratung auf einen solchen Platz zu vermieten, damit sie eine gute Mutter werden würde.

In **Indien** konnte sich der Mann, wenn er seines Weibes müde geworden war, einfach von ihr lossagen, und wenn der Inder dir seine besondere Hochachtung bezeugen wollte, dann schenkte er dir sein Weib.

Die **Überreste dunklen Blutes im weißen Menschen** sind die Ursache dafür, dass so viel **Zwietracht** in der Ehe, in der Familie und in allen arischen Völkern herrscht, weil der Mann dann immer noch denkt, wenn er sich mit einer Frau verbindet, er sei ihr **Eigentümer, Herr oder Regent** geworden, und die Frau wiederum denkt, sie brauche nur zu kochen, Windeln zu waschen und Strümpfe und Gardinen zu stopfen. Dann redet er große Worte über **Politik** und die schlechten Zeiten und geht ins **Wirtshaus** oder in den **Klub**, während sie daheim sitzt und ihre Not mit dem aufkommenden Geschlecht hat. Das wird erst dann anders werden, wenn Mann und Frau sich läutern, selbständig denken lernen und erkennen, dass der Mann **die gleiche Offenbarung Gottes** wie die Frau ist und dass davon ein glückliches und gedeihliches Ehe-, Familien- und Volksleben abhängt.

Die Gegenwart verlangt von Mann und Frau einen **höheren Standpunkt**, wenn sie sich für eine Eheschließung entscheiden wollen, die nicht nur für sie beide das wichtigste Ereignis ihres Lebens ist, sondern auch ihren und den **Fortschritt der Gesamtheit** fördern soll. Vor allem muss bei der **Gattenwahl** die **wahre Liebe** zum Ausdruck kommen, die nichts mit Leidenschaftlichkeit oder Begierde zu tun hat.

Von allem Anfang an sollten sich Mann und Frau bewusst sein, dass ihre **Zuneigung** und auch späterhin ihr eheliches **Glück** nur von dieser **wahren Liebe** und **nicht vom geschlechtlichen Verkehr** abhängig sind, sondern eher durch diesen gefährdet oder gar zerstört werden, wenn die Naturgesetze missachtet werden. Was die Geschlechter wirklich glücklich macht, ist der **Austausch der elektromagnetischen Schwingungen** ihrer Atmosphäre, wie es Mann und Frau in einer echten **Brautzeit** zu erleben pflegen.

> Der bloße **Gedanke an ihn** rötet ihre Wangen. Die **Erinnerung an ihr Lächeln** und ihre Stimme verleiht ihm neue Kraft zur Arbeit. Die Tagesarbeit mag ihn noch so sehr ermüdet und erschöpft haben, so braucht er am Abend die Geliebte **nur zu sehen** und schon strömt neues Leben durch seine Adern, er schläft erquickend und nimmt am nächsten Morgen sein Tagewerk mit frischer Kraft auf. Wenn sie von des Tages Bürde niedergedrückt war, wie werden ihre Schritte leicht, wie fliehen alle Tageskümmernisse, wenn sie des Abends **Arm in Arm mit ihm** spaziert! Von Tag zu Tag werden beide unermüdlicher und eifriger in ihrer Arbeit und er liebenswerter und sie schöner.

Halten sie als Eheleute dieses **wahre Liebesverhältnis** aufrecht, dann sammeln sie täglich neue Kraft und lösen das Geheimnis des ehelichen Glückes. Sollte aber wirklich eine Trübung eintreten, so haben sie nur nötig, ihre gegenseitigen **gleichen Rechte** wieder anzuerkennen und wieder die wahre **Liebe gegeneinander** zu üben, die die Triebfeder aller Erneuerung und Verbesserung ist, bis sie endlich und endgültig entdecken, dass das **Ideal**, wonach jeder Teil sucht, **in ihm selbst** ist und dass er es durch seine eigene Entwicklung so **verwirklichen** muss, dass es auf den Gefährten reflektiert und ihn anspornt, zu wachsen, bis er auch sein Idealbild in seiner eigenen Person verkörpert und sich nun zwischen ihnen „Gleich und Gleich" gesellt.

Das bedeutet nichts anderes, als dass beide Ehegatten auch während der Ehe dafür besorgt sein müssen, dass **ihr Entwicklungsgang zur vollkommenen Männlichkeit und Weiblichkeit** nicht gehemmt oder gar unterbrochen wird, damit **die natürliche Anziehungskraft** der Geschlechter nicht nur erhalten, sondern beständig verfeinert wird und nicht auf den nur materiellen Trieb geschlechtlicher Vereinigung zurücksinkt, über den dann beide die Kontrolle verlieren, was schließlich zum **Erlöschen** der natürlichen Anziehungskraft führt. Durch die Unwissenheit und Nachlässigkeit in dieser Beziehung erklärt sich die Tatsache, dass 99 von 100 Ehepaaren schon nach kurzer Zeit der Ehe **gleichgültig** gegeneinander werden, anstatt sich beständig gegenseitig aneinander emporzuranken.

Niemand sollte eine Ehe schließen, der nicht von der Gewissheit durchdrungen ist, dass er selbst alles darstellt, was er sich nur wünscht, und dass er in seinem Partner alles das dargestellt findet, was, mit seinem Eigentum vereint, den **Fortschritt beider** verbürgt. Nur dann können beide einer Zukunft voll Freudigkeit und Glückseligkeit entgegensehen.

Einen in jeder Beziehung **vollkommenen Partner** kann niemand erwarten. Aber was im Bereich der Möglichkeit liegt, sollte von jedem Teil vor der Ehe getan werden, damit sich nur **gesunde und ebenbürtige Männer und Frauen** paaren. Ganz besonders **muss sich die Frau mehr verantwortlich** fühlen als seither, weil ihr die Natur durch die **Mutterschaft** die Macht gegeben hat, alle Dinge zum Besseren zu wenden.

Für die **Frau** ist es besser, nicht zu heiraten, als in einer **liebeleeren Ehe** an einen Mann gefesselt zu sein, dessen Charakter endlose Reibereien und Streitigkeiten verursacht. Denn die Frauen, denen es geglückt ist, ihre Ehemänner nach der Eheschließung auf eine **höhere Stufe** zu heben, stellen eine verschwindende Minderheit dar gegenüber der Schar der Frauen, deren Versuche scheiterten.

Andererseits sollte sich auch der **Mann** hüten, eine **schwächliche oder kränkelnde** Frau zu heiraten, weil er glaubt, sie werde seiner Willkür und Leidenschaft keinen Widerstand entgegensetzen. Wer ein ganzer Mann sein will, muss fest entschlossen sein, nur das zu tun, was **eines Mannes würdig** ist. Dann kann er sicher sein, dass er der Frau begegnet, durch die er sich zu einer Zierde der Männerwelt entwickelt. Denn mit einem vorbildlichen, charakterfesten Mann verbindet sich eine Frau gern.

Weder der Mann noch die Frau sollte sich bei der Gattenwahl **nur vom Gefühl** leiten lassen, weil das leicht mit einer **Enttäuschung** endet. Wenn sich Mann und Frau einmal als Verliebte gegenüber stehen, lustwandeln sie in Gedanken schon im Paradies und vergessen, dass viel Arbeit nötig ist, dieses Paradies zu schaffen und aufrecht zu erhalten. Wäre es möglich, dass sie sich für immer in den goldenen Strahlen eines solchen Verzückungszustandes sonnten, brauchte man solche Verliebte nicht zu warnen. Da aber früher oder später eine **ernüchternde** Erschütterung kommt, verdient eine wohlgemeinte Warnung Beachtung.

> Wenn du also den Partner gefunden hast, der dir in jeder Beziehung entspricht, dann sei verständig und weitsichtig genug, **alle praktischen Seiten der Eheschließung** mit ihm so zu besprechen, als handle es sich für beide darum, ein Erfolg versprechendes Unternehmen zu gründen. Du brauchst dabei zwar nicht kleinlich oder engherzig zu verfahren, sollst aber immer bedenken, dass du deine ganze Zukunft in die Waagschale legst.

Mann und Frau müssen beide darüber klar sein, welche Aufgabe oder Rolle ihnen in der Ehe zufällt. **Der Mann ist der Erbauer des Heims und der Beschützer der Frau.** Er schützt, beschirmt, behütet alles, was die Frau aus der Tiefe ihres Inneren ans Licht gebiert oder offenbart. Wenn der Mann den glückseligen Frieden eines Heimes erwartet, muss er sich mit den Gesetzen vertraut machen, die das verbürgen. Einer allein kann das Glück im Heim nicht erhalten; es müssen **zwei Herzen** zusammenwirken und ihre Schwingungen verschmelzen. Da, wo die biblische Mahnung beachtet wird: **„In Ehren sollt ihr einander vorziehen!"**, wird ein Heim zu dem, was dem Himmelreich auf Erden am nächsten kommt.

Die Frau ist die Hüterin des Heims und hat es mit ihrer **friedlichen Atmosphäre** zu erfüllen, die der Mann fühlt, sobald er nur das Haus betritt. In manchen Häusern ist das ja auch der Fall; aber heute sollte jede Frau das Heim der Familie zu einem **Heiligtum** machen. Denn in einer solchen Atmosphäre lässt sich der Mann leicht lenken, oft schon durch einen **liebevollen Blick** der Frau. Wie gern lässt sich der Mann leiten, wenn er die Gewissheit hat, dass die Frau sicher führt und die **Zukunft** mittels der feineren Sinne **vorausschaut**! Dann geht er frohen Mutes und mit doppelter Kraft an seine Arbeit und leistet Großes. Versagt sie aber als Hüterin und Priesterin des Heims, dann fehlen ihm die Anregungen oder **Inspirationen zu edlem Tun** und er geht seine eigenen Wege, weil seine Ideale verblassen und sich seinem Blick schließlich ganz verschleiern.

Neun Zehntel aller unglücklichen Ehen werden deshalb unglücklich, weil die Eheleute es an jeder bewussten **Vorbereitung auf die Ehe** fehlen ließen, deshalb der **Ehereife** ermangelten und das **Gesetz der Distanz** beständig verletzten. Millionen und Abermillionen von Eheleuten werden so zu Opfern ihrer Unwissenheit, irren vom rechten Weg ab, verlieren das Paradies der irdischen Glückseligkeit und schleppen sich freudlos auf den rauen Straßen des Daseins dahin in der zweifelhaften Hoffnung auf ein besseres Jenseits oder in der fatalistischen Vorstellung, dass für sie mit diesem Erdendasein sowieso alles ein Ende hat.

Das sind aber nicht etwa nur moderne Erscheinungen des „Fall des Menschen". Denn schon der Schriftsteller des Ehe-Dramas „Adam und Eva", das uns in der Schöpfungsgeschichte oder Genesis des Alten Bundes überliefert worden ist, befasst sich mit dem „verlorenen Paradies" eines Ehepaares und schon in grauer Vorzeit unserer arischen Vorfahren suchten die Weisen **das Ungeheuer Unwissenheit** unschädlich zu machen. Daher stammt **die uralte arische Sitte**, dass **die Eltern der Brautleute**, Sohn und Tochter, beratend in alles einweihen, was der neue Stand der Ehe für beide mit sich bringt.

Schon die **Hochzeitsfeierlichkeiten**, die gewöhnlich zwei Wochen dauerten, dienten mit ihren einprägsamen **Zeremonien** dazu, den Brautleuten die neuen Aufgaben und Pflichten zu verbildlichen. Unmittelbar nach Abschluss der Feierlichkeiten führte **der Vater den Sohn** in sein Haus wie einen geladenen Gast und machte ihm die große **Verantwortung** bewusst, die der Sohn nunmehr **für das Glück zweier Menschenkinder** trug. Denn der junge Ehemann hatte den Anforderungen einer Stellung zu genügen, die für ihn ganz neu war.

Er hatte die Erwählte seines Herzens eingeladen, seinen Lebensweg mit ihm **gemeinsam** zu gehen, nachdem er sie aus einem Heim herausgenommen hatte, wo sie in der **Wärme liebender Herzen** aufgewachsen und erblüht und von der hingebenden **Fürsorge der Eltern** umtreut war. Er musste also nun stark und leistungsfähig genug sein, ihr Leben so zu umschirmen, dass das Opfer, das sie für ihn brachte, ausgeglichen wurde. Sie gab ja nicht nur ihr Heim und ihre Eltern ihm zu Liebe auf, sondern meist auch alle ihre verwandtschaftlichen Verbindungen.

Gegenüber der **Tochter** vollbrachte die **Mutter** ihren Teil, nahm die Tochter nach den Hochzeitsfeierlichkeiten unter ihre schützenden Flügel und enthüllte ihr alle verborgenen Geheimnisse über ihr Verhalten gegenüber dem männlichen Geschlecht. Denn auch die Tochter hatte eine große **Verantwortung** übernommen und sich den Anforderungen gewachsen zu zeigen, die die neuen Verhältnisse als **Hausfrau und Mutter** des kommenden Geschlechtes an sie stellen. Die Mutter beriet die Tochter über alle Punkte in körperlicher, moralischer und ethischer Hinsicht. Wie behutsam, feinfühlend und doch offenherzig musste das geschehen, um das volle Verständnis in der Tochter zu wecken!

Die Tochter sollte sich der **Seelenverbundenheit** mit dem Lebensgefährten bewusst werden, um befähigt zu sein, nicht nur seinen Erwartungen zu entsprechen, sondern auch dem gemeinsamen Lebensweg die Richtung zu weisen.

Wir und die ganze Menschheit würden sicher gut fahren, wenn wir diese uralte arische Sitte wieder aufnähmen. Denn es ist besorgniserregend zu sehen, wie **unwissend und leichtsinnig** Männer und Frauen aller Schichten gegenwärtig eine Ehe eingehen, die doch den **wichtigsten Wendepunkt ihres Lebens** darstellt. Wie oft führten nur materielle Vorteile, mangelnde Selbstbeherrschung oder überspannte Einbildung Mann und Frau auf der Lebensbühne zusammen, auf der sich dann ihre Ehe gleich einem Trauerspiel vor den Augen der Öffentlichkeit abspielt!

Schon wenn das Gesetz des **elektromagnetischen Kräfteaustausches** verletzt wird, gleichviel ob aus Unkenntnis, Leidenschaft oder Leichtsinn, kommt ein Riss in das magnetische Feld, in dem sich die Liebesschwingungen beider begegneten, und das Glück entflieht, meist auf Nimmerwiedersehen. In dem Augenblick, da der Mann **den magnetischen Ausstrahlungen der weiblichen Natur Gewalt** antut, treibt er diese Ausstrahlungen zu ihrem Ausgangspunkt zurück und der glückselige, freudige, inspirierende Zustand der Frau leidet meist für immer Schaden, der sich, wenn überhaupt, nur durch gemeinsame Anstrengungen ausgleichen lässt.

> Der Mann muss sich selbst zur **Selbstzucht** erziehen und sich in der **Selbstbeherrschung** üben, indem er sich mit den Gesetzen der Wiedergeburt vertraut macht und sie befolgt, und die Frau muss von ihm **Beweise** der Selbstzucht und Selbstbeherrschung verlangen, anstatt ihm schwächlich nachzugeben und ihm dadurch bei seinen Gesetzesverletzungen Beihilfe zu leisten. Sonst ermangeln beide der **Ehereife**, zu der sich beide, Mann und Frau, erziehen müssen.

Sogar der **Eingeborene** tut das schon. Wieviel mehr sollte es dann der weiße Mensch tun, der sich doch weit erhaben über dem Eingeborenen dünkt! Bevor der Eingeborene von der Gemeinde für ehereif erklärt wird, muss er eine Zentnerlast heben, frei in der Schwebe halten und schließlich auch noch so weit wie möglich von sich werfen. Er denkt an weiter nichts, als sich in dieser Richtung zu üben, um den **Beweis seiner Mannbarkeit** bei der Probe vor der ganzen Gemeinde zu erbringen. Hat er Misserfolg bei dieser Probe, dann hat er keine Aussicht, eine Frau seines Stammes zu bekommen. Denn die Eltern des Mädchens, um das er etwa anhielte, würden ihn davonjagen. Der **Eingeborene** heiratet nicht, um seine Leidenschaft zu befriedigen, sondern um in seinen Kindern das **Stammesideal** zu verwirklichen. Dieser Ehrgeiz, der die ganze Gemeinde beseelt, sorgt dafür, dass sich nur ehereife Männer und Frauen paaren.

> Wenn sich Mann und Frau **gemeinsam ein hohes Ziel** für ihre Ehe setzen, sich gemeinsam vornehmen, ein Ideal zu verwirklichen, dann setzen sie von selbst alle Mittel und Kräfte für dieses Ziel ein und vermeiden alles, was das Ziel gefährden könnte. Die Ziele des weißen Menschen liegen aber nicht mehr in der Richtung der Muskelkraft, sondern der **Nervenkraft** und der Entwicklung **seelischer und geistiger Tugenden**.

Sobald sich die Eheleute **gleichgültig** oder gar einander **überdrüssig** werden, ist es stets ein Zeichen, dass sie das **Gesetz der Distanz oder des Abstandes** gebrochen haben, so dass ihre elektromagnetische Atmosphäre geschwächt wurde. In leichten Fällen genügt es dann meist schon, dass sie sich wieder an

die uralte Sitte gewöhnen, **ihre Schlafzimmer zu trennen**. Viel Ungemach und Leid würde vermieden werden, wenn sich die Eheleute schon von Beginn der Ehe an diese Sitte wieder zur Pflicht machten. Reicht aber diese Distanzierung in der Wohnung nicht aus, dann müssen sich die Eheleute örtlich trennen. Entweder muss er die Frau weit genug wegschicken, damit sie, unbehelligt von ihm, wieder Kräfte sammeln und sich wieder aufbauen kann, oder er muss selbst eine andere Gegend aufsuchen, um sich bewusst zu werden, dass ihm seine Ergänzung fehlt und dass er sich ihr gegenüber künftig anders verhalten muss.

Unsere Vorfahren waren sich des **Gesetzes der Distanz** wohl bewusst. Sobald sich zwischen Eheleuten nur die geringste **Abneigung** bemerkbar machte, trat der **Familienrat** zusammen und beschloss die räumliche Trennung der Eheleute, die sich ohne Widerspruch fügten, weil sie die Älteren wegen der größeren Erfahrungen achteten.

In solchen Trennungspausen erneuern sich die elektromagnetischen Kräfte beider Eheleute, ihr körperliches Gleichgewicht wird wieder hergestellt, was die Voraussetzung für die Selbstbehauptung ist. Fehlt das körperliche Gleichgewicht, dann entstehen Spannungszustände und man verliert die Herrschaft über sich selbst und nimmt dem anderen Geschlecht gegenüber nicht mehr die Stellung ein, die den Naturgesetzen entspricht. Das gilt ganz besonders auch für **die geschlechtlichen Beziehungen** der Eheleute oder für den Geschlechtsverkehr.

Auch wenn die Eheleute den **Geschlechtsverkehr** lediglich als eine natürliche Angelegenheit betrachten, müssen sie erkennen, dass die Natur dafür auch **natürliche Grenzen** gezogen hat, die sie beachten müssen, wenn sie gesund, leistungsfähig, erfolgreich und glücklich bleiben wollen. Fügen sie sich den Naturgesetzen nicht, wonach ihnen für gewisse Zeiten Selbstbeherrschung und sogar Enthaltsamkeit auferlegt ist, so müssen sie **Buße zahlen für die Verletzung der geschlossenen**

Zeiten. Sie schwächen dadurch nicht nur ihre körperliche und geistige Leistungsfähigkeit, sondern legen auch den Keim zu Krankheitserscheinungen, die schon in ihnen selbst und in noch stärkerem Maße in ihrer Nachkommenschaft zutage treten.

Von Natur aus verspürt die gesunde Frau kein Bedürfnis für eine körperliche Annäherung des Mannes, außer einige Tage vor und nach **Vollmond.** Um die Zeit ihres **Neumondes** ist ihre weibliche Natur so vollständig damit beschäftigt, die körperliche Erneuerung einzuleiten, dass jede Annäherung des Mannes ihr zuwider und auch schädlich ist, weil dadurch die körperliche Erneuerung beeinträchtigt oder unmöglich gemacht wird. Drängt sich aber der Mann der Frau in der Neumondszeit trotzdem auf, dann besteht die Gefahr, dass die **Gifte**, die der weibliche Körper zur Neumondszeit zum Zweck der Reinigung und Vorbereitung des Wiedergeburtsvorganges ausscheiden will, entweder **in das Blut der Frau zurückschlagen oder auf ihn übertragen werden und sein Blut vergiften.** Auf diesem Weg sind die **Geschlechtskrankheiten** unter die Menschheit gekommen und werden trotz aller Bekämpfungs- und Vorbeugungsmaßnahmen nicht eher wieder ausgemerzt werden, als bis Mann und Frau im Geschlechtsverkehr wieder Selbstzucht und Selbstbeherrschung üben und die „**geschlossenen Zeiten**" innehalten.

Zu allen Zeiten bestanden verschiedene Ansichten über die **Häufigkeit des Geschlechtsverkehrs.** Manche Kreise erklärten die völlige Enthaltsamkeit für das gottgefällige Ideal. Andere Kreise erklärten täglichen Geschlechtsverkehr für natürlich und vollkommen in Ordnung. Andere befürworten geschlechtliche Befriedigung einmal in der Woche, einmal alle zehn Tage, einmal im Monat oder auch nur einmal im Jahr. Alles das sind **unklare persönliche Ansichten,** die nicht verallgemeinert werden dürfen, weil sie nicht vom Prinzipiellen ausgehen.

Es ist nicht schwer, sich über das Prinzipielle klar zu werden. Wenn wir ein Leben der **Wiedergeburt** führen und immer **neue geistige Fähigkeiten** entfalten wollen, mit deren Hilfe wir uns eine **bessere Zukunft** aufbauen können, dann ist es uns selbstverständlich, dass wir **Selbstzucht und Selbstbeherrschung** gegenüber dem anderen

Geschlecht an den Tag legen. Wir haben es durch die praktische Wiedergeburtspflege schon begriffen, dass die **Aufsaugung und Umwandlung** der Drüsensekretionen oder Lebenssäfte den Grund zum **individuellen Aufstieg** legen, nicht aber der Geschlechtsverkehr. Da wir alle aber längst noch nicht das sind, was wir eigentlich sein sollen, so hat jeder von uns allen Grund, mit dem geschlechtlichen Verkehr sehr **zurückhaltend** zu sein.

Völlige geschlechtliche **Enthaltsamkeit** haben aber auch die Väter der weißen Menschheit in ihren Eheregeln den Eheleuten nicht zur Pflicht gemacht und sie auch nicht für eine besondere Tugend erklärt, weil sie sich bewusst waren, dass diese Frage **individuell** und je nach dem Temperament **verschieden gelöst** werden muss. Das **materielle** Temperament wird Geschlechtsverkehr für sein natürliches Recht erklären und der **Spirituelle** wird leicht seiner Leidenschaft die Zügel schießen lassen; aber der **Intellektuelle**, der ein höheres Ziel Schritt für Schritt erreichen will, hält es für selbstverständlich, enthaltsam zu leben. Aber nie haben die Weisen und Philosophen des Altertums die Enthaltsamkeit durch ein Gelübde zu erzwingen gesucht und soweit aus besonderen Gründen ein **Gelübde der Enthaltsamkeit** angenommen wurde, galt es immer **nur für eine gewisse Zeit und für einen gewissen Zweck**, war also nie für alle Zeiten bindend.

Selbstverständlich müssen **beide** Ehegatten dem Verkehr **zustimmen**. Der Mann sollte erkennen und anerkennen, dass die Frau sich selbst gehört, bis sie sich ihm freiwillig hingibt. Unter jeder anderen Bedingung begeht der Mann nach den Gesetzen der Natur eine Notzucht. Es war ja im Abendland fast allgemein Sitte, dass der junge Ehemann kurz nach der Hochzeitsfeier die junge Frau vergewaltigt, und manche junge Frau ist durch solche Rohheit des Ehemannes in der Hochzeitsnacht für das ganze Leben ruiniert worden. Eine Vergewaltigung durch den Mann kann einen solchen Ekel in der Frau auslösen und ihren Magnetismus so empfindlich stören, dass sie nie wieder normal wird, es sei denn, sie heiratet einen besser gearteten Mann.

Sind sich beide Ehegatten **einig**, dann dürfen sie sich auch gegenseitig ihre Freude aneinander kundgeben und keiner wird vom anderen für sinnlich oder leidenschaftlich gehalten werden. Gerade die **Frau** sollte, wenn sie dem Verkehr einmal zugestimmt hat, **nicht gleichgültig** dabei sein, weil der Mann dann vermutet, sie sei geschlechtlich nicht normal, und schon diese Vermutung den Grund zur ehelichen Untreue legt. Sind sie sich einig und wünscht sich der Mann einen starken weiblichen Eindruck, dann sollte jedenfalls **die Frau positiv** sein bei den Liebkosungen, während der Mann mehr empfänglich bleibt; wünscht sich umgekehrt die Frau einen starken männlichen Eindruck, dann sei **der Mann positiv** und die Frau mehr empfänglich.

Durch solche vereinbarte Bedachtsamkeit wird der empfängliche oder negative Teil stets eine besondere Stärkung erfahren und beide Teile erzielen aus solchem selbstbeherrschten Verkehr **größere Ausgeglichenheit** und damit die Möglichkeit zu neuen Fortschritten so lange, als sie sich **gegenseitig treu** sind. Sobald ein Ehegatte **Geschlechtsverkehr mit einer dritten Person** unterhält, zerstört er die elektromagnetische Atmosphäre zwischen den Ehegatten, so dass sich beim andern Ehegatten die Liebesschwingungen des Herzens zurückziehen und sich die gegenseitige Anziehung in **Abstoßung** verwandelt. Der verratene Teil fühlt den Verrat, selbst wenn die äußeren ehebrecherischen Beziehungen noch so geheim gehalten werden.

Die elektromagnetischen Strömungen, auf deren gegenseitigen Austausch es beim ehelichen Verkehr ankommt, sind nicht zu allen Zeiten so stark, dass der Verkehr beide Teile befriedigen könnte. Daher sollten die Eheleute **nie an Verkehr denken**, wenn ein Teil durch Überarbeitung, Kummer oder Sorge mehr oder weniger **erschöpft** ist.

Daher ergibt sich von selbst als die beste Zeit für den Verkehr **der Morgen** nach einer guten Nachtruhe. Beide Teile werden auch sehr bald finden, dass sie zu dieser Zeit die meiste Selbstbeherrschung haben und daher schon durch ihre Liebkosungen befriedigt werden.

Diese wenigen Hinweise sollten natürlich denkenden, besonnenen und durch wahre Liebe verbundenen Eheleuten genügen, um ihren **Verkehr innerhalb der Naturgesetze** zu halten und dauernden Vorteil daraus zu ziehen.

Aber auch die Wissenschaft und die Organe der öffentlichen Wohlfahrtspflege sollten sich an Hand dieser Hinweise zu **besseren Ratschlägen an die Allgemeinheit** durchringen, damit solche Naturwidrigkeiten wie **Empfängnisverhütung** mit künstlichen Mitteln und **Abtreibungen** gänzlich der Vergessenheit anheimfallen. Anstatt Mittel zur Empfängnisverhütung zu empfehlen und öffentlich zum Verkauf zu stellen und die Abtreibung der Leibesfrucht gesetzlich für zulässig zu erklären, sollte man **das ganze Volk in der Wiedergeburts-Kunde unterweisen**, damit jeder lernt, ein reines Leben zu führen, was Selbstzucht und Achtung und Anerkennung des anderen Geschlechtes von selbst mit sich bringt. Viele Ärzte mit Landpraxis, die das Leben mit offenen Augen beobachten, haben es bestätigt, dass im Bereich ihrer Praxis jährlich mindestens 150 Abtreibungen aus ehelichem und außerehelichem Verkehr vorkommen. Was ergibt das für eine Zahl, wenn man die Fälle aller Städte unseres Landes zusammenzählt!

Gedankenlose Überproduktion von Nachkommenschaft führt zu deren **Entartung** und füllt die Asyle, Irrenhäuser und Strafanstalten mit **Schwachsinnigen, Krüppeln und Verbrechern** und belastet den Staatshaushalt oder die Gesamtheit mit erheblichen unwirtschaftlichen Ausgaben, die für bessere Zwecke verwendet werden könnten. Vielleicht kommt die Zeit schon bald, dass man das **Operationsmesser** kraft Gesetzes gegen alle entarteten Elemente anwendet, die sich durch ihren Zustand nicht nur selbst Fallstricke legen, sondern auch zugleich die **Entartung der Gesamtheit** beschleunigen, wogegen alle bisher versuchten Mittel versagt haben. Einem minderwertigen Geschöpf kann man nicht das Recht einräumen, die Gesamtheit mit seiner Minderwertigkeit anzustecken.

Aber wirkliche Abhilfe gegen alle Entartungserscheinungen lässt sich nur dadurch erreichen, dass das ganze Volk durch **öffentliche Belehrung** mit den Grundsätzen der arischen Wiedergeburtskunde vertraut gemacht wird, damit die Erkenntnis Allgemeingut wird, dass jedem weißen Menschen der **Weg zu höheren Möglichkeiten** offen steht, wenn er die in seinem Innern schlummernden Kräfte und Fähigkeiten weckt, durch die er sich den farbigen Menschen als den Entwicklungsstufen der Vergangenheit überlegen zeigen soll.

Deshalb weist die Wiedergeburtskunde den Mann und ebenso die Frau auf ihre **Pflicht** hin, **jeden** aus der hinter uns liegenden Entwicklungszeit stammenden **Mangel auszugleichen** und dadurch zugleich **alle Entartung auszutilgen.** Erst dann wird der Weg zu dem Ziel frei, das der ganzen weißen Menschheit gesteckt ist: dass sich jeder Einzelne der in ihm wohnenden **ewigwirkenden Gottesintelligenz bewusst** werde.

Ist dieses Ziel erreicht, dann schaffen sich Männer und Frauen von selbst Verbindung mit gleichgesinnten und seelenverwandten Lebensgefährten und **solchen innerlich verbundenen Eheleuten** öffnen sich die Tore zu den Reichen, da keine Nacht der Unwissenheit mehr herrscht, sondern das Licht der Erkenntnis ewig leuchtet.

6. KAPITEL

Familienkunde

21. Lektion

Die Eltern

Das wahre, echte **Familienleben** wird für alle Zeiten die einzige feste Grundlage sein, die die stete Aufwärtsentwicklung der **Lebenshaltung,** der **Moral** und der **Bildung** des Volkes sichert. Lebensökonomie, Charakterfestigkeit, Geistesbildung und Fortschritt kommen aus den höher strebenden Volksschichten hervor und nicht aus den ungebildeten.

Wenn sich aber die ungebildeten Volksschichten drei- bis fünfmal rascher vermehren als die höherstrebenden und diese einfach durch ihre zahlenmäßige Überlegenheit zu verdrängen drohen, wird die Lage ernst und bedrohlich für den Bestand des ganzen Volkes. Dann ist es höchste Zeit, dass die fähigsten Köpfe der Regierung ihren gesunden Menschenverstand und ihre Vernunft gebrauchen, um Gesetze zu schaffen, mit deren Hilfe die ziellos treibenden, ungebildeten **Massen** langsam, aber zielbewusst auf **eine höhere Bildungsstufe** geführt werden, und letzten Endes sind es nur die **Prinzipien der Wiedergeburtskunde**, die die Lage retten können und daher besonders den Eltern zum Bewusstsein gebracht werden müssen.

> Deshalb sollte schon der **Volksschul-Unterricht** in allen Kulturländern auf die Wiedergeburtskunde erstreckt und in jeder Stadt, jedem Dorf, jeder Gemeinde sollten **öffentliche Abend-Unterweisungen** in der Wiedergeburtskunde für Erwachsene eingeführt werden, um eine sichere Grundlage für die glückliche Zukunft des Volkes zu schaffen.

Wahres, echtes Familienleben setzt voraus, dass sich die Eheleute, die daran denken, eine Familie zu gründen oder Nachkommenschaft zu haben und aufzuziehen, selbst über das **Wesen der Familie** klar sind, damit sie das Höchste erzielen, was nur erzielt werden kann. Sie müssen sich bewusst werden, dass alle Lebenserscheinungen und deren Erweiterungen, also auch die Erweiterung der Ehe zur Familie, auf den **Gedanken**, die **Intelligenz** oder **Gott** zurückgehen.

Gott, die ewige Intelligenz oder der ewigwirkende **Gottgedanke** offenbart sich durch seine **Schöpfungen,** und seine Schöpfungen erreichen im **Menschen** ihren Höhepunkt, so dass ein jeder von uns nach den Gesetzen der Natur den Menschensohn oder das **Menschenkind** und nach den ewigen Prinzipien das **Gotteskind** darstellt. Wir alle stellen also das Gleiche dar, die **Gipfelung der natürlichen Vater- und Mutterschaft** und die **Offenbarung der Gottesintelligenz** oder Gottes.

Die **Gleichheit** beweist sich dadurch, dass wir nicht nur auf gleichen oder parallelen Linien und in den gleichen Richtungen **denken** können, sondern dass wir bei der gleichen Reife zu der gleichen **Erkenntnis** gelangen, dass es nichts Höheres als das vollkommene Menschheitsideal geben kann, durch das sich die Gottheit offenbart. Alle, die das Unendliche, Ewige, Göttliche denken können und es in sich selbst erkannt haben, stehen zwar allein, aber fest auf ihren eigenen Füßen und wissen sich eins miteinander und mit Gott.

Wer dieses unbegrenzte Denken noch nicht für sich hat, sucht in seiner Umgebung nach einem festen Halt und verläuft und verirrt sich in der **Vielheit der Erscheinungen,** bis er schließlich auf sich selbst zurückkommt und sein Suchen **innerwärts** richtet. Schon dadurch erweitert sich die magnetische Ausstrahlung von innen und festigt die Überzeugung, dass **Gott** nicht irgendwo außerhalb des Menschen ist sondern **in uns** als der ewigwirkende Gottgedanke sein muss, und dass alle menschlichen Gestaltungen, Schöpfungen oder Leistungen **das Werk des innewohnenden Gottgedankens** sind, der sich also im Mann als **Gott-Vater,** in der Frau als **Gott-Mutter** und im Kind als **Gotteskind** offenbart, das Vater und Mutter in sich vereinigt, so dass **jeder von uns die ganze heilige Familie** darstellt.

Wäre das nicht so, dann könnte auch auf materiellem Weg keine Familie von uns ausgehen. Schon die materielle Seite des Lebens offenbart uns die Gegenwart dieser **Dreieinigkeit.** Das Kind ist das Ergebnis der Eltern, Vater und Mutter offenbaren sich im Kind und diese materielle Personifikation der Dreieinigkeit in jedem einzelnen Menschen ist die **Persönlichkeit Gottes.** Denn Persönlichkeiten gibt es nur im Bereich der materiellen Körperlichkeit; im Bereich des Gedankens gibt es keine Persönlichkeiten und keine Dreieinigkeit. Die Dreieinigkeit ist nichts anderes als das Ergebnis der Einwirkung des **Gottgedankens** auf **Äther** und **Atom** und pflanzt sich ununterbrochen durch alle Schöpfungsformen bis in den Menschen fort.

So wir nun hindurchblicken durch die materielle Körperlichkeit und in ihr die Offenbarung des Gottgedankens schauen, der sich in dieser Körperlichkeit niederließ, um sie zu erhöhen, dann hat die **Versöhnung** stattgefunden. Darum muss **alles Menschliche gekreuzigt**, ans Kreuz geheftet werden, bleibt aber nicht am Kreuz hängen. Denn nur das Kreuz bleibt auf **„Golgatha"**, während der Menschensohn vom Kreuz und von Golgatha herunter und weg muss von allen Sünden, Mängeln und Gebrechen, von allem Vergangenen, allem Abgestorbenen und allem Totengebein; er darf nicht auf Golgatha, diesem Jammerplatz, verbleiben. Der Menschensohn muss weg aus dieser jammervollen Umgebung und Öffentlichkeit, muss sich nach **„Arimathia"**, diesem Privatgarten, auf sein Innenleben, zurückziehen, sich ganz seiner Individualität ergeben und muss diesen Gang ganz allein gehen, auf dass er nicht wieder in der Welt oder der Umgebung verloren gehe.

> Sobald wir gelernt haben, uns selbst auf unser Inneres, unsere Individualität, zurückzuziehen, ziehen wir uns schließlich **mitsamt unserer Familie** zurück, schließen uns ab von dem oberflächlichen Denken, Sinnen und Trachten der Außenwelt, die nur das Äußerliche im Auge hat, und halten uns nur an das, was die **Familie Gottes** ausmacht.

Dann kommen die Eltern durch die Ehe zu einem Freundschaftsbund, zu einer **heiligen Familie,** zusammen und bekräftigen durch ihre Verbindung das Gelöbnis, dass sie ineinander nichts weiter sehen als die **Göttlichkeit.** Die Frau sieht dann im Mann nicht einen Professor, Doktor oder Bankier, keinen Stand, keine Persönlichkeit, was alles der Welt angehört. Der Mann sieht in der Frau nicht eine bestrickende Schönheit, eine geistreiche Frau, eine gute Wirtschafterin, sondern die auserwählte Zeugin Gottes, die Gott darstellt.

Dann ist alles Sinnen, Trachten und Wirken der Eheleute nur **Ausdruck des Gottgedankens** und zielt auf die stete Anerkennung, dass alles, was ist, nur durch Gott ist, dass die Substanz, Äther und Atom, die Materie aus sich selbst nichts vermögen, dass aber dem zwischen Äther und Atom vermittelnden Gottgedanken alles möglich ist. Dieser **Gedanke der Göttlichkeit und der Vollkommenheit des Wesens** muss die Führung in der Familie behalten. Dann macht es nichts aus, was und wie die Umgebung ist; denn der ewigwirkende Gottgedanke setzt sich durch. Legen die Eheleute diesen Gedanken in alles hinein, was der Erweiterung der Familie dient, so wird sich das Göttliche in ihrer Nachkommenschaft um so deutlicher ausprägen.

Aber durch Theoretisieren ist dieses Ziel nicht erreichbar. Vielmehr müssen die Eheleute ihren **Körper** im Sinne der Wiedergeburtskunde in einen solchen Zustand versetzen, dass er für eine **höhere Entwicklungsstufe** bereit ist. Der Mann muss sich zunächst vermittels seiner Lebenssäfte oder Drüsensekretionen zu einem **vollkommenen Mann** aufbauen, weil er sonst der Selbstbeherrschung und Selbstkontrolle ermangelt. Erst mit dem **40. Lebensjahr** erlangt er das volle Mannesalter, so dass er Selbstbeherrschung und Selbstkontrolle zu üben versteht, dadurch den Eindruck eines vollkommenen Mannes auf die Frau macht und diese ein vollkommenes Kind, ein Gotteskind, einen Heiland, hervorbringt. Die **Frau** reift bei natürlicher Entwicklung in der halben Zeit wie der Mann, also mit dem **20. Lebensjahr**, und hat ihre Weiblichkeit voll zu entwickeln.

Beide mögen ja vor der Zeit ihrer Reife **heiraten**, um sich **kennen zu lernen** und gemeinsam auf ihre Aufgabe als Eltern eines neuen Geschlechtes **vorzubereiten**, wie es noch heute in manchen Ländern Sitte ist. Beide leben dann in beständigem Liebeswerben oder „Honigmonden“, ohne Kinder zu haben, und lernen sich verstehen.

Solche Ehepaare gehen durch alle Widerwärtigkeiten des Alltagslebens unberührt hindurch und es gibt keine Missverständnisse unter ihnen, da sie in vollem **Einvernehmen** leben und kein Grund zu einer Trennung entsteht. Im Gegenteil offenbaren sie immer **neue gute Eigenschaften und Fähigkeiten**, und Gesundheit und Glück sind ihre steten Begleiter. Die Araber und die Bewohner von Afghanistan und Belutschistan geben noch heute lebendige Beispiele für diese gute Sitte, die sich an die Naturgesetze hält.

Deshalb sollte auch der **Mann** sein 40. Lebensjahr vollendet haben, bevor er eine **selbständige Laufbahn** beginnt, wenn er bis ans Ende von Erfolg begleitet sein will. Alle großen Männer aller Zeiten, die bis an ihr Ende von Erfolg gekrönt gewesen sind, haben ihre Laufbahn erst angetreten, nachdem sie das 40. Lebensjahr erreicht hatten. Es gibt wohl einige bedeutende Männer, die früher auf den Plan traten. Aber ihr Leben schließt meist vor dem 40. **Lebensjahr** ab und beweist, dass das Gesetz recht behält.

Jesus trat mit 30 Jahren an die Öffentlichkeit, starb aber schon zwischen dem 38. und 39. Lebensjahr und musste seine Pläne im Entwicklungszustand und unvollendet zurücklassen, so dass sie gegenüber den tatsächlichen Verhältnissen nicht beweglich und anpassungsfähig genug waren und von den Ungebildeten, Ungerechten, Unvernünftigen und Selbstsüchtigen missdeutet und für eigennützige Zwecke missbraucht wurden. Hätte er bis zum 40. **Lebensjahr** gewartet, dann hätte er seine Pläne soweit verwirklicht, dass ihr Wert und ihre Bedeutung für die ganze Menschheit offenkundig geworden wären und sie nicht missdeutet hätten werden können.

Alexander der Große bestieg mit 20 Jahren den Thron, vermählte sich mit 28 Jahren, beendete seinen Aufstieg mit 30 Jahren und starb mit 33 Jahren. Sein Ziel, alle Stämme der weißen Rasse auf Grund der zarathustrischen Lehre in einem großen Einheitsstaat zusammenzufassen, hat er nicht erreicht.

Napoleon vermählte sich mit 27 Jahren, stürzte die französische Republik mit 30 Jahren, krönte sich mit 36 Jahren zum Kaiser, befand sich nach dem Frieden von Wien als Vierzigjähriger auf dem Gipfel seiner Macht, ließ sich von seiner ersten Gattin Josefine scheiden, vermählte sich mit 41 Jahren zum zweiten Mal und musste mit 43 Jahren den Rückzug von seiner glänzenden Laufbahn antreten, ohne sein Ziel, einen paneuropäischen Staatenbund zu gründen, erreicht zu haben.

> Der **Mann** muss ein **Vorbild** für die Frau sein, wenn sie ein Geschlecht mit höheren Eigenschaften und Fähigkeiten hervorbringen soll. Wenn er das nicht ist und die Frau als Spielzeug betrachtet und benutzt, das seinen Launen und seiner Willkür gefügig zu sein hat, und wenn sich die Frau ihm in diesem Gedanken der Erniedrigung preisgibt, so führt dies zum Niedergang der Familie, des Volkes und der Rasse.

Das **römische Reich** ging nicht unter durch die „Barbaren", sondern durch innere Auflösung. Die Staatsmänner vergaßen, dass sie Staatsmänner zu sein und daher für das Wohl aller im ganzen Staat zu sorgen hatten. Die **Griechen** vergaßen ihre Verantwortung gegenüber der Frau, deren Beschützer sie sein sollten, und darum ging die griechische Kultur unter. In dem Maße, wie die führenden Männer eines Volkes aufhören, Vorbilder für die Frau zu sein, und die Massen das schlechte Beispiel nachahmen, verdirbt das ganze Volk und mit seiner Kultur verfällt sein Reich.

Die **Frau** erlangt zwar bei natürlicher Entwicklung schon mit 20 Jahren die Ehereife. Aber bei der heute allgemein herrschenden Unkenntnis auf dem Gebiet der Wiedergeburts- und Familienkunde ist die natürliche Entwicklung der Frau meist gehemmt, so dass ihr oft **körperliche Schwächen** anhaften. Geht sie in einem solchen Zustand eine Ehe ein, dann muss sie alles daran setzen, diese Schwächen auszugleichen, ehe sie daran denken darf, Mutter zu werden. Der Mann, der sie trotzdem hierzu zwingt, begeht ein Verbrechen an der Gesundheit der Mutter, versündigt sich am Lebensglück des Kindes und bereitet den Untergang des Volkes vor, wenn er Kinder zeugt, die schwächlicher sind als die Eltern, also die Menschheit verschlechtern.

Für eine in der körperlichen Entwicklung zurückgebliebene **Frau** bedeutet eine Schwangerschaft einen so großen Kraftaufwand, dass sie dadurch **körperlich und geistig erlahmt** und meist dahinsiecht. Auf diese Weise werden die Schwächen und Mängel der Vergangenheit auf die Zukunft übertragen, anstatt dass ein Volk und die ganze Menschheit mit jedem neuen Geschlecht auf eine höhere Stufe der Entwicklung treten.

> In solchen Fällen müssen die Eheleute eine **Zeit lang völlig enthaltsam** leben und sich mit dem Austausch ihrer elektro-magnetischen Schwingungen begnügen ohne jeglichen Geschlechtsverkehr und sie werden dafür reichlich belohnt werden. Der Mann hat dabei gelernt, sich selbst zu kontrollieren und zu beherrschen, und ist auf eine höhere Stufe gestiegen. Die Frau ist durch seine Rücksicht und den gegenseitigen Austausch des Elektromagnetismus so gekräftigt worden, dass sie nun gesunde und geweckte Kinder gebären kann, die ein Segen für die Familie und ein Gewinn für die Gesamtheit und die Menschheit sind.

Auch **zu häufige Geburten** wirken schädlich auf die **Gesundheit** der Frau, wie nicht nur biblisch überliefert, sondern auch wissenschaftlich und statistisch erwiesen ist. Die Frau altert dadurch vorzeitig und verkürzt sich ihr Leben. Aber das ist nicht alles: zu häufige Geburten lähmen und ertöten auch die **geistigen Kräfte und Fähigkeiten** der Frau. Viele lebenskräftige, lebensmutige und geistig geweckte junge Mädchen mit genialer Begabung für Musik, Gesang, Schauspiel, Schriftstellerei, Malerei oder irgend einen andern Zweig der Kunst gehen schon wenige Jahre nach der Eheschließung zurück und führen ein geist- und freudloses Dasein ohne höheres Streben und ohne Zuversicht auf bessere Zustände und in den meisten Fällen haben zu rasch aufeinander folgende Schwangerschaften den Grund zu diesem **geistigen Tod** der Frau gelegt.

Auch eine vollkommen gesunde und kräftige Frau sollte **zwischen 2 Geburten eine Ruhe- und Erholungspause von 7 Jahren**, eine **materiell** veranlagte Frau nur 2 Kinder in 21 Jahren, eine **spirituell** veranlagte Frau nur 2 Kinder in 27 Jahren und eine **intellektuell** veranlagte Frau nur 2 Kinder in 40 Jahren haben.

Dagegen ist das **vorgerückte Alter** weder der Frau noch des Mannes eine Grenze für die Zeugung von Nachkommen. Eine intellektuell veranlagte Frau von 80 Jahren kann mit einem viel jüngeren, materiell veranlagten Mann ein gesundes, kräftiges und geistig gewecktes Kind zeugen.

Das Ziel der Eltern muss immer sein, dass **ihr Kind eine höhere Stufe** erreicht und eine **Verbesserung der Menschheit** darstellt. Wenn sie sehen, dass sie dazu nicht in der Lage sind, dann sollten sie den Mut aufbringen, von einer Zeugung ganz abzusehen. Denn zur Vervollkommnung der weißen Menschheit beizutragen, ist die **Pflicht** aller weißen Männer und Frauen, schon aus dem Gedanken der Selbsterhaltung heraus. Selbst wenn sie dabei der Gesamtheit durch ihre Enthaltsamkeit ein Opfer zu bringen scheinen, so wirkt sich dies doch zu ihrem Segen aus, indem sie sich selbst rein, moralisch und ethisch verhalten und an dem Fortschritt und Aufstieg der Gesamtheit teilnehmen, während sie früher oder später leiden müssten, wenn sie die warnende Stimme der Natur überhörten.

Die **Frau** als die Mutter des kommenden Geschlechtes ist und bleibt die **Hauptperson** bei allen Bestrebungen zur **Hebung eines Volkes**

und der Menschheit. Denn selbst in ihrem unerweckten Zustand erhält sie die Familie, das Volk und die Menschheit. Wieviel größer wird aber der Segen sein, der von ihr ausgeht, sobald sie zum Bewusstsein ihrer selbst und ihrer göttlichen Sendung erwacht, die ihr durch die Verleihung der **Mutterschaft** übertragen worden ist! Kraft göttlicher Autorisation ist die Frau die **Trägerin des Gedankens der Gottesmutterschaft** geworden und damit liegt die **Rettung der Welt** in ihrer Hand.

Wenn wir uns gegenwärtig in der Völkerfamilie umschauen, sehen wir überall nur Unordnung und Verwirrung, weil die Mütter ihre Pflicht nicht getan und Kinder geboren haben, die die Familienprinzipien nicht achten und sich deshalb gegenseitig vernichten wie Kain und Abel. Welche Geistesschärfe alle einigermaßen denkenden **Männer** auch aufbieten, so sind sie doch tatsächlich außerstande, der Lage praktisch Herr zu werden und die drohende Gefahr eines neuen furchtbaren Krieges abzuwenden, weil ihr Gehirn auf dem Gebiete der **Eingebung** und **Verwirklichung** so stark versagt, dass sie keine Mittel und Wege finden, die geeignet sind, der Gefahr zu steuern.

Können aber die Väter in ihrem gegenwärtigen Entwicklungszustand den Weg nicht bereiten, der der Erde den Frieden bringt und sichert, dann muss die **Entscheidung** einfach den **Müttern** anheimgestellt werden. Denn die Hand der Mutter schaukelt die Wiege der Völker, also auch der kommenden Männerwelt. Ihre Liebe und ihre Weisheit umtreuen die Menschheit, die, Geschlecht um Geschlecht, aus ihr hervortritt. Deshalb ergeht der Ruf des Zeitgeistes jetzt an die Frau, die die **Hoffnung der Welt** ist, dass sie den Knoten der Verwirrung löse und endlich die Ordnung in der Völkerfamilie herstelle.

Seit Jahrhunderten hat die **Frau als Mutter** nur die Kinder groß gezogen, genäht, gestopft, gestrickt, geflickt und sich aufgeopfert für ungezählte Geschlechter und dabei nur immer wieder die Erfahrung gesammelt, dass die eingewurzelten Vorurteile ihr kein größeres **Wirkungsfeld** gönnen. Aber jetzt drängt der Zeitgeist nach einer Änderung der Verhältnisse und mahnt die Mütter, sich ihrer **göttlichen Berufung** bewusst zu werden und sich dafür einzusetzen, dass die Menschheit vor der Selbstvernichtung bewahrt bleibe.

Der Weg zu diesem Ziel mag lang und mühselig sein; aber die Frau wird durchhalten bis zum Ziel, wenn sie ihre Aufgabe ernst nimmt und sich bewusst wird und es verwirklicht, dass das göttliche Prinzip oder der ewigwirkende **Gottgedanke in ihr ihr Führer** ist und nicht der Vater, der Bruder oder der Ehegatte. Sie muss grundsätzlich den Standpunkt einnehmen: „Bis hierher und nicht weiter!"

Zu diesem Standpunkt muss sie sich hinaufarbeiten und darf ihn nie wieder preisgeben; sonst wird sie für immer unterdrückt bleiben. Wenn sie aber daran festhält, wird sie aufstehen gegen die Unwissenheit und ihren **freien Willen** und ihre **freie Wahl** behaupten. Dann werden ihre **Kinder** nicht mehr in der Knechtschaft, sondern **in die Freiheit geboren** werden und die Menschheit wird aus der Gefahr der Selbstvernichtung errettet.

> Die Frau wird aber der Welt gegenüber nur dann ihre Schuldigkeit tun, wenn sie **beständig** an ihrer eigenen **Vervollkommnung** arbeitet. Denn sie kann der Welt nur dann ein **besseres Geschlecht** schenken, wenn sie sich selbst verbessert hat, weil ein Strom nicht höher als seine eigene Quelle steigen kann. Sobald die Frau ihr **Denkenswesen** in der Richtung des **Universellen und Unendlichen** erweitert, werden sich nicht nur ihre **Sinneskräfte,** sondern auch ihre **Seelen- und Geisteskräfte** entfalten und diese werden sie mit den parallellaufenden Kräften und Mächten des **Weltalls** und der **Unendlichkeit** in Verbindung bringen, deren Ziel es ist, den **ewigen Entwicklungsplan** der Gottesintelligenz zu fördern.

Solche selbstbewussten Mütter bringen **Kinder** hervor, die sich nicht nur ihrer selbst bewusst sind, sondern sich noch **größerer Dinge** bewusst werden, weil sich in ihnen das Höchste **verwirklicht,** was sich die Mutter selbst nur vorgestellt oder geahnt hatte. Das sind dann die wahren **Erlöserkinder** oder Heilande, denen **unbegrenzte Möglichkeiten** offen stehen.

Welche Verantwortung und welcher Segen
liegen auf dem Elternberuf!

22. Lektion

Die Vorausbestimmung des Geschlechtes

Der **Gedanke** ist die erste Ursache aller Dinge und jeder Erfolg im Leben beruht auf **richtigem Denken.** Da der Gedanke keine Grenzen kennt, müssen wir ihn, um einen Erfolg in einer bestimmten Richtung zu erzielen, in diese Richtung **lenken,** müssen unsere Herzenswünsche dem Gottgedanken in uns vorlegen und prüfen, ob sie mit seinen Plänen im Einklang sind.

Hätten wir vermittels unseres **Denkenswesens** den **Verstand** und die **Vernunft** besser entwickelt und überschlügen wir uns beständig die Lehren, die uns die Vergangenheit gibt, dann würden wir von selbst alles aufbieten, die Fehler der Vergangenheit nicht zu wiederholen, sondern sie durch **besseres Tun** zu vermeiden. Da wir als Menschen die **freie Wahl** und den **freien Willen** haben, haben wir auch die Macht, das Bessere **zu tun,** und da die Vergangenheit in der Gegenwart gipfelt und die Gegenwart die Zukunft vorbereitet, liegen auch alle nur denkbaren **Möglichkeiten** zu Verbesserungen vor uns.

Deshalb heißt Vorwärtsstreben soviel als die Fehler der Vergangenheit nicht zu wiederholen und den Blick auf das **höhere** vor uns liegende **Ziel** richten. Wenn wir der anklagenden Vergangenheit, die uns das begangene Unrecht beständig vor Augen halten möchte, keine Aufmerksamkeit mehr schenken, wird es uns um so leichter, unsern Blick und unsern Willen auf das neue Ziel zu lenken. Deshalb erklären wir der Vergangenheit einfach: „Hebe dich weg! Tritt hinter mich!" und ergeben uns dem **Gottgedanken in uns**, der uns den Weg in die bessere Zukunft bis ans Ziel weist, da er die Ursache aller Dinge ist.

Die Philosophen und die Gelehrten, die sich um die Lösung so vieler Rätsel und auch des Lebensrätsels mühen, verwirrt diese **Einfachheit** und deshalb wollen sie diese nicht anerkennen. Aber die Kinder der Natur verstehen sie, weil sie von Natur aus dem Gesetz folgen: „Lasset, was dahinten ist, und strecket euch nach dem Vorwärtigen, das euch vorhält das Kleinod der himmlischen Berufung!"

Alle **Erscheinungen der Natur**, angefangen von den Ätheroiden, Elektronen, Molekülen, Elementen, Chemikalien, Mineralien bis zur Pflanzen- und Fleischeszelle, sind **zweiseitig, zweipolig, zweigeschlechtlich**; sonst gäbe es keine Fortpflanzung, kein Wachstum, keinen Fortschritt. Aus dieser **Zweiheit** oder Zweigeschlechtlichkeit geht nach der Bestimmung des Gottgedankens oder der ewigwirkenden Gottesintelligenz der Fortschritt, die neue, erweiterte, verbesserte Lebensform hervor.

Deshalb kann auch beim Menschenkind das männliche oder das weibliche Geschlecht durch den **konzentrierten Gedanken der Eltern bei der Zeugung** bestimmt werden. Unterhalten beide Eltern diesen Gedanken bewusst, dann lenkt er alle die sich anreihenden Kristallisationsvorgänge. Darum ist der **bewusste Gedanke der Eltern** bei der Zeugung die Grundvoraussetzung für die Vorausbestimmung des Geschlechtes.

Wenn sich auch in den anfänglichen Verkörperungen die beiden Geschlechter äußerlich nicht immer ausgeprägt finden, so sind sie doch in einem jeden vorhanden. Der **Mann** besitzt auch das **weibliche** Prinzip in sich und die **Frau** das **männliche**; das äußerlich ausgeprägte Prinzip verbirgt das andere der Außenwelt. Folglich sind auch der männliche **Samen** und das weibliche **Ei zweigeschlechtlich** und der bewusste **Gedanke der Eltern** entscheidet dann bei der Befruchtung, welches Geschlecht zum Ausdruck kommen soll.

Da aber der Gedanke mit den natürlichen Umständen und Zuständen rechnet, müssen die Eltern die entsprechenden **günstigen Bedingungen** schaffen, damit der Gedanke seinen Willen verwirklichen oder an dem werdenden Menschenkind ausprägen kann. Deshalb haben die Eltern gewisse **Vorbereitungen** zu treffen, damit der Erfolg gesichert ist.

Das weibliche **Ei** braucht **4 Wochen**, um im Eierstock auszureifen, und da es danach gewöhnlich **13 bis 15 Tage** in der Gebärmutter weilt, sind **6 Wochen Vorbereitungszeit** vor der Zeugung von der Natur gegeben. Während dieser 6 Wochen soll das zu befruchtende Ei durch den Gedanken an das vorausbestimmte Geschlecht schon beeinflusst werden.

Die Frau muss demnach den **Tag der Zeugung im voraus bestimmen.** Der Tag ist von dem Zeitpunkt ihrer Regel und davon abhängig, wie lange das menstruierte Ei bei ihr in der Gebärmutter zu verweilen pflegt. Um dies festzustellen, lässt sie schon vor der Vorbereitungszeit und nach Beginn einer Regel den Harn solange durch ein Tuch laufen, bis sie das abgestoßene Ei entdeckt; es ist ein festes erbsengroßes Klümpchen. Hat sie das Ei entdeckt, dann kennt sie die Zeit, die das Ei bei ihr gewöhnlich in der Gebärmutter verweilt.

Die Zeit schwankt bei allen Frauen individuell, ist aber bei der einzelnen Frau im allgemeinen immer dieselbe. Dadurch hat die Frau einen festen Anhaltspunkt für den Zeugungsakt gewonnen, der für **Mädchen** und **Jungen** grundsätzlich zu **verschiedenen** Zeiten nach der Regel stattfinden muss.

Wenn die Frau bei der Untersuchung des Harns feststellt, dass **2 Eier**, sei es manchmal, sei es regelmäßig, abgestoßen werden, so ist es ein Zeichen dafür, dass sie die Anlage hat, **Zwillinge** zu gebären. Das zu wissen, ist für die Frau sehr wichtig, und zwar, von den äußeren Vorbereitungen ganz abgesehen, deshalb, weil sie ihren Gedankenlauf entsprechend kontrollieren und lenken muss. Zwillinge, die aus einer **natürlichen Anlage** der Mutter hervorgehen, haben **das gleiche Geschlecht** und sind einander **so ähnlich**, dass man sie kaum voneinander unterscheiden kann, da sich die beiden Eier gleichzeitig und harmonisch entwickeln.

Die Geburt von Zwillingen kann aber ihren Grund auch darin haben, dass ein menstruiertes **Ei** im Ablauf der monatlichen Regel **nicht ausgeschieden** worden, sondern im Grund der Gebärmutter liegen geblieben ist. Das bei der nächsten Regel **dazu kommende Ei** legt sich dann vor das zurückgebliebene. Kommt es nun zu einer Befruchtung und Schwangerschaft, so wird aus dem **später** hinzugekommenen Ei das **erstgeborene** Kind und aus dem um einen Monat **älteren** Ei das **zweitgeborene**.

Kommt es kurz vor der Zeit, zu der das menstruierte Ei die Gebärmutter zu verlassen pflegt, zu unkontrolliertem leidenschaftlichen Geschlechtsverkehr, so kann sich durch diesen Anreiz das für die nächste Regel heranreifende Ei **vorzeitig im Eierstock** lösen, zur Gebärmutter drängen und hier **nachträglich befruchtet** werden, obwohl es die volle Reife noch nicht erlangt hatte.

Zwillinge, die aus den Eiern zweier **verschiedener Monatsperioden** entstehen, gleichen einander nicht im geringsten, können auch **verschiedenes Geschlecht** haben und sind sich **entgegengesetzt** in der Erscheinung und in den Eigenschaften. Aus dem zuerst in die Gebärmutter gewanderten Ei wird ein **intelligentes**, aber oft altkluges Kind werden, das zuletzt geboren wird. Das nachträglich in die Gebärmutter gelangte Ei steht dem ersten in der Reife nach und das daraus entstehende Kind, das zuerst das Tageslicht erblickt, wird **rohe** Züge und **unreife** Charaktereigenschaften aufweisen.

Die Geschichte liefert uns ein Beispiel solcher Zwillinge in **Jakob und Esau**, die genügend bekannt ist und im alten Bund nachgelesen werden kann. Wer Augen hat zu sehen, dass gleiche Wirkungen gleiche Ursachen haben, wird **dasselbe Beispiel bis in die Gegenwart** immer wieder bestätigt finden. Wir mussten selbst ein solches Beispiel erleben.

Als wir uns auf einer **Reise durch Russland** befanden, trat ein großer Fluss plötzlich aus seinem Bett und überflutete eines Morgens die ganze Gegend, ehe man es sich recht gewahr wurde. Die Bewohner hatten natürlich immer Boote am Haus und so nahmen wir uns auch ein solches Boot und fuhren darauf los. Da sahen wir auf einem entfernten kleinem Hügel, an dem das Wasser allmählich hinanschwoll, eine **Frau** unter dem Baum stehen, der sich auf der höchsten Stelle des Hügels befand. Sie nahm sich das Kleid ab, wickelte etwas, das wir nicht erkennen konnten, erst in das eine und dann in das andere Ende des Kleides und befestigte dieses Bündel in dem Baum so hoch, wie sie nur konnte. Dann warf sie sich in die Wogen und entschwand unsern Augen.

Wir steuerten auf den Baum zu, konnten schließlich herankommen und nahmen das Bündel vom Baum herunter. Da wurde es uns klar, dass die Mutter ihr Leben hingegeben hatte, weil sie wusste, dass der Baum drei nicht werde tragen können. Deshalb hatte sie ihre **Zwillingsjungen** in das Kleid gewickelt und auf den Baum gebunden. Wir gaben die beiden Jungen zu Bauersleuten in der Gegend in die Pflege und sorgten durch Geldüberweisungen für ihre Erziehung; sie sollten studieren.

Nach 17 Jahren waren wir Geschäfte halber wieder auf dem Weg in jener Gegend. Die Eisenbahn war erst im Entstehen begriffen, so dass man die russischen Urwälder im Postwagen durchqueren musste, der noch keine Federung kannte. In der Mitternachtsstation waren die Pferde gewechselt worden und der Wagen rollte durch einen Wald. Plötzlich hieß es: „Halt!“ Der Wagen war umzingelt, der Kutscher wurde vom Bock gerissen und Stiche blitzten. Wir hielten die Laterne, die neben uns hing, sofort dem Gesicht entgegen und erkannten – **den einen der Zwillingsbrüder**, deren Photographien wir ein Jahr zuvor erhalten hatten. Wir riefen seinen Namen, er schrak zusammen, sein Atem stockte, er stammelte: „Herrgott, mein Gönner!“, ein Ruf, ein schriller Pfiff, alles prallte zurück – nach einem kurzen Wortwechsel mit dem Kutscher ging die Reise weiter.

Das war das einzige Mal, dass wir diesem einen der beiden Zwillinge wieder begegneten. Die Erklärungen der Pflegeeltern ergaben, dass sie einfach keine Macht über ihn gehabt hatten. Er wollte **nichts lernen** und sträubte sich **gegen alle Erziehung**. Der andere Zwillingsbruder dagegen war willig, folgte dem Erziehungsplan, studierte und wurde später **Minister**. Er war es, der den Kaiser Franz Joseph in Frieden hielt und ihm stets den rechten Rat gab, so dass Franz Joseph ein wahrer Friedensmonarch wurde. Soviel hat man doch wenigstens durch diesen Findling zu Wege gebracht, während der andere ein **Räuber** wurde. Wir ziehen daraus die Lehre, dass die **Befruchtung zu unrechter Zeit** und durch unbeherrscht **leidenschaftlichen Verkehr** sehr schädliche Folgen haben kann.

Um die richtige Zeit für die Zeugung herauszufinden, muss die Frau die natürlichen Vorgänge in den Geschlechtsorganen genau kennen und beobachten und sich klar darüber sein, dass für die Zeugung von **Mädchen** und **Jungen verschiedene Zeiten** in Betracht kommen.

Etwa **9 Stunden** vor Beginn der monatlichen Regel macht sich **im Eileiter ein Fließen** bemerkbar. Es sammelt sich dabei ein eiweißähnlicher **Schleim, der giftig ist**, die monatlich sich ansammelnden Unreinigkeiten des weiblichen Körpers enthält und ausgeschieden wird, also das Mittel der Natur darstellt, um den weiblichen Körper zu reinigen und auf das Kommende vorzubereiten. Die Ausscheidung dauert etwa 9 Stunden.

Mit Beginn der Regel entwickeln sich über der schon vorhandenen **Schleimhaut der Gebärmutter zwei neue Schichten** mit zahlreichen kleinen Drüsen, die allmählich anschwellen. Die **Blutgefäße** in diesen neuen Schichten haben den um diese Zeit nach dem Unterleib zu einsetzenden starken Blutdruck auszuhalten und erfüllen diese Aufgabe auch, wenn die Frau gesund und kräftig ist, versagen aber mehr oder weniger bei dem geschwächten Gesundheitszustand der heutigen Frauen, indem sie teilweise bersten und die **Blutungen** verursachen, die zwar gang und gäbe, deshalb aber doch unnatürlich sind.

Die neuen Schleimhautschichten **wachsen,** bis das menstruierte Ei die Gebärmutter verlässt, **bilden sich** etwa zwischen dem 16. und 25. Tag nach Beginn der Regel **zurück**, sterben etwa zwischen dem 25. und 30. Tag ab und **verlassen** spätestens zusammen mit dem giftigen Schleim des Eileiters die Gebärmutter und den Körper.

Unmittelbar nachdem das Ei in die Gebärmutter eingetreten ist, folgt ein weiterer **Abfluss von Schleim**, der das **Ei** umgeben und geschützt hatte, nun aber entbehrlich geworden ist. Zwischen dem **1. und 5. Tag** nach Beginn der Regel wurzelt sich das in die Gebärmutter eingewanderte Ei ein. Vom **6. bis 15. Tag** entwickelt sich im Eierstock das Lutein an der Stelle, an der sich das Ei abgelöst hatte, und das Ei in der Gebärmutter vollzieht sein Wachstum, das am **12. Tag** seinen Höhepunkt erreicht und zwischen dem **13. und 15. Tag** aufhört.

Bei **schwächlichen** Frauen kommt es oft vor, dass das menstruierte **Ei** zusammen mit dem **giftigen Schleim** des Eileiters in die Gebärmutter gelangt. Wenn nun kurz nach Beginn der Regel und bevor sich dieser farblose giftige Schleim ausgeschieden hat, Geschlechtsverkehr stattfindet, so wird das Ei befruchtet und die Gebärmutter schließt sich, während der giftige Schleim noch darin ist. Dann treten die **giftigen Stoffe** in den Körper der Mutter zurück und machen ihr Blut und auch das des Kindes krank. Wie nötig ist es also, dass die Eltern über alles das Bescheid wissen und erkennen, warum sie Selbstzucht und Selbstkontrolle üben müssen, wenn ihre Kinder einen Fortschritt der Menschheit darstellen sollen!

Da es sich bei der Zeugung um die Befruchtung des weiblichen Eies handelt und dieses erst nach der Einwurzelung in der Gebärmutter und nach dem 5. Tag nach Beginn der Regel sein Wachstum entfaltet, ist **der 6. Tag** ein besonders wichtiger Tag. Denn Wachstum entfalten oder nach außen, in die Umgebung, in die Öffentlichkeit hineinwirken, bedeutet **Entfaltung der männlichen Seite des Eies.** Je weiter das Wachstum des Eies vorwärts rückt, um so mehr kehrt es seine männliche Seite hervor und um so leichter fällt es dann der Intelligenz oder dem Gedanken, der männlichen Gestalt zum Ausdruck zu verhelfen.

Hieraus ergibt sich das seit uralter Zeit erkannte Naturgesetz, dass die **Mädchen** am günstigsten **am 6. Tag** nach Beginn der Regel gezeugt werden und die kräftigsten **Jungen am 12. Tag** nach Beginn der Regel. Sollte aber eine Frau ausnahmsweise so veranlagt sein, dass das menstruierte Ei bei ihr vor dem 13. Tag ausgestoßen zu werden pflegt, dann ist die beste Zeit für die Zeugung eines Jungens der vor der gewöhnlichen Ausstoßungszeit liegende Tag.

Über das **Geschlecht** des zu zeugenden Kindes haben sich die Eltern zu **verständigen** und zu **einigen,** jedoch so, dass die Frau den Ausschlag gibt. Denn ihre Eingebung und ihr Herzensgefühl offenbaren es ihr, für welches Geschlecht ihr gegenwärtiger Zustand eine bessere Grundlage abgibt. Deshalb sollte der Mann die Frau **nicht drängen** und sie nicht aus ehrgeizigen Gründen für einen „Stammhalter" zu gewinnen suchen, wenn sie einem Mädchen den Vorzug geben möchte, das ja eine „Stammutter" werden kann.

Haben die Eltern das Geschlecht einmal vereinbart und festgelegt, dann muss ganz besonders die **Frau** den **Gedanken** hieran in den 6 Vorbereitungswochen **festhalten**, um von vornherein die besten Bedingungen für die Befruchtung zu setzen. Auch der Mann muss an der Vereinbarung festhalten und beide Eltern müssen sich mit **Gedankengängen** und **Vorbildern** befassen, die dem vorausbestimmten Geschlecht des Kindes entsprechen. Durch diese Konzentration der Gedanken beider Eltern überträgt sich die **Kraft des Gedankens** auf das reifende Ei, so dass sich die Intelligenz des Eies darauf einstellt, nach der Befruchtung das vorausbestimmte Geschlecht auszuprägen und zu verkörpern.

Beide Eltern müssen sich während der 6 Wochen Vorbereitungszeit **jeglichen Geschlechtsverkehrs enthalten**, damit die Vorbereitungen der organischen Intelligenzen nicht gestört werden, und müssen deshalb auch alle **Reizmittel**, wie Tabak, Alkohol und dergleichen, beiseite lassen, damit keine Nerven- oder gar Gehirnlähmungen beim Kind eintreten. Sie sollen nur **wenig essen** und in der Hauptsache von **Vollweizen,**

Nüssen und Obstfrüchten leben und Gemüse nur spärlich verwenden. Das alles ist nötig, damit sich der Gedankenlauf der Eltern um so bestimmter und klarer auf das vorausbestimmte Geschlecht einstellt.

Der **Mann** schenkt in der Vorbereitungszeit mehr als sonst der **Selbstbeherrschung** und **Selbstzucht** Aufmerksamkeit und benutzt jede Gelegenheit, sich in seiner Rolle als **Beschützer der Frau** zu üben, damit sie vor allen schädlichen Einflüssen bewahrt bleibt. Die Frau beobachtet mehr als sonst die Vorgänge in ihrem **Innern**, lenkt ihren **Gedanken** immer wieder auf das reifende Ei und überträgt ihm schon jetzt vermittels des Gedankens alle die guten Eigenschaften, die dem vorausbestimmten Geschlecht entsprechen und die sie in ihrem Kind verkörpert sehen möchte.

Wollen die Eltern ein kräftiges, gewecktes und erfolgreiches Kind haben, dann müssen sie in den 6 Vorbereitungswochen miteinander vollkommen **harmonieren** und alle ihre Handlungen **in Liebe ausgleichen.** Das erleichtert nicht nur beiden die Selbstkontrolle, sondern bereitet sie auch würdig auf die **Heiligkeit des Schöpfungsaktes** vor. Wie könnte auch Vollkommenheit zu Tage treten, wenn sie sich gleichgültig gegenüber stehen oder gar einander abstoßen, also keinen gemeinsamen höheren Gedanken anerkennen! Es ist aber die heiligste Pflicht der Eltern, ihre Kinder mit der **besten Gesundheit** und den **höchsten geistigen Fähigkeiten** auszustatten, damit sich die **Vollkommenheit** in der Menschheit immer mehr verwirklicht. Die erhabenste Tat der Eltern ist die Schöpfung vollkommener Nachkommen.

Dagegen ist es ein **Verbrechen an der Menschheit,** Kinder ohne Verantwortungsgefühl, ohne Vorbedacht, ohne Vorbereitung zu zeugen. Solche **Zufallskinder** werden den Eltern und der Menschheit zum Fluch, wenn sie von der Geburt bis zum Tod **körperliche Gebrechen** zur Schau stellen oder das Kains-Mal des **Schwachsinns** an der Stirn tragen. Auch deshalb verdient die Vorausbestimmung des Geschlechts die Aufmerksamkeit nicht nur aller Eltern, sondern der ganzen **Öffentlichkeit,** um der **Gesamtheit** schwere Lasten abzunehmen und sie auf den Weg der Vervollkommnung zu bringen. Werden die 6 Wochen Vorbereitungszeit wohlbedacht nach den Regeln der Wiedergeburtskunde ausgefüllt, dann werden vollkommene Kinder gezeugt werden, die der Gesamtheit ein leuchtendes Beispiel geben.

Am **Abend vor der Zeugung** sollen beide Eltern ein heißes **Darmbad** nehmen, um alle Unreinigkeiten aus dem Darm zu entfernen, die reizen könnten. Danach soll ½ Liter handheißes Wasser in den Darm einlaufen und solange wie möglich behalten werden. Das erleichtert die **Selbstkontrolle** und hilft, beim Zeugungsakt Leidenschaftlichkeit zu vermeiden, was durchaus nötig ist.

Am Morgen nehmen beide unmittelbar vor dem Zeugungsakt eine **kalte Abreibung**, ein kaltes Schwammbad oder eine kalte Brause, um die Haut zu beleben, die Nerven zu erfrischen und die **Selbstbeherrschung** besonders des Mannes während des Zeugungsaktes zu sichern, wovon ein starker Höhepunkt für beide Teile abhängt.

Der Zeugungsakt selbst muss **am Morgen** stattfinden, weil der Körper nach einer guten Nachtruhe in der günstigsten Verfassung ist und die Erde am Morgen Magnetismus und Elektrismus ausgleicht, worauf der junge Tag hervortritt, der beiden Teilen Gelegenheit gibt, die Schönheit des anderen zu bewundern.

Wenn ein **Junge** gezeugt werden soll, bringt die **Frau** ihre Natur voll und **positiv** zum Ausdruck, damit ihre elektromagnetischen Schwingungen positiv auf das zu befruchtende Ei übertragen werden. Der Ausdruck ihrer körperlichen Liebe ist so stark wie ihre Konzentration auf das vorausbestimmte männliche Geschlecht. Dagegen verhält sich der **Mann** ruhig und **negativ** und beherrscht seine Gefühle mit dem Willen. Je mehr die Eltern den elektromagnetischen Austausch steigern, bevor es zur Zeugung kommt, um so kräftiger und geweckter wird das Kind. Ist der Höhepunkt des Aktes erreicht und hat sich der männliche Samen in die weibliche Scheide ergossen, dann schaut die **Frau** dem **Mann** fest ins **Auge**, damit sich alle männlichen und väterlichen Tugenden, die sie dem Kind wünscht, in sie einspiegeln und von ihr durch Gedankenübertragung dem werdenden Kind mitgeteilt werden.

Wenn ein **Mädchen** gezeugt werden soll, ist die **Frau** während des Aktes **negativ**, während sich der **Mann** mehr positiv verhält. Nach dem Höhepunkt des Aktes blickt die **Frau** dem Mann nicht ins Auge, sondern schaut konzentriert auf ein gemaltes oder gemeißeltes **Bildnis**, das die **vollkommene Weiblichkeit** darstellt und dem **Ideal beider** entspricht.

Soll das Kind mit besonderen **Fähigkeiten, Gaben und Talenten** ausgezeichnet sein, wie Musik, Mathematik oder Befähigung für einen wissenschaftlichen Zweig, so verweilen die Gedanken der Eltern während der Zeugung bei diesem besonderen Gegenstand, über den sie auch während der 6 Wochen Vorbereitung immer wieder mit zunehmendem Interesse gesprochen haben.

Den **Gedanken** an das vorausbestimmte Geschlecht hält ganz besonders die **Frau** während des ganzen Aktes fest und überträgt ihn so auf die Intelligenz des menstruierten Eies. Dann zieht die **Intelligenz des Eies** im Augenblick der Befruchtung den männlichen Samen in der vom Gedanken der Mutter bestimmten Richtung an, so dass es im Ei **keinen Streit** zwischen dem männlichen und dem weiblichen Prinzip darüber gibt, welches sich nach außen ausprägen soll. So geht die Befruchtung in vollkommener **Ordnung** und **harmonisch** vor sich. Denn nicht die Anzahl der Samenzellen bestimmt das Geschlecht, sondern die Intelligenz des Eies, die den von der Mutter übertragenen Gedanken aufgenommen und festgehalten hat, zieht dementsprechend den männlichen oder weiblichen Pol des männlichen Samens an und ordnet ihm den anderen Pol unter.

Hält aber die Frau den Gedanken an das vorausbestimmte Geschlecht während des Aktes nicht fest, so vollzieht sich die **Befruchtung ohne Ordnung.** Sobald sich die männlichen Samenzellen dem weiblichen Ei nähern, beginnt ein **Kampf um die Vorherrschaft des Geschlechtes**, weil derselbe natürliche Selbsterhaltungstrieb im Ei und auch im Samen wirksam ist. Behält das männliche Prinzip die Oberhand, dann unterdrückt es das weibliche Prinzip im Ei, anstatt sich nur harmonisch mit ihm auszugleichen, und sobald der Mann **erwachsen** ist, wirkt sich das in seiner **Einstellung zum weiblichen Geschlecht** entsprechend aus.

Beherrscht der **Gedanke der Frau** hinsichtlich des vorausbestimmten Geschlechtes den Zeugungsakt, dann werden die männlichen **Samen** durch die Gedankenschwingungen der Frau nach dem Zentralpunkt der Gebärmutter **geleitet**, setzen sich hier fest und treten **ohne Kampf** den vom Gedanken der Frau vorgezeichneten Weg zum Ei an. Lenkt auch der **Mann** seinen **Gedanken** auf das vorausbestimmte Geschlecht, so streben die männlichen Samen um so sicherer auf ihr Ziel zu und folgen um so williger den Gedankenschwingungen der Frau. Die **Hauptrolle** bei der Vorausbestimmung des Geschlechtes fällt also der **Frau** zu.

Nach der Befruchtung muss aller Geschlechtsverkehr aufhören. **Nur Liebkosungen** sind zulässig, soweit die Frau es wünscht.

Wenn alle Frauen und Männer diese Winke und Hinweise befolgten, bestünde die ganze menschliche Gesellschaft sehr bald nur noch aus **ganzen Männern** und **ganzen Frauen** und solche traurige Erscheinungen, wie Zwitter **beiderlei Geschlechtes**, wären unmöglich. Denn diese kommen nur dadurch zustande, dass bei der Festlegung des Geschlechtes ein Kampf zwischen dem männlichen und weiblichen Prinzip entstand, in dem sich jedes Prinzip zu behaupten suchte, weil der ordnende Gedanke der Frau fehlte.

Wieviel Verirrungen, Verfehlungen, Verbrechen, Unglück, Krankheit und Elend ließen sich von einem **Volk** fernhalten, wenn seine **Regierung** diese Prinzipien **öffentlich** für alle Kreise der Bevölkerung **lehren** ließe! Welche **Erfolge** würde ein Volk aufweisen, das aus ganzen Männern und ganzen Frauen bestünde! Wie leicht ließe sich **die ganze Erde** von solchen ganzen Männern und ganzen Frauen friedlich leiten und verwalten! Welch **unsterblicher Ruhm** wird dem Volk erblühen, das auf diesem Weg vorangeht und das Nötige verwirklicht!

23. Lektion

Die vorgeburtliche Erziehung

Alles, was in der Zeit zwischen der **Empfängnis** und der **Geburt** des Kindes für dessen Entwicklung und Erziehung getan werden kann, liegt in den Händen der Mutter. Diese Zeit beträgt 9 Monate oder genauer **280 Tage:** das sind 40 Wochen oder 9 Monate und 10 Tage.

Während dieser Zeit muss der Nukleus oder Zellkern des befruchteten Eies alle **Entwicklungsstufen** vom Protoplasma an durchlaufen, alle Stufen des Elementar-, Mineral-, Pflanzen- und Tierreiches, alle Formen der Fische im Wasser, der Vögel in den Lüften und der Tiere auf der festen Erde bis zur Gestalt des menschlichen Embryos. Die Stufen folgen einander so schnell, dass man die Kinematographie zu Hilfe nehmen müsste, wollte man sich die einzelnen Stufen bildlich vergegenwärtigen. Es muss sehr schnell gehen, da **nur 40 Wochen o**der 9 Monate für alle diese unzähligen Vorgänge zur Verfügung stehen, die im großen Schöpfungsgang **Jahrmillionen** Zeit brauchen.

Könnten wir den Gang dieses vorgeburtlichen Schöpfungswerkes genau verfolgen, wie die **Individualität,** die sich im Augenblick der Empfängnis in der luftlosen Zelle im Nukleus niedergelassen hat, mit Hilfe des **Atem- und Blutstromes der Mutter** Linie an Linie bis zur Menschengestalt reiht, so würden wir sehen, dass sich alles **planmäßig** entsprechend dem **Bild** vollzieht, das die Individualität gleich einem **photographischen Negativ** im luftlosen Bläschen vorgezeichnet hat.

Die Individualität ist also bereit, alles vollkommen zu ihrem Ebenbild zu gestalten, kann es aber nur mit Hilfe ihrer Umgebung, d. h. des **Gedankenlaufs** und **Atem- und Blutstroms der Mutter.**

In dem Maße, wie sich die Mutter mit ihrem **Gedanken** an dem Entwicklungsgang des werdenden Kindes beteiligt, dabei ihrer **Eingebung** und ihrem **Herzensgefühl** folgt und dem Vater des Kindes **Glauben und Vertrauen** entgegenbringt, indem sie sich seiner Kenntnisse, seines Verstandes, seines Mutes, seiner Standhaftigkeit, seiner Weisheit und seiner übrigen männlichen Tugenden bewusst ist und sie anerkennt, dann übertragen sich ihre **positiven Gedankenwellen** auf das werdende Kind und lassen das Gleiche in ihm hervortreten.

Denn ihr eigener Gedanke ist es, der die Verbindung herstellt zwischen ihrem **Gesinn**, ihrer **Seele**, ihrem **Geist**, ihrem **Gottesfunken**, ihrer **Individualität** und den entsprechenden Zuständen des Kindes unter ihrem Herzen. Was die Mutter in dieser Beziehung versäumt, wenn sie von der **Gedankenübertragung** in der vorgeburtlichen Zeit keinen Gebrauch macht, kann auch ihre liebevollste Betreuung des Kindes nach der Geburt nicht nachholen.

Oft überträgt sich sogar **der ahnende Gedanke** der Mutter auf das Kind, wenn er aus ihrem Herzen aufgestiegen ist und deshalb auf Gedankenwellen das Herz des Kindes erreicht. Dann verwirklicht sich im Kind sogar das, was die Mutter selbst nicht begriff, nicht verstand, nicht erkannte, sondern nur ahnte.

Wenn nun aber die Mutter schon auf dem Weg des Ahnens schöpferische Wirkungen im Kind auslösen kann, um wieviel mehr wird sie dann erreichen, wenn sie **den Gedanken** festhält und immer wieder **in ihrem Herzen bewegt**, dass sich im Kind **besondere Fähigkeiten**, Gaben, Talente und Eigenschaften ausbilden und ausprägen sollen, so dass es gleich einem **Heilandskind** „zunimmt an Weisheit und Gnade bei Gott und den Menschen"!

Die jungfräuliche **Mutter Maria** bewegte solche Gedanken in ihrem Herzen, wie die Schrift sagt, und war davon so begeistert, dass sie einem Heilandskind das Leben schenkte. Das soll allen Müttern für alle Zeiten ein **Beispiel** dafür sein, dass die Mutter durch die Macht der **Gedankenübertragung** das **Höchstdenkbare** in ihrem Kind erzielen kann, wenn sie alles im Herzen bewegt und nicht nur im Bereich ihrer Sinne.

So war es auch bei der **Mutter Mosis**; sie vergegenwärtigte sich die Lage ihres ganzen Volkes, es ging ihr zu Herzen, dass ihr Volk in der **Sklaverei** lebte, und es wurde ihr klar, dass ihm durch Beeinflussung der politischen Verhältnisse, der Parteien und Organisationen die Freiheit nicht kommen würde. Da kam ihr der Gedanke: „Es muss einer der Unsrigen in Pharaos Palast wohnen und am Hof Pharaos auferzogen werden." Dieser Gedanke kam ihr aus dem Herzen, sie bewegte ihn im Herzen und so übertrug er sich auf ihr Kind, durch das er verwirklicht wurde.

Diese Macht der **Gedankenübertragung** kann der Mutter niemand nehmen. Deshalb hält sie das **Geschick der ganzen Menschheit**, ja, der ganzen Welt in ihren Händen und von ihr hängt es ab, ob die Menschheit die Sklavenketten abschüttelt. Aber gerade die Mutter, die der Schlüssel zu größeren Errungenschaften der ganzen Menschheit ist, hat man niedergedrückt bis auf den heutigen Tag und soweit sie in das Sklaventum versank, hat sie **den Sklavengedanken auf das Kind übertragen** und es trotz aller sonstigen Talente gegenüber dem Gedanken der Sklaverei oder Unfreiheit hilflos gemacht. Das Kind wird schon unfrei geboren, in der Familie unterdrückt, in der Schule gegen sein Temperament gezwungen, indem man die Begabten mit den Unbegabten wahllos gleichsam in einen Stall pfercht, so dass die Begabten warten und warten müssen und schließlich auch den Gedanken der Unterschätzung annehmen.

So steht heute die Menschheit auf der ganzen Erde vor der Lösung desselben Problems: Die ganze Welt liegt in den Banden des Sklaventums. Es gibt fast nur **Sklaven** und **Sklavenhalter**. Mit Reformen helfen wollen hieße Zeit vergeuden. Nur in einer Richtung zeigt sich ein **Hoffnungsschimmer** für die kommenden Geschlechter und das ist die **vorgeburtliche Erziehung** durch die Mutter, die nicht ersetzt werden kann durch die Schulerziehung, Buchstabier- und Büchererziehung und nicht durch Volkserziehung.

Nur dann ist den kommenden Geschlechtern die Freiheit gesichert, wenn die Mütter jedem Kind schon vor der Geburt **den Gedanken der individuellen Freiheit**, nicht den politischen Volksfreiheitsgedanken, eingelegt haben, damit es schon von Geburt an allein auf seinen eigenen Füßen stehen und unter eigener Verantwortung seinen eigenen Gedanken denken und seinen Willen durchsetzen kann.

Solchen **Heilandskindern des Fortschritts** ist die **Friedfertigkeit** angeboren und die gegenseitige **Anerkennung** selbstverständlich, weil sie sich ihrer eingeborenen **Gottesintelligenz** bewusst sind. Sie werden ein vollkommeneres Leben führen, als wir es heute in unserem Zustand vermögen, indem sie von Natur aus **besser atmen, sich besser ernähren, ihren Körper besser pflegen** als wir heutzutage. Dadurch werden sie feinere Elemente im Atem aufnehmen und verarbeiten, ihr Körperwesen vervollkommnen oder vergeistigen und dadurch den Boden für einen neuen Fortschritt der nächsten Generation vorbereiten.

Kontrolliert und lenkt die Mutter ihren Gedankenlauf in der vorgeburtlichen Zeit nicht, dann wird er von den **Umständen und Zuständen der Umgebung** gelenkt und die entsprechenden Gedankenrichtungen werden sich dem Kind einprägen und später offenbaren. Drängen sich dann dem Denkenswesen der Mutter die Gedankengänge niederer Sinnlichkeit ihrer Umgebung dauernd und nachhaltig auf, dann können diese **niederen Gedankenwellen** bessere oder feinere Gedankenwellen so zurückdrängen, dass es in diesen Richtungen zum völligen **Stillstand der Entwicklung** kommt und die niederen Gedankenrichtungen sich um so krasser ausprägen.

Bewegt sich das Denken eines ganzen **Volkes** einheitlich in einer bestimmten Richtung, dann ist es möglich, dass viele Generationen hintereinander genau in der gleichen Richtung denken, ja, dass sich die **Denkweise** eines ganzen Volkes zwei, drei, fünf und mehr **Jahrtausende nicht ändert** oder das Volk Jahrtausende hindurch **dieselben Sitten und Gebräuche** beibehält, die sich auch auf die vorgeburtliche Zeit des kommenden Geschlechtes beziehen.

Eine **Indianer-Mutter** weiß, dass sie ihr Kind schon vorgeburtlich nach den Sitten und Gebräuchen ihres Stammes zu erziehen hat, und sie tut das mit solchem Erfolg, dass es bei den Indianern keine Verbrecher und keine Gefängnisse gibt. Dann sollte eine **zivilisierte Mutter** sich um soviel mehr bewusst sein, dass sie die Macht der Gedankenübertragung gegenüber ihrem Kind besitzt und infolgedessen alle Anlagen, Gaben und Fähigkeiten in dem Kind wecken kann, die ihr nur in den Sinn kommen. Gleiche Ursachen müssen gleiche Wirkungen haben.

Sogar die **Erfindungen**, die ein Mensch macht, sind ihm nur infolge der Umstände geworden, die während der Schwangerschaft einen starken Eindruck auf die Mutter machten. Deshalb gehören auch die Erfindungen der **Gesamtheit** und nicht dem einzelnen, der nur der Vermittler ist, aber natürlich seinen angemessenen Lohn bekommen soll.

> Es liegt also an den Müttern selbst, dass sie gegenüber den Zuständen und Umständen ihrer Umgebung ihren eigenen Gedanken behaupten, sich dadurch aus dem Strom der Zufälligkeiten und Wiederholungen herausretten und die Macht erkennen und gebrauchen, die ihnen durch die **Kontrolle ihres Gedankenlaufes** gegeben ist. Richtet sie in der vorgeburtlichen Zeit ihr Denkenswesen auf ein **hohes, edles, göttliches Ziel**, das ihr Kind erreichen soll, dann wird das Kind über allen Zuständen der Begrenztheit stehen, in jeder Beziehung auf dem Weg des Fortschritts bleiben und anderen diesen Weg weisen.

Außerdem muss sich auch jede Mutter in der vorgeburtlichen Zeit vergegenwärtigen, dass ihr Kind **alle Stufen der Entwicklung aller Reiche der Erscheinungswelt** zu durchlaufen hat und dass sie deshalb alles daran setzen sollte, dass dieser Entwicklungsgang **nicht gehemmt** und noch viel weniger unterbrochen wird. In den meisten Fällen tritt aber durch die Unwissenheit und Unachtsamkeit der Mutter ein solches **hemmendes Momentum** ein. Je später es eintritt, um so günstiger ist es für das werdende Kind.

Wenn man in der vorgeburtlichen Zeit mit 100 Entwicklungsstufen rechnet, gelangt das Kind durchschnittlich nur auf die **33. Stufe** und bleibt dann in der Entwicklung stehen. Die weiteren Stufen sind den blinden Kräften und äußeren Einflüssen der Natur überlassen, von denen nur unsichere **Zufallserfolge** zu erwarten sind und die höheren, göttlichen Tugenden keine Förderung erfahren. Daher treten beim Durchschnittsmenschen **zwei Drittel der Gehirnzellen nicht in Tätigkeit**, weil das hemmende Momentum ihre Entwicklung unterbrochen hatte und die Natur von sich aus den Hemmungspunkt nicht überspringen kann.

Mancher pflegt zu brüllen wie ein **Löwe,** mancher benimmt sich wie eine **Wildkatze,** mancher raschelt wie eine **Klapperschlange.** Dann ist in der vorgeburtlichen Zeit an der Durchgangsstelle durch diese Tierstufe der **Wendepunkt** nicht eingetreten, so dass sich die Eigenschaften dieser Tierstufe dem Kind besonders stark einprägten und sich später zur entsprechenden Zeit im erwachsenen Menschen offenbaren.

Es gibt viele Menschen, die **etwas sonderbar** sind und immer etwas aus dem Rahmen fallen, wo immer sie sein mögen, ohne dass man sie dafür verantwortlich machen kann, weil diese Eigenheiten auf ein hemmendes Momentum in der vorgeburtlichen Zeit zurückzuführen sind. Diese Menschen empfinden ihren Zustand genau so peinlich wie ihre Umgebung, manchmal sogar noch peinlicher, aber es ist ihr „Kreuz", das ihnen aber nicht etwa Gott auferlegt hat, sondern die mangelnde Konzentration der Mutter in der vorgeburtlichen Zeit.

Jeder von uns hat schon die Erfahrung gemacht, dass er plötzlich ein hohes **Ideal**, das er sich gesetzt hatte, **nicht weiter verwirklichen kann** und dass er keine Erklärung dafür findet. Er fragt sich: „Was hält mich nur zurück zu tun, was ich für richtig halte? Ist es der Teufel, die Hölle, sind es die planetarischen Umstände, böse Einflüsse, böse Geister, finstere Mächte, die von mir Besitz ergriffen haben, oder ist es gar mein Schutzengel, der mich zurückhält, damit ich mich nicht übereile, an mein Ziel zu kommen?" Es ist einfach der **negative Zustand gewisser**

Gehirnzellen, deren Entwicklung durch ein vorgeburtliches Momentum gehemmt worden ist.

Wir wissen sogar aus Erfahrung, dass die einigermaßen geweckten und wirksamen Gehirnzellen **negativen Einflüssen** unterliegen, wenn wir nicht wachsam sind und uns bereit und empfänglich halten für das **Positive, Neue, Schöpferische,** das sich uns offenbaren will, und dass wir dann **günstige Gelegenheiten**, die sich uns darbieten, nicht ausnutzen können. Das wollte schon der Heiland in der kleinen Geschichte von den 5 klugen und 5 törichten Jungfrauen klarmachen. Auch wissenschaftlich gebildete Leute können unter den 5 törichten Jungfrauen stehen.

Ein **Professor**, der sich mit der Erforschung der Lebenserscheinungen befasste und eine anerkannte Größe auf diesem Gebiet war, glaubte an **Wunder und Gespenster**, weil er sich gegenüber den Entwicklungsgesetzen **negativ** einstellte. Er hatte wohl in der vorgeburtlichen Zeit die oberen Teile des intellektuellen Gehirngebietes, die an das spirituelle Gehirngebiet angrenzen, sehr gut entwickelt, während andere Gehirnteile in der Entwicklung zurückgeblieben waren. Wenn er sich zur Mittagszeit hinlegte und Zigaretten rauchte, also in einem besonders negativen Zustand war, dann sah er jedes Mal seine verstorbene Mutter leibhaftig vor sich in den Rauchwolken schweben und was er mit seinen Augen gesehen hatte, war für ihn eine Tatsache, von der er sich nicht abbringen ließ. In Wirklichkeit drückte aber nur der unentwickelte Teil seines Gehirns auf den entwickelten Teil und dieser ließ mit Hilfe der **Einbildungskraft** das Bild entstehen.

Da ist einer ein großer **Astronom** in seiner Sternwarte; aber im gesellschaftlichen Verkehr mit anderen Menschen weiß er nicht, sich zu bewegen und zu benehmen. Da ist er gleich einem **Idioten**. Andere stoßen sich an einer Zahl, die sie für ihre **Unglückszahl** halten, oder wollen nicht in einem Hotelzimmer mit einer gewissen Zahl wohnen und ziehen dadurch negative Kräfte an.

Wer vor einem hemmenden Momentum in der vorgeburtlichen Zeit bewahrt geblieben ist, geht spielend durch alle Universitätsstudien und Prüfungen und bewahrt sich sein **originelles**, freies Denken. Widmen sich aber solche, die in der vorgeburtlichen Zeit ein hemmendes Momentum in ihrer Gehirnentwicklung erlebt haben, höheren Studien, die ihre geistigen Kräfte übersteigen, so schwächen sie ihre **praktischen Fähigkeiten** für die die Elementarschule genügt hätte und durch die sie für die menschliche Gesellschaft von großem Nutzen gewesen wären. Die höhere Schule hat nur **gebildete Idioten** aus ihnen gemacht, deren praktische Fähigkeiten verkümmerten, so dass sie Parasiten an der Gesamtheit und ein Hindernis für den Fortschritt sind.

Es kommt vor, dass das in der Schwangerschaft gesetzte Momentum **nur eine Zeitlang** wirkt, weil es durch die **gedankliche Umstellung der Mutter** wieder ausgeschaltet wurde. Setzt die Mutter in einem solchen Fall bewusst ein Momentum für eine bessere Entwicklung des Kindes durch ihre positive, entgegengesetzte Gedankenrichtung, dann hat sie ihre Schuld abgezahlt. So kann es kommen, dass ein Mann ein Schrecken einer ganzen Gegend wird und 40 und mehr Jahre bleibt, und dass dann **plötzlich eine Veränderung zum Guten** über so einen Menschen kommt; er ist nicht mehr derselbe Mensch, sondern ganzer Freundlichkeit, Milde und Güte. Es handelt sich dabei aber nicht um ein Wunder, sondern um die Folgen einer natürlichen Ursache.

Eine gute, aufrichtige und aufrechte Mutter war während der vorgeburtlichen Zeit starken unheilvollen Einflüssen und Eindrücken ausgesetzt gewesen, ohne sich ihrer erwehren zu können. Ein glücklicher Umstand befreite sie aus dieser Umgebung und machte den **starken Wunsch** in ihr lebendig, dass ihr Kind sich von den Folgen des unheilvollen Momentums **befreien** möchte. Der Junge wurde geboren, wuchs auf, führte immer nur Böses im Schilde und richtete überall Unheil an. Eines Tages wurde er unmittelbar Zeuge davon, wie ein anderer Junge vom Tode des Ertrinkens gerettet wurde. Von dem Tage an trat **eine völlige Änderung** bei ihm ein und er war die Liebe und Güte selbst.

Es mag in manchen Fällen 40, 50, ja, 60 Jahre dauern, bis die Wandlung in die Erscheinung tritt. Wenn sie aber von der **Mutter** in der vorgeburtlichen Zeit **vorbereitet** worden ist, indem es ihr gelang, das hemmende Momentum aufzuheben, dann tritt die Wandlung zur entsprechenden Zeit kraft Naturgesetzes ein, wenn sie auch wie ein Wunder anmutet.

Alle die gegebenen Beispiele mahnen die Mutter, während der vorgeburtlichen Zeit ihr **Gedankenleben** besonders zu **kontrollieren**, es nicht in negative Richtungen abgleiten zu lassen, sondern es im Gegenteil bewusst in solche Richtungen zu lenken, die der **Entwicklung der geistigen Fähigkeiten** des Kindes förderlich sind. Da sich im 1. Drittel der vorgeburtlichen Zeit das **intellektuelle** Gehirngebiet, im 2. Drittel das **spirituelle** und im 3. Drittel das **materielle** entwickelt, unterhält die Mutter im **1. Drittel** vorteilhaft mit solchen Personen Verkehr, die über solche intellektuelle Gaben und Fähigkeiten verfügen, die sie an ihrem Kind verwirklicht sehen möchte, meidet aber alle Unterhaltungen, Gesellschaften und Veranstaltungen, die in dieser Beziehung nicht förderlich wären. Im **2. Drittel** sollte sie sich in einer Umgebung bewegen, die ihr eine glückliche, harmonische Stimmung vermittelt, in der man moralisches und gerechtes Denken pflegt, das Gute bejaht, das Mindere verneint, heitere Lieder singt, ein religiöser Ton herrscht und alle rücksichtsvoll miteinander verkehren. Im **3. Drittel** sollte sie sich regelmäßig leichter Arbeit unterziehen und sich die notwendige Körperpflege gewissenhaft angelegen sein lassen, damit sich ihr Kind schnell in allen Lebenslagen zurechtfindet und Hand anlegt, wo immer es nötig ist; jedoch meidet sie häufiges Fahren und übermäßiges Bücken und Strecken des Körpers; sie soll viel spazierengehen oder sich gehend bewegen und oft bergan steigen, aber ohne sich zu überanstrengen. Dann wird das Kind gesund, kräftig und arbeitsam sein und den Eltern nie Sorge machen, sondern die gegenseitige Liebe steigern.

Dementsprechend pflegt die Mutter auch die **Atmung** in der vorgeburtlichen Zeit. Im **1. Drittel** gibt sie dem **Hochatem** zu Gunsten der oberen Lungenteile den Vorzug, weil er die **intellektuelle** Gehirngruppe fördert und dem Kind ein gutes Begriffsvermögen, rasche Auffassung, scharfe Beobachtung, klaren Blick und sicheres Urteil vermittelt. Im 2. Drittel pflegt sie mehr den **Flanken- oder Zwerchfellatem** mit Sing-, Sprech- und Harmonie-Übungen in verschiedenem Rhythmus und verschiedener Tonlage und Lautstärke zur Förderung des Gefühlslebens und einer heiteren Gemütsverfassung. Im **3. Drittel** wird sie der **Ausatmung** besondere Aufmerksamkeit schenken, die den Blutlauf regelt, das Blut reinigt und den Aufbau des Körpers sichert; sie übt sich also täglich, ihre Sprüche, Gebete und Lieder in möglichst langen Ausatmungen zu sprechen oder zu singen.

Ebenso richtet die Mutter ihre **Ernährungsweise** der vorgeburtlichen Zeit entsprechend ein, vor allem einfach und knapp, und hält sich von Überladungen fern. Im **1. Drittel** besteht die Ernährung im wesentlichen aus kleinen Mengen Weizen und Obstfrüchten mit einigen Mandeln oder Pinienkernen. Ab und zu gestattet sie sich ein Ei. Wässrige Nahrungsmittel meidet sie und Wasser soll sie sehr wenig trinken. Im **2. Drittel** nimmt sie etwas Roggen oder Reis und mehr süße Obstfrüchte hinzu, die die Ausscheidung fördern und die körperliche und geistige Entwicklung unterstützen. Im ganzen darf die Ernährung etwas reichlicher sein als im 1. Drittel. Aber doch soll die Mutter nur essen, wenn sie wirklich hungrig ist. Unmäßigkeit der Mutter legt den Grund für Gefräßigkeit im Kind und für Verdauungsschwäche. Im **3. Drittel** bevorzugt die Mutter ölige Speisen und fügt dem Weizen ein wenig Gerste, Mais und Hafer hinzu. Gemüse darf sie reichlich essen, auch die umfangreichen, wie Gurken, Melonen, Zugghetti und Weißkraut.

Sehr wichtig ist, dass die Mutter in der vorgeburtlichen Zeit für guten **Stuhlgang** sorgt, damit keine Fäulnisgifte im Darm entstehen und die Entwicklung des Kindes hemmen. Die allgemeine **Körperpflege** besorgt sie pünktlich und gewissenhaft, besonders auch die **Hautpflege** durch heiße Aufschläge und heiße Bäder. Dagegen meidet sie kalte Wasseranwendungen besser ganz, weil diese leicht Nerven- und Willensschwäche beim Kind hervorrufen, da das kalte Wasser dem Körper Elektrismus entzieht.

Fühlt sich die Mutter **schwer und niedergeschlagen**, so begegnet sie dem mit einer warmen Scheidenspülung und gibt danach etwas Petrolatum, Knoblauch- oder Eichenrindenwein in die Scheide. Das Petrolatum beruhigt, der Knoblauchwein wärmt und der Eichenrindenwein stärkt. Stellt sich ein Gefühl der **Müdigkeit** ein, so ruht sie sich im morgenländischen Sitz aus, besonders im 3. Drittel, und bereitet dadurch eine leichte Entbindung vor.

10 Tage vor der Entbindung macht die Mutter täglich warme Scheidenspülungen mit Lindenblütentee und trinkt danach Holunderblütentee. Das macht die **Entbindung leicht** und bewirkt außerdem, dass sich die **Nabelschnur** von selbst an der Stelle einschnürt, an der sie getrennt werden muss.

Wenn die Mutter alles gewissenhaft befolgt, was ihr hier für die vorgeburtliche Zeit nahegelegt worden ist, sieht sie mit größter **Zuversicht** und dem Gefühl der **Glückseligkeit** der Niederkunft entgegen. Sie mag mit sich zu Rate gehen, welche **Körperstellung** für sie während der Entbindung am vorteilhaftesten ist. Im Morgenland ist **die knieende Stellung** am meisten beliebt. Die griechische Göttin Leto auf Delos ist in dieser knienden Stellung abgebildet, um den Müttern ein Vorbild zu geben. Heute ist sie noch üblich bei den Persern, Mongolen, Abessiniern, Äthiopiern und Indianern.

Es ist nicht gut für das Kind, wenn sich die **Geburt verzögert**. In einem solchen Fall muss die Mutter der Natur zu Hilfe kommen, milden Tee von Rainfarn oder Zitwertee trinken, dann 1 Stunde im Zickzack bergaufsteigen und ebenso wieder bergab gehen und dann wieder des öfteren Tee von Rainfarn oder Zitwersamen trinken. 5 bis 7 Stunden später erfolgt die Geburt.

Nach der Geburt des Kindes darf die **Nabelschnur** des Kindes nicht zu früh getrennt werden, weil das Kind durch die Nabelschnur noch lebenswichtige Stoffe an sich zieht. Vielmehr muss mit der Trennung solange gewartet werden, bis sich die Trennungsstelle von selbst **einschnürt** und zu erkennen gibt. Sie liegt 6 bis 9 Zentimeter vom Nabel des Kindes entfernt und kennzeichnet sich nach ¼ bis ¾ Stunden von selbst.

Wird die Nabelschnur zu früh oder nicht an der richtigen Stelle getrennt, so erleidet das Kind einen solchen Nervenschlag, dass es schwachsinnig werden kann. Wird sie **zu kurz** abgeschnitten, dann leidet die Leber; wird sie **zu lang** abgeschnitten, leidet der Magen und der Nabel tritt zurück. Wenn sie blutet, leidet der Darm. Ist die Abnabelung nicht in der von der Natur vorgezeichneten Weise erfolgt, dann muss der Nabel des Kindes eine ganze Zeit lang wiederholt mit Mandelöl **eingeölt** werden.

Nach der Geburt des Kindes vergehen 24 bis 36 Stunden, in denen das Kind eine **innere Reinigung** vollzieht und vermittels des **Atems** die Verbindung mit der Umgebung aufnimmt. Das erste, worauf die Mutter beim neugeborenen Kinde achten muss, ist also nicht die Nahrung, sondern die **Atmung**. Atmet es nicht, dann ist es totgeboren. Aber ein vollkommen ausgetragenes Kind kann nicht totgeboren sein, sondern hält höchstens den Atem zurück. Dann muss man nachhelfen und **das Atmen in Gang bringen**. Hierzu macht man mit einem langen Tuch **Bauchpressen**, um den Atem des Kindes frei zu machen.

Gleich nach der Geburt beginnt die **Körperpflege** des Kindes. Während der **ersten 8 Tage** nach der Geburt darf man es aber **nicht mit Wasser waschen**, sondern reibt die Haut nur mit **warmem Öl** ab, am besten mit Petrolatum oder Mandelöl; dann bleibt die Haut rosig. Kaltes Wasser kann die Nerven so lähmen, dass das Kind erblindet. Das Mandelöl sollte abgekocht und abgeschäumt sein.

Vom **9. Tag** an darf man das Kind täglich **warm baden**. Bei einem **Jungen** werden nach dem Bad die Hoden leicht massiert und eingeölt und die Vorhaut wird regelmäßig zurückgestreift, damit sie sich daran gewöhnt, hinter der Eichel zurückzubleiben. Bei einem **Mädchen** werden nach dem Bad die Leisten nach dem Schambein zu leicht massiert, frottiert und geölt.

Alle Säuglinge sollten vom 6. bis 9. Monat eine **Nabelbinde** tragen.

Die **Mutter**, die entbunden hat, darf wenigstens für 3 Monate oder genauer für 108 Tage nach der Niederkunft **keinerlei Geschlechtsverkehr** haben, da es 81 bis 108 Tage dauert, bis sich die **Scheide** auf ihre natürliche Größe zurückbildet. Wird dem nicht Rechnung getragen, dann bleibt die Scheide erweitert und erlangt ihre natürliche Größe nie wieder.

Um Senkungen und Verlagerungen der Unterleibsorgane vorzubeugen, sollten alle Wöchnerinnen, sobald sie das Bett verlassen, einen richtig konstruierten **Leibgürtel** tragen.

Um reichlich und gute **Milch für das Kind** zu bekommen, hält sich die Mutter an **Weizen** und Weizenspeisen; Weizensuppen leisten ihr die besten Dienste. Dafür weicht sie 1 Tasse Weizenkörner über Nacht in Wasser ein und kocht sie dann 4 bis 7 Stunden über gelindem Feuer. Daneben genießt sie reichlich **Fruchtsäfte** und nur wenig Gemüse. Als Getränk verwendet sie **Gerstenschleim** und **Gerstenwasser.** Frisch ausgepresste Fruchtsäfte fördern den Stuhlgang und reinigen das Blut, ebenso Rosinensirup und getrocknete Pflaumen. Ganz zur Seite lässt sie mit Hefe getriebene Backwaren, Kuchen und konservierte Nahrungsmittel.

Wenn die **weiße Menschheit** im letzten Jahrhundert doch einige Fortschritte zu verzeichnen hat, ist es im wesentlichen dem Umstand zu verdanken, dass manche Mütter die **Naturgesetze** vermöge ihrer **Eingebung** beachteten. Dadurch sind viele aufgeklärter, erkenntlicher, wissender und bewusster geworden in vielen Beziehungen. Lassen sich aber nun die Mütter die **vorgeburtliche Erziehung** angelegen sein, dann werden die raschen Fortschritte auf allen Lebensgebieten offenbaren, dass die ganze Menschheit **in ein neues Zeitalter** und in eine neue Blütezeit getreten ist.

24. Lektion

Die Familien-Erziehung

Ein **Kind** ist das Ergebnis der Polarisation der **Eltern,** des Vaters und der Mutter, und in ihm offenbart sich das, was die Eltern erhofft hatten, was sich die Mutter je gedacht und der Vater je geplant hatte, was aber beide nicht verwirklicht haben. Nun hatten beide Eltern eine Gelegenheit, sich durch das Kind zu offenbaren, und haben deshalb dem Kind jede nur mögliche **Gelegenheit** zu bieten, sich weiter zu entwickeln, als es ihnen selbst möglich gewesen ist.

So hat es sich auch **Gott** gedacht, als er den Menschen auf dieser Erde entsprießen und aufwachsen ließ; er übertrug demgemäß alles in ihm wohnende auf das Menschenkind oder „schuf den Menschen nach seinem **Ebenbild** und sich **gleich**“, wie die Schrift sagt. Nun hat das Menschenkind von Geschlecht zu Geschlecht die in ihm wohnende Intelligenz der Gottheit immer mehr zu offenbaren. Darum stellt das Kind die Heilung, das Heil, den **Heiland der Familie und der Menschheit dar,** der das offenbart, was die Vorfahren selbst noch nicht darstellen konnten.

Das **Kind** enthält in sich die gleiche göttliche Intelligenz wie die Eltern, nur dass sich in ihm **höhere Anlagen** zu entwickeln beginnen, die sich in den Eltern noch nicht entwickeln konnten. In dem Grad, in dem sie hofften, dass sich höhere Anlagen entwickeln möchten, sehen sie deren Verwirklichung im Kind, wie diese höheren Anlagen im Kind wachsen, zunehmen, sich mehr befestigen und mehr zu Tage treten. Dann kann es sogar vorkommen, dass sich die **Eltern,** angeregt durch das Wachstum und die Entwicklung des Kindes, **selbst noch entwickeln** und noch an sich selbst erfahren, was sie schon verloren geglaubt hatten, so dass sie durch das Kind das Verlorene wieder finden.

Das gilt aber nicht nur für ein einzelnes Kind, wie es schon die Schrift sagt: „Es sollen uns Heilande geboren werden auf dem Berge Zions", auf dem Berg des Gedankens, der Erhebung, der höheren Erkenntnis. So uns Heilandskinder geboren werden, ist unser aller Errettung gesichert. In demselben Maße, wie wir uns in Gedanken auf die Heilandskinder konzentrieren, wird uns allen durch die Vermittlung des Gedankens die gleiche Errettung, die die Eltern eines Heilandskindes an sich erleben können.

Denn die Kinder sind nicht nur die Kinder ihrer Eltern, sondern gehören der **Gesamtheit** und sind **Kinder Gottes**, der durch sie in aller Fülle das offenbaren will, was den Älteren bis jetzt noch nicht geworden ist. Die Kinder kommen nur als **Gäste** zu gewissen Eltern, weil sie sich irgendwo einquartieren müssen, da die Menschen keine Tiere mehr sind, die sich Höhlen oder Gruben suchen.

Je mehr wir Älteren unseren Gedanken auf das kommende Geschlecht konzentrieren und uns der Gegenwart der Kinder bewusst werden, um so mehr Gelegenheit haben wir, mit ihnen aufzuwachsen. Deshalb nahm auch der Heiland, als man ihn fragte: „Wer ist wohl der Größte im Himmelreich?", ein **Kind**, stellte es vor alle hin und sagte: „Nur so ihr werdet wie dieses Kind, das die **Zukunft einer höheren Entwicklung** vor sich hat, könnt ihr in das Himmelreich eingehen", nur dann kann euch eine höhere Erkenntnis zuteil werden.

Der Heiland hat sich doch keinen Greis und keinen Krüppel ausgesucht, sondern ein kleines Kind, in dem alle Möglichkeiten dieses Daseins vorhanden sind, selbst das ausgereifte Mannes- und Weibesalter.

So wir uns mehr und mehr dieses Gedankens vergewissern und ihn in uns rege halten, wird ein jedes Kind, dem wir unsere Aufmerksamkeit schenken, uns dem **Himmelreich höherer Erkenntnis** näher bringen.

In diesem Sinne sagte schon Simeonos nach dem Neuen Bund, als er das Jesuskind im Tempel gesehen hatte: „Herr, nun lässest du deinen Diener in Frieden weitergehen", weiterhin sich entwickeln; „denn meine Augen haben deinen Heiland gesehen, den du der **Gesamtheit** geschickt hast, damit sie durch ihn erleuchtet werde" oder zu einer höheren Erkenntnis komme. Darum, weil ich mein Augenmerk auf ein Heilandskind gerichtet habe, darf ich nun der Verwirklichung meiner Pläne in diesem Leben weiter nachgehen und hoffen, sie zu verwirklichen.

> Das gilt für alle Eltern und Älteren, die sich mit ihrem Denken auf die Heilandskinder einstellen, die gegenwärtig der Zeitgeist, der Freiheitsgeist, offenbart hat und noch offenbart. Die **Kinder des Zeitgeistes** werden sich nicht mehr zwingen und knechten lassen, da ihnen der Freiheitsgedanke eingeboren ist und sie sich schon der besseren Zukunft bewusst sind. In ihnen ist „das Alte vergangen", wie Johannes in der Offenbarung sagt, und jedes von ihnen wird sich sagen: „Siehe, **ich** mache alles neu."

Das Alte zerbröckelt und vergeht und der **Zeitgeist** kann nicht mehr aufgehalten werden; dafür ist es zu spät. Er ist gekommen, hat Wohnung genommen im aufkommenden Geschlecht, bewahrheitet sich mit jedem Tag mehr und bahnt sich den Weg in eine bessere Gegenwart, so dass der alte Geist, die alte Denkweise, allmählich in die Vergangenheit zurücksinkt und im Heer der Vergessenheit untertaucht. So sind wir einfach gezwungen, diesem Zeitgeist auf allen Gebieten des Daseins nachzukommen, vor allem auch im Familienleben.

Alle im Kind vorhandenen **Talente, Gaben und Fähigkeiten** müssen in kürzester Frist aus dem Kind hervorgeholt werden, auf dass sein Erlösungswerk vollkommen werde. Deshalb müssen sich die Eltern dieser Talente, Gaben und Fähigkeiten des Kindes bewusst werden und sie fördern, indem sie dem Kind keine Widerwärtigkeiten in den Weg legen, sondern ihm **alles erleichtern**, sich stets mit dem Kind verständigen und vereinbaren und sich im Kind einen Freund erziehen, wodurch sich ihnen auch ihr eigener Weg erleichtert.

Um die Eltern und die Älteren auf das Wesentliche ihrer Aufgabe gegenüber den Kindern aufmerksam zu machen, ist es in der weißen Menschheit seit uralter Zeit Brauch, dass die Eltern **ihr Kind** bald nach der Geburt der großen Familie oder Gemeinde **vorstellen** und es in einer feierlichen Handlung segnen lassen, wobei symbolisch **Salz, Salböl** und duftendes **Blütenöl** verwendet wurden, um die Eltern auf gewisse Gesetze aufmerksam zu machen.

Salz ist das Grundelement des Erdbodens, das notwendig ist für das **Wachstum** der Pflanze. Wo dem Boden das Salz fehlt, wächst nichts, bis durch Regen, Wind und Licht Zersetzungen vor sich gehen und Salze entstehen. Deshalb soll das Salz daran erinnern, dass der menschliche Körper die ihm zukommenden verfeinerten Salze oder Saline haben muss, damit er sich gesund und kräftig erhält und im Wachstum nicht gehemmt wird.

Das **Öl** symbolisiert den **Wiedergeburtsgang**, der sich im Körper vollzieht. Öl ist in allen Pflanzen enthalten, besonders im Samen, der nur entkeimen kann, wenn er genügend Öl enthält. Deshalb erinnert das Öl daran, dass sich das Zellgewebe mit genügend Öl versorgen muss, damit sich an das Wachsen das Blühen und das Reifen anreihen können. Ist das Zellgewebe genügend mit Öl versorgt, dann erfreuen wir uns der Jugendfrische, Gelenkigkeit und Geschmeidigkeit und altern nicht, selbst wenn wir an Jahren zunehmen.

Das **Blütenöl** oder Parfüm stellt die ätherialisierte oder vergeistigte Materie dar und soll daran erinnern, dass **der Körper vergeistigt** werden muss, wenn er höheren Zwecken dienen oder für höhere Leistungen fähig sein soll. Wir sollen uns nicht abquälen im Schweiße unseres Angesichts, sondern uns durch unsere geistigen Kräfte gleichsam auf Ätherwellen durch das Leben tragen lassen. Wir brauchen nur unseren Gedanken auf unser Ziel zu konzentrieren, dann offenbart sich uns der Weg und die Natur liefert uns die Mittel zur Verwirklichung.

Alle, die bei der Segnung des von den Eltern vorgestellten Kindes zugegen sind, konzentrieren sich während der Segnung auf das Kind und werden dadurch zu **Paten**. Das will besagen, dass sie sich von nun an immer wieder ihre Hoffnung auf das kindliche Wesen wachrufen und **im kindlichen Prinzip** immer wieder die positiven **Möglichkeiten** eines Lebenslaufes, auch des eigenen, erblicken und deshalb täglich vor dem Niederlegen alle Vorgänge des Tages bis zum letzten Augenblick **rekapitulieren** und auf das kindliche Prinzip in ihrem Innern übertragen, auf dass sich über Nacht alles weiter entwickle und dadurch schließlich einem jeden von uns das Heil und die Errettung werden. Die Paten sollen sich also durch die Segnung des Kindes an ihre **Elternpflichten sich selbst gegenüber** erinnern.

Je vollkommener die **geistigen Anlagen** eines Kindes sind, um so größer ist die Verantwortung der Eltern, der Paten, der Freunde und Nachbarn dafür, dass dem Kind schon **frühzeitig Gelegenheit** geboten wird, seine Talente anzubringen, damit sie nicht verkümmern. Denn Verkümmerung der Talente führt schließlich dazu, dass wir kein Ziel mehr vor uns haben und uns verlieren oder wenigstens den Ideen der Unentwickelten ergeben, die uns umgeben. Darum gehen soviele gut veranlagte Kinder an die Welt verloren, weil sie in der Jugend keine Gelegenheit bekamen, ihre Talente anzubringen.

Deshalb sollten Eltern, Paten und Freunde beständig darauf bedacht sein, die Kinder ihres Kreises aufrecht zu erhalten und sie in ihr **Gebet** einzuschließen. Denn das Gebet des Gerechten vermag viel, weil es ein Ausdruck des Herzgedankens ist, auf Ätherwellen weiter getragen wird, den umringt, für den es bestimmt ist, und ihm **Trost** vermittelt oder einen Entschluss erleichtert, der sein Glück begründet. Wie freuen wir uns, wenn uns der ausgesäte Samen aufgeht! So werden wir auch selbst glücklicher, wenn wir anderen zum Glück verholfen haben. Wir sollten uns also freuen, wenn die Kinder, denen wir unser Interesse geschenkt haben, mehr erzielen, als wir selbst erzielen konnten.

So hilflos und unfertig das neugeborene Kind auch sein mag, so wird es doch von seiner **Individualität im Herzen** sicher geleitet. Die Individualität steht durch Ätherwellen in Verbindung mit dem **Gesinn in der Zirbel**. Es kommt vor, dass bei der Geburt des Kindes die **Scheitelfontanelle** noch nicht fest verwachsen ist, so dass sich aus der Atmosphäre ununterbrochen Strahlen hinein senken, die von der Zirbel aus nach dem Herzen weitergeleitet werden. Sobald die Scheitelfontanelle völlig zugewachsen ist, ist gleichsam die **geistige Nabelschnur** oder die Verbindung mit dem umgebenden Ätherreich getrennt und dann bildet sich gleich dem körperlichen Nabel der **geistige Nabel** in Gestalt einer linsenförmigen Drüse im Grund der trichterförmigen Zirbel aus. Aus dieser kleinen Drüse ergießen sich ununterbrochen Ausstrahlungen in das Gehirn und bewirken, soweit die Gehirnzellen empfänglich dafür sind, **Erleuchtung, Einsicht, Erkenntnis**, weil dadurch die Verbindung zwischen den Gehirnintelligenzen und der Individualität im Herzen hergestellt ist.

Von der Verbindung zwischen **Herz und Zirbel** hängt es also ab, ob sich die höheren geistigen Fähigkeiten im Kind entwickeln, offenbaren und verwirklichen. Die Eltern stehen deshalb vor einer großen und verantwortungsvollen Aufgabe, wenn das Kind nicht nur die körperliche, sondern auch die **geistige Reife** erlangen soll, und die Erziehung muss ganz anders sein als seither.

> Das Kind muss in der Richtung seiner höheren geistigen oder menschlichen Fähigkeiten erzogen werden, durch die der Mensch sich vom Tier unterscheidet, damit es den ewigen Entwicklungsplan weiterfördert. Nur wenn das Menschenkind sein **höheres, menschliches Wesen** aus sich selbst heraus offenbart, hat es Anspruch auf die Vorrechte des **freien Menschen**, auf die **freie Wahl** und den **freien Willen.**

Offenbart das Menschenkind keine höheren Fähigkeiten als das Tier, dann muss es wissenschaftlich geleitet und unterwiesen werden, sein Leben im Einklang mit den **Naturgesetzen** zu führen. Ihm gegenüber genügt es nicht, dass man ihm sagt, wie es leben soll, sondern es muss täglich und planmäßig an ein System der **Zucht und Ordnung** gewöhnt werden, so dass es sich von selbst naturgemäß entwickelt. Bei kleinen Kindern hält man diese Zucht und Ordnung für selbstverständlich; aber auch größere Kinder und Erwachsene können nicht anders behandelt werden, wenn sie geistig in den Kinderschuhen stecken geblieben sind.

> Es ist deshalb selbstverständlich, dass die Eltern das Kind nach den Prinzipien der weißen Menschheit **ernähren**, damit das **Blut** rein gehalten wird, die **Nerven** nicht überreizt werden und die **Drüsen** ihre erneuernden Sekretionen in die Blut- und Nervenbahnen ergießen. Die Eltern sollten sich deshalb mit den Prinzipien der **Mazdaznan-Ernährungskunde** vertraut machen und sie verwirklichen.

Schon beim **kleinen Kind** achtet die Mutter darauf, dass dem Kind die richtigen **Lagen und Stellungen** werden, damit es sich naturgemäß entwickelt und keine Überladungen vorkommen, sobald es sich an feste Nahrung gewöhnt. So früh wie möglich muss das Kind seine Nahrung **frei wählen** können und wenn es etwas abweist, darf man es ihm nicht aufdrängen und nicht aufzwingen wollen. Sobald das Kind reden und laufen kann, setzt man ihm auch nichts mehr vor, was es nicht verlangt. Es darf dies und jenes auf dem Tisch sehen und bekommt es, wenn es danach verlangt; aber man darf ihm nichts aufnötigen. Besonders mit gekochten Speisen aus Körnerfrüchten darf man keinen Zwang ausüben, sondern verabreicht sie ihm nur löffelchenweise, wenn es davon haben will. Deshalb darf man auch ein Kind nie zwingen, das, was man ihm auf den Teller gelegt hat, aufzuessen. Will der Junge keine Erbsen, dann kann sein Körper zu dieser Zeit Hülsenfrüchte nicht vertragen; sein Temperament braucht diesen Ballast nicht.

Bis zum **11., 12., 13. Jahr** bleibt die Hauptsache für das Kind die **freie Wahl** im Essen. Wenn es dabei auch kleine Fehler macht, so lassen sich diese leicht ausgleichen. Aber allmählich setzen sich die Verdauungsorgane naturgemäß fest, die **Organ-Intelligenzen** übernehmen die Führung auch weiterhin, die **Eingebung** wird immer sicherer und dann ist das Medizinieren überflüssig.

Die **Säuglinge** bekommen Nahrung nach jeder Entleerung, also sieben- bis neunmal am Tag. Brustkinder dürfen bis zwölfmal am Tag an der Brust trinken. Mit dem 6. Monat nach der Geburt fängt die Mutter gewöhnlich an, das Kind von der Brust zu entwöhnen. Gibt man dem Säugling **Kuhmilch,** dann soll sie mit destilliertem Wasser verdünnt und mit etwas Rohrzucker gesüßt werden; man gibt auch stets eine kleine Menge Borax hinzu, damit Blähungen vermieden werden. Allmählich bekommen die Säuglinge aus **Körnerfrüchten** hergestellte und mit **Milch** verdünnte Getränke.

Nach und nach kommen **Obstsäfte** hinzu, besonders **Apfelsinensaft**. Bekommt das Kind vom 1. bis zum 5. Lebensjahr täglich Apfelsinensaft, dann werden sich keine Kinderkrankheiten entwickeln. Hat sich aber dergleichen eingestellt, dann ist Apfelsinensaft mit Milch das beste Heilmittel. Wechselt man ab mit geriebenen **Äpfeln** und **Weizengries**, dann wächst das Kind naturgemäß auf und entwickelt sich. Grützen aller Art sind am Platz und für ein intellektuell veranlagtes Kind täglich **1 Ei**.

Nach dem **5. Jahr** setzt man etwas **Gemüse** hinzu, erst grüne oder oberhalb der Erde wachsende, und zwischen dem 8. und 11. Jahr Knollengemüse, die unter der Erde reifen. Auch **Eier** können verwendet werden, aber nur weich gekochte. Bekommen die Kinder bis zum 7. Jahr reichlich **Butter**, so entgehen sie Halsdrüsen- und Mandelentzündungen. Nach der Butter bekommen sie heiße Milch oder heißes destilliertes Wasser, aber kein Brot, keine Süßigkeiten und auch keinen Kaffee. Bekommen die Kinder Husten, so greifen sie von selbst nach der Butter. Später lassen sie ganz davon ab.

Nach dem 7. **Jahr** soll die Nahrung **abwechslungsreicher** sein und vor allem **Obst und Gemüse** im Wechsel bieten. Auch die Körnerspeisen wechseln nach Art, Zusammensetzung und Zubereitung.

Nach dem **11. Jahr** dürfen Kinder mit nervös-aktivem Temperament und nach dem 13. Jahr Kinder mit lymphatisch-negativem Temperament **keine Eier**, keinen **Käse**, keinen **Kaffee**, keine **Schokolade**, keinen **schwarzen Tee**, keinen **Alkohol** und Mädchen keine **Himbeeren** genießen, damit keine **Überhitzung in den Geschlechtsorganen** und keine Fieberkrankheiten entstehen. Statt dessen können sie abgerahmte **Sauermilch**, Buttermilch, Zitronen, herbes Obst, Salate, gebackene **Gemüse**, Weizenbrei und gedämpften **Weizen**, schwachen **Kräutertee** und **Wasser** nehmen, aber auch alles dies nur in bescheidenem Maße. Denn wenn der jugendliche Körper zwischen dem 11. und 19. Jahr oder zwischen dem 13. und 21. Jahr überhitzt wird, entsteht Blutandrang nach dem Unterleib und die Nerven, besonders in den Geschlechtsorganen, werden gereizt und in gewissen Richtungen überentwickelt, so dass es nach dem 19. oder 21. Jahr an der natürlichen Reife mangelt, das Zellenwachstum gehemmt wird, körperliche Schwächen eintreten und die intellektuellen Fähigkeiten verkümmern. Die **Mädchen** leiden dann meist unter starkem Blutverlust bei der Regel und unter Blutverfärbung; das Blut wird grünlich, gelblich und schließlich weißlich und die Blutarmut ist da. Die **Jungen** werden roh und flegelhaft, leidenschaftlich und unmoralisch bis zur Selbstbefleckung.

In den **Entwicklungsjahren** muss man es sich also sehr genau nehmen mit der Ernährung und alles Reizende und Beschwerende und vor allem auch **alles Alkoholhaltige** beiseite lassen. Man sieht die Folgen des Alkoholgenusses an den Durchschnitts-Studenten. Anstatt dass sie sich geistig entwickeln, verlaufen sie sich in das Materielle wie der Geilwuchs bei der Pflanze und wenn sie mit ihrem Studium fertig sind, wissen sie weiter nichts als das, was in ihrem Gedächtnis haften geblieben ist, können aber nicht originell denken.

Da die Jugend über die natürlichen Vorgänge in ihrem Körper **nicht aufgeklärt** worden ist und nicht aufgeklärt wird, befolgt sie gedankenlos eine **unnatürliche Lebensweise**, die sie körperlich schwächt und geistig zurückhält. Es ist deshalb auch kein Zufall, dass nach den Statistiken prozentual die meisten Menschen zwischen 11 und 21 Jahren, nämlich 60 Prozent, sterben.

Kann es da noch eine Frage sein, ob es sich lohnt, dass sich die Jugend zwischen 11 und 21 Jahren in die **Zucht** nimmt und **sich bezähmt**? Sogar Gandhi, der indische Prophet, sagte von sich: Für jede Übertretung in meiner Jugend habe ich schwer büßen müssen und möchte deshalb meinen Schülern aus eigener Erfahrung den Rat zukommen lassen, dass die Jugend lernen möchte, sich zu bezähmen. Aber sich bezähmen sollen ist nur eine **Moralpredigt** und zeigt der Jugend nicht den **Weg**, der ihr die Bezähmung ermöglicht. Moralpredigten nutzen deshalb der Menschheit nichts; sie wird dadurch nicht besser und nicht gesünder.

> Zwischen dem **11. und 21. Jahr** muss die Jugend **belehrt** werden und **sich selbst weiter unterrichten** über die Bedeutung und Aufgabe der Geschlechtsorgane und welche Möglichkeiten sie uns öffnen, wenn wir sie richtig behandeln. Sie muss die Anatomie studieren und sich ein klares Bild machen vom **Blutkreislauf**, von den **Nervenzentren** und den **Drüsensystemen**, die ausschlaggebend sind für den Aufbau und Ausbau unseres Wesens. Ein guter Unterricht auf allen diesen Gebieten ist sicher wertvoller, als dass die Jugend Räuber- und Kriminalgeschichten oder Romane liest.

Leider aber lassen die Eltern und Älteren die Sache einfach so weiter laufen wie bisher, so dass sich die Jugend nicht zu helfen weiß und auch **die Eltern keinen Rat wissen**, sondern sich einfach vor sich selbst damit entschuldigen: „Das ist die Zeit, die jeder durchmachen muss; da muss man seine Willenskraft aufbieten, die Sache zu überwinden, und mit der Zeit wird es schon werden!" So wächst dann die Jugend unter allerhand Leiden auf und viele gehen dabei unter, noch ehe sie Gelegenheit hatten, das Leben zu genießen.

Selbst solche, die dank ihrer materiellen Grundlage stark und kräftig sind, überwinden die Unannehmlichkeiten und Schwächen nicht, **unterdrücken** sie aber wenigstens. Jedoch hemmen sie dadurch ihre geistige Entwicklung und gehen, wenn sie in das volle Mannes- oder Weibesalter kommen, den gewöhnlichen Gang des **Durchschnittsmenschen** ohne höhere Erwartungen. Dann sind **Leiden** unvermeidlich und sie wandern früher oder später auch zum Arzt oder ins Krankenhaus, um sich helfen zu lassen.

Aber womit soll man da helfen? Wie kann man ein Haus ausbessern, dessen Gebälk morsch ist? Mit was für einer Medizin soll der Arzt Erfolg haben, wenn die **Organe**, von denen die Wiederherstellung der Gesundheit abhängt, **unnormal** sind? Deshalb gehen so viele Menschen zugrunde, weil ihre Geschlechtsorgane, die für den Aufbau und Wiederaufbau zu sorgen haben, vernachlässigt worden sind.

> Wenn es aber die Eltern und Älteren und die Schule versäumen, die Jugend über alles das zu belehren, was für ihre Entwicklung von ausschlaggebender Bedeutung ist, dann muss die Jugend selbst ihr Bestes für sich tun. Die Mädchen und die Jungen sollten sich je für sich **zusammentun** und sich von Zeit zu Zeit durch gute **Lehrer und Ärzte** Vorlesungen geben lassen, damit ein jeder klar darüber wird, wie er sich nach den Naturgesetzen zu entwickeln, zu erziehen und für das weitere Leben vorzubereiten hat, um von seinen Talenten den besten Gebrauch machen zu können und sich alle Arbeit, alle Studien, ja, das ganze Dasein zu erleichtern.
>
> Trotzdem bleiben der Jugend noch genug **Unterhaltungsmöglichkeiten** durch Tanz, Theater, Ausflüge, Rudern, Radfahren, Schwimmen, Reiten, Autofahren, den Besuch von Museen, Zoologischen Gärten, Bibliotheken und Sehenswürdigkeiten aller Art. Sie kann Besuche machen, kann singen, jauchzen und jubilieren und sogar gegenseitig ihre Erfahrungen austauschen, damit sie Schritt hält mit dem Zeitgeist.

Doch bei allem, was die Jugend tut, muss sie **nett und anständig** bleiben. Sie kann Späße unter sich mit ihresgleichen machen, darf aber ihren Übermut nicht an fremden oder älteren Leuten auslassen. Sie muss die **Familien-Etikette** und die **Tischmanieren** befolgen, auf die Nachbarn **Rücksicht** nehmen und sofort eine **hilfreiche Hand** bieten, wenn Gelegenheit dazu ist. Das alles hat die Jugend auch bei der „freiheitlichen" Erziehung von heute zu befolgen. Sonst kommt aus der „freiheitlichen" Erziehung nicht **Freiheit**, sondern Frechheit hervor.

Wohlgeborenen Kindern ist das alles selbstverständlich; sie brauchen von Natur aus wenig Zucht und Aufsicht, weil sie als die Frucht der elterlichen Selbstzucht und Selbstbeherrschung von klein auf im Licht der Wahrheit emporwachsen und dadurch das Ungerechte vermeiden, das ja nur die Folge von Unwissenheit und Unmoral ist.

Wenn die **Eltern** dem Kind ein gutes **Beispiel** für richtiges Verhalten geben, wird das Kind sein eigenes Verhalten danach einrichten. Indem das Kind andere achtet, lernt es, sich selbst achten. Deshalb muss dem Kind Gelegenheit gegeben werden, sich selbst **voranzuhelfen** durch nette und anerkennenswerte **Handlungen,** sei es im Haushalt zur Freude der Eltern, sei es in der Schule durch Fleiß und Aufmerksamkeit gegenüber dem Lehrer.

Es tut der Ehre des **Jungen** keinen Abbruch, wenn er lernt, die **Hausarbeiten** zu verrichten, und wenn er sich mit den Grundbegriffen einer einfachen und natürlichen **Kochkunst** vertraut macht. Für das **Mädchen** ist es ein Gewinn, wenn es in die **Werkstatt** oder das **Geschäft** des Vaters Einblick nimmt, um die Arbeitsweise der Welt kennen zu lernen, sein Pflichtbewusstsein zu erweitern und sich dadurch zu befähigen, Ratschläge, Anleitungen und Anweisungen zu geben.

Morgens ist keine Zeit zum Spielen. Der **Morgen** ist die Zeit zum **Denken,** Nachdenken, Bedenken und zu praktischen Schlussfolgerungen, d. h. zu **nützlicher Arbeit.** Der Körper braucht nützliche Arbeit, durch die etwas geschafft, gestaltet, vermehrt wird, weil dadurch allein das **Gesinn** einen **höheren Begriff** der Dinge bekommt. Beginnt der Unterricht am zeitigen Morgen, so ist das Gesinn ausgeglichen und das **Gehirn** aufnahmefähig, so dass der Körper später am Tag zu guten Leistungen bereit ist.

Sind **mehrere Kinder** in der Familie, dann sollten sie angeleitet werden, einander zu helfen, und an allen Arbeiten sollten sich die Eltern selbst beteiligen, damit die Kinder die richtige Vorstellung von der Behandlung gewisser Dinge bekommen. Gelegenheiten, die Körper- und die Gehirnkraft zu üben, sind die einzigen Möglichkeiten, beide zu entwickeln.

Aber ein Kind sollte mit einer bestimmten Arbeit nicht solange beschäftigt werden, bis die Arbeit **eintönig** und **langweilig** wird, weil dadurch der Gedankenlauf des Kindes leicht auf schlimme und zerstörende Ideen abirrt. Wenn aber eine Arbeit durchaus zu Ende geführt werden muss, dann kann man dabei eine angenehme **Unterhaltung** führen oder **singen, summen und pfeifen**, was böse Ideen verscheucht und hässliche Regungen wegzaubert.

Eine heitere und **glückliche Stimmung** in der Familie wird nie Unheil stiften und es ist gut, sich für solche **natürliche Hilfsmittel** zu interessieren und Gebrauch davon zu machen, die dem innersten Verlangen des Kindes den Weg bahnen, weil das Gesundheit, Erfolg und Befriedigung gewährleistet, gleichviel welcher Art die Beschäftigung ist.

> Es ist eine offenkundige Tatsache, dass **Kinder**, die sich irgendwo im Haus, im Hof, im Garten, in der Landwirtschaft oder im Geschäft der Eltern neben ihrem Schulunterricht **betätigen**, die besten Männer und Frauen abgeben. Sie haben dadurch schon frühzeitig im Leben Gelegenheit bekommen, ihre **Körper- und Gehirnkräfte** in **einfachen Verrichtungen** zu üben, und setzen sie später, je leistungsfähiger sie geworden sind, um so bereitwilliger für die Gesamtheit oder die große Familie ein.

Deshalb sollten schon die ganz **kleinen Kinder** angeleitet werden, ihre Hände mit etwas **Nützlichem** geschäftig zu halten. Sie lernen sticken, stricken, flicken, stopfen, schneidern und Fäden aus den Taschentüchern für Hohlsäume ziehen. Man kann ihnen einen verknoteten Strick geben, aus dem sie die Knoten lösen, oder sie bekommen einen anderen Auftrag, der ihren Kräften entspricht.

Bei den **Japanern** ziehen sich schon die **zweijährigen Kinder** Fäden und zerreißen sie zwischen den geballten Fäusten, um damit Radieschen oder Mohrrüben zu bündeln, die ihnen die älteren Geschwister zuwerfen. Behende winden die kleinen Finger den Faden und wenn das Kind schließlich den Knoten schürzt und der Bund fertig ist, **jauchzt es vor Freude** über das Gelingen, während es die ganze Zeit vorher mäuschenstill und ganz auf seine Arbeit **konzentriert** war.

Wenn die **Lust und Liebe zur Arbeit** im Kind geweckt wird, ist es ihm selbstverständlich, dass es in der Familie nach seinen Kräften **mithilft**. Während das eine Kind den Tisch deckt, macht das andere in der Küche den Salat zurecht, das andere die kleinen Kuchen oder Teiggötter, das andere den Kaffee, den Tee oder die Schokolade, das andere trägt auf. Wer da den Tisch zu decken hatte, lässt rasch den Blick über alles gleiten, ob auch nichts vergessen worden ist. So dient jedes Familienmitglied dem **Gemeinschaftszweck**. Dann setzen sich alle nieder und nehmen dankerfüllt die Speisen zu sich.

Ist man fertig mit dem Essen, dann trägt die jüngere Generation alles ab, während sich die anderen noch etwas erzählen von Philosophie, Wissenschaft, Tagesereignissen und dergleichen. Inzwischen wäscht die Jugend alles ab, und zwar hygienisch mit Seife, diesem alles desinfizierenden Mittel. Alles wird abgetrocknet und ordnungsmäßig an seinen Platz gestellt. Dann wird ausgekehrt und ausgewischt. Geht so in der Familie alles ordentlich zu, dann **erzieht sich die Jugend von selbst** und es macht ihr Freude, die Ordnung aufrecht zu erhalten, weil sie fühlt, dass sie dabei ihre Talente entwickelt.

> So erzogene Kinder finden immer Gelegenheit, sich körperlich und geistig zu beschäftigen. Durch die **nützliche Arbeit** lernen sie alles leicht und gern und haben **Freude an der Arbeit und am Lernen**. Wie stolz sind sie, wenn sie im Laufe des Jahres selbst etwas schaffen, basteln, malen, schnitzen, sägen, leimen, löten oder hämmern. Um die Zukunft solcher Kinder brauchen sich auch die Eltern keine Sorge zu machen, weil den Kindern eine Entwicklung wurde, die den Naturgesetzen entspricht.

Wir fingen in unserer **Jungenzeit** schon um 4 Uhr morgens mit den alten Sprachen an. Dann machten wir Instrumentalübungen aller Art; dann wurde Mathematik betrieben, Grammatik der verschiedenen Sprachen und schließlich Naturgeschichte der Käfer, Würmer, Vögel, reißenden Tiere, Elefanten, Nilpferde und dergleichen mehr. Alles wurde bis in die Einzelheiten zergliedert und erläutert, so dass man das Bild gar nicht wieder los wurde, und wenn man eine fette Person sah, hatte man gleich ihr ganzes Geschlechtsregister vor sich. Auch das Pflanzenreich mit seinen tausenden Blumen wurde vor uns ausgebreitet; da waren Rosen und Veilchen nichts gegen die Pracht der tropischen Blumen. Dann kam wieder ein anderes Gebiet oder Fach an die Reihe.

Viele Mütter machen den Fehler, dass sie das Kind auf der einen Seite **verzärteln** und verhätscheln und ihm auf der anderen Seite ihren offenkundigen **Ärger** zur Schau stellen. Oft spielt die Mutter mit dem kleinen Kind und legt ihm die süßesten Kosenamen bei, schlägt aber plötzlich ins Gegenteil um. Bittet dann das Kind durch seine weinerliche Miene um eine Erklärung, dann heißt es: „Sei still! Ich habe zuviel Arbeit! Du bist ein Taugenichts!" oder es richten sich noch viel schärfere Ausdrücke gegen das Kind.

Aber das Kind kennt die Sorgen und Leiden der Mutter nicht und kann sich die plötzliche Sinnesänderung der Mutter nicht erklären. Aus Anhänglichkeit und Verwandtschaftsgefühl schaut es auf die Mutter als die einzige Person seines Vertrauens. Es **beobachtet** von Natur aus **sehr genau,** nimmt sich etwas leicht zu Herzen und zieht andere **Schlüsse** als die Erwachsenen, da es alles vom Standpunkt seines jeweiligen Entwicklungsgrades aus misst.

> Die **Eltern** sollten also sehr bedachtsam sein mit ihren Äußerungen und **Handlungen** in Gegenwart des Kindes, wenn sie im Einklang mit dem Kind bleiben wollen und erwarten, dass das Kind ihnen Vertrauen und Gehorsam entgegenbringt. Ein Kind wird immer gut, wenn wir Interesse an ihm nehmen und ihm mit **Güte** und **Feingefühl** begegnen. Was dem Kind Ärgernis bereiten könnte, sollten wir aus seinem Gesichtskreis rücken, während ihm Dinge, die seine Konzentration und Freude anregen, nahegebracht werden sollten.

Schon das **unmündige Kind** übt die Sprache der **Gedankenübertragung** und auch die **Zeichensprache** und spricht zur Mutter durch die Vermittlung seiner Finger und Fäuste. Die Laute, die das Kind dabei von sich gibt, entsprechen genau der Stellung der Finger und der Fäuste. Wer diese Sprache versteht, kann sich mit jedem Kind irgendeiner

Rasse oder Nation unterhalten und es verstehen, ebenso wie sich die unmündigen Kinder verschiedener Rassen und Nationen untereinander sofort verstehen.

Erst später gewöhnt sich das Kind an die besonderen Laute und den besonderen Ton der Eltern und ahmt sie nach, vergisst aber darüber seine **Natursprache** durchaus nicht. Denn es gibt Augenblicke, in denen es sich mit Fingern und Fäusten gegen alles Zureden sträubt. Wenn wir ihm leere Worte machen, wehrt es sich immer dagegen, als ob es sie nicht mehr hören wolle, weil es keinen Sinn in unseren Worten finden kann. Manchmal starrt auch das Kind in unsere Augen, als wollte es sagen: „Ich kann euerem Gedankenlauf nicht folgen; ihr gebraucht Gedankengänge, die ihr selbst nicht versteht."

Ganz besonders die **Mutter** muss die **Sprache des Kindes** wieder studieren. Sie muss mehr auf die Stimme des Kindes achten, wie sie steigt und fällt, muss die Schwingungen der Stimme fühlen und die Schattierungen der Stimme des Kindes und ihrer eigenen Stimme vergleichen, damit **keine Missverständnisse** zwischen ihr und dem Kind entstehen, die ihre tiefere Ursache meist darin haben, dass zwischen den Eltern Missverständnisse bestehen, die sich oft als vorgeburtliche Einflüsse so stark auf das Kind übertragen haben, dass es in der Entwicklung schon vorgeburtlich durch diese Atmosphäre der Missverständnisse gehemmt worden ist.

Schon das unmündige Kind sucht seinen Gedanken zu **konzentrieren** und soweit die Mutter das fühlt, kommt sie dem Verlangen des Kindes mit **Spielsachen** entgegen. Man darf aber dem Kind nicht zuviel Spielsachen geben, sondern muss deren Zweck im Auge behalten, die Konzentration des Kindes zu fördern. Das Kind bekommt also nur **ein Ding zu einer Zeit** und behält es solange, bis es das Ding von sich tut. Es tut das nicht aus Eigensinn oder Ärger, sondern deshalb, weil dieses Ding seine Konzentration nicht mehr fördert.

Dann ist es an der Zeit, dass die Mutter dem Kind **ein anderes Spielzeug** anbietet. Nimmt das Kind den neuen Gegenstand nicht an, dann darf die Mutter das Kind **nicht drängen**. Manches Kind wirft nagelneues Spielzeug, das man ihm in die Hand drückt, zur Seite, ohne eine Miene zu verziehen. Reicht man es ihm zum zweiten Mal, dann wirft es das Ding um so nachdrücklicher von sich, verzieht aber immer noch keine Miene. Erst beim dritten Mal macht es Gesten und Gebärden und schaut uns an, als wollte es sagen: „Verstehst du mich denn gar nicht! Ich kann das Ding nicht gebrauchen! Ich bin doch nicht auf den Kopf gefallen!"

Das unmündige Kind kann also sein Spielzeug haben, um seine Konzentration zu üben. Aber von Zeit zu Zeit muss die **Mutter** auch **mit ihm sprechen** und es **körperlich behandeln**. Das Kind erwartet, dass der Körper gerollt wird, dass die Gliedmaßen behandelt werden, der Rücken frottiert wird, die Füße und die Hände gerieben, die Finger und die Zehen gezogen, Gesicht und Hals vibriert werden und dass der Unterleib gerieben wird.

Wenn die Mutter dem Kind täglich solche Aufmerksamkeiten für einige Minuten schenkt, erwacht das Interesse des Kindes, seinen Körper zu pflegen, und schon das kleine Kind wird anfangen, die Behandlung nachzuahmen, und bald aus eigenem Antrieb der Mutter eine Hilfe sein und dem Vater zur Hand gehen. So wird das Kind zur Quelle beständiger Freude für die Eltern und ihr Stolz.

Schon das unmündige Kind muss von der Mutter auf die **verschiedenen Körperteile** aufmerksam gemacht werden, zuerst auf die **Gliedmaßen**, dann auf die **inneren Organe**, die sich bei der Nahrungsaufnahme ganz von selbst bemerkbar machen, auf den Magen, die Leber, das Herz, das das Kind klopfen hört, und schließlich sogar auf das **Gehirn** und die **Zirbel**.

Sehr bald kennzeichnet das Kind die einzelnen Organe oder Glieder durch entsprechende Laute und weist mit der Hand darauf. Dadurch erweitert sich das **Begriffsvermögen**, die **Konzentration** wächst und das **Unterscheidungsvermögen** erwacht, weil sich die Mutter mit ihm über seine eigenen Sachen und die Gegenstände in seiner Umgebung unterhält.

Sobald das Kind heranwächst und umherzugehen beginnt, sollte es Gelegenheit bekommen, sich um seine **eigenen Bedürfnisse** zu kümmern, alle **Gelenke zu üben**, sich zu drehen und zu strecken und mit Händen und Füßen von Stufe zu Stufe zu steigen. Jede Woche muss es eine neue Stufe auf der Leiter erreichen. Den **Kopf** muss es ganz frei bewegen lernen und Purzelbäume müssen die **Rückgratsmassage** ersetzen. Dann wird das Kind angeleitet, methodisch zu **tanzen;** das fällt ihm leicht, sobald es das Musikstudium aufnimmt. Fängt es an zu **malen,** dann lässt man es schon geometrische Figuren zeichnen und führt es in den Gebrauch der Grundfarben Rot, Blau und Gelb ein. Spielzeug gibt man dem Kind dann nicht mehr, sondern bietet ihm solche Gelegenheiten, die seine Entwicklung fördern, und zwar in der Richtung, in der es den ersten Drang verspürt und die ihm von der Mutter in der vorgeburtlichen Zeit schon eingegeben worden ist.

Geld gibt man den Kindern nicht, außer sie haben es sich **verdient,** und die verdienten Cents sollen sie sparen für Gelegenheitsgeschenke an Vater, Mutter oder andere Mitglieder der Familie. Eine kleine **Kindergesellschaft,** hin und wieder eine Überraschung, ein **Familienausflug,** eine **Landpartie** in größerer Gesellschaft werden dazu beitragen, die Freude des Kindes zu vermehren. Aber bei alledem sollte immer darauf geachtet werden, dass man die kleinen Kinder **nicht ermüden** darf; die Eltern müssen sogar eine Vergnügung abbrechen, wenn sie merken, dass das Interesse des Kindes dafür verloren geht, und werden das nächste Mal eine frühere Zeit wählen. Wenn die Eltern so mit ihren Kindern leben, werden ihnen die Kinder immer Verehrung entgegenbringen, weil die Kinder in ihnen die Vertreter Gottes sehen, auf den sie dann in reiferen Jahren auch weiterhin vertrauen werden.

Werden die Kinder naturgemäß erzogen, ist ihre Umgebung natürlich, ordentlich, vornehm und darin alles planmäßig bedacht und eingerichtet, dann kommt mit dem **Wachstum** des Kindes auch seine **geistige Entwicklung** und das Seine kommt ihm auf natürlichen Wegen zu; man braucht ihm nichts einzureden, noch es zu überreden. Ein Kind, das die **Natur** liebt, sollte auf dem Land aufwachsen. Ein Kind, das **erfinderische Anlagen** zu erkennen gibt, sollte in der Nähe entsprechender Betriebe aufwachsen.

Man kann ja die Kinder auf eine gewisse Zeit **in den Familien austauschen.** Immer wird sich ein gangbarer Weg offenbaren, wenn die Eltern den Willen haben, dem Kind die Bahn freizumachen, damit es von seinen Talenten den bestmöglichen Gebrauch macht. Gerade dadurch erweisen ihm die Eltern die wahre Liebe, indem sie ihm einen **besseren**

Rat erteilen, der sich auf die Naturgesetze stützt, die dem Kind zwar eingeprägt sind, die aber die Eltern wegen ihrer größeren Lebenserfahrung besser übersehen.

Auch **Glauben, Zuversicht und Selbstvertrauen** hat das Kind von Natur; aber die Eltern müssen es darin unterstützen. Deshalb unterweisen sie das Kind schon von klein auf, sich in jeder Lage **selbst zu helfen**. Hat es sich beim Klettern einen **Finger gebrochen**, so lernt es, die Rinde von einer Weidenrute abzustreifen und wie eine Schiene über den gut eingespeichelten Finger zu ziehen. Hat es sich **gerissen oder geschnitten**, so leckt es die Wunde ab und drückt kräftig darauf. Vom 8. Jahr an schon muss dem Kind alles beigebracht werden, was zur **Selbstpflege** des Körpers gehört.

Deshalb wurde das Kind nach uralter Sitte der Zarathustrier schon mit dem **8. Jahr** in die **Priesterschaft Gottes** und die **Geheimnisse der Natur** eingeweiht, damit es beim Eintritt der Reife weiß, wie es sich zu behandeln hat. Bei der Familienfeier überreicht der Familienvater dem Kind zwischen dem 8. und 13. Jahr das heilige Hemd der Reinheit, die **Sudrah**, und dazu **Kosti**, die Lendenschnur. Reicht diese nach dem 13. Jahr nicht mehr dreimal um den Leib, dann musste man fasten und arbeiten, bis man wieder normal geworden oder in den ersten Grad zurückgekommen war, dem man treu bleiben muss zwecks geistiger Entwicklung.

Die **Sudrah** wird aus einem feinen Gewebe, etwa feiner Taschentücherleinwand, gemacht und besteht aus genau **9 Teilen,** damit man sich der **Gesetze der Ökonomie** bewusster werde. Einer der neun Teile ist ein Brusttäschchen, in das man ein **Goldstück** steckte, damit man auch des Nachts ein Bindeglied oder einen Magneten habe, der die Verbindung zwischen dem Weltall und der Erde herstellte, und damit man sich bewusst bleibe, dass auch im Weltall alles nach dem ökonomischen Gesetz eingeteilt ist.

Die Lendenschnur **Kosti** besteht aus 72 Fäden und wird gleich einem Zügel um den Leib gelegt, mit dem die untere Körperhälfte durch die obere gelenkt und gezügelt werden soll. Mit jedem Tag wird dem jungen Menschenkind die Bedeutung und die Wirkung dieser **Zügelung auf das Geschlechtsleben** klarer. Denn dadurch, dass man bei dem Umlegen der Kosti-Schnur die untere Körperhälfte nach oben, nach dem Herzen hinauf zieht, sie mit dem Herzen in Verbindung bringt, ergibt sich die untere Körperhälfte der Führung der oberen, deren Mittelpunkt das Herz bildet, so dass man nicht nur in der **Reinheit** verbleibt, sondern sich auch der **Heiligkeit** gewahr wird.

Man erlöst sich also von dem Bann des weltlichen Lebens, wird durch die **Individualität im Herzen** auf der ebenen Bahn der Erkenntnis aller Dinge geführt und wird sich immer mehr der **Mächte und Kräfte** bewusst, die aus den **4 Dimensionen der Unendlichkeit** durch die Vermittlung des **Gesinns**, der **Seele**, des **Geistes** und des **Gottesfunkens** auf uns zuströmen.

> Wenn die Eltern ihre heiligen Wünsche in ihren Kindern verwirklicht sehen wollen, müssen sie den Kindern **klares Wissen** und **richtiges Verständnis** über das Leben und seine mannigfaltigen Offenbarungen beibringen und wie der Sämann verfahren, der das winzige Samenkorn auslegt und dessen wundersame Entwicklung bewacht und betreut, bis die reife Frucht erscheint. Jedes Kind hat das Recht, über das **Werden in der Natur** und über seinen **eigenen Werdegang** klar und verständlich belehrt zu werden, damit es von Anfang an auf den Pfaden der **Vernunft** wandle und von der **Weisheit** geleitet, geführt und behütet werde.

Allein den **Eltern** liegt die **Verantwortung** ob, die Kinder in die heiligen Wunder des Lebens und das geheimnisvolle Weben der Naturkräfte im Keimen, Wachsen, Blühen, Reifen und Fruchttragen einzuweihen. Wer anders als Vater und Mutter sollten die Söhne und Töchter besser mit all den Dingen vertraut machen können, die man für ein erfolgreiches Leben wissen muss! Versäumen sie diese Pflicht, dann wirkt sich dieser Schaden über viele Geschlechter aus. Jedem Jungen und jedem Mädchen lässt sich **die aufbauende Kraft des „Guten Gedankens“** oder des Guten-Denkens begreiflich machen und auch, dass niedere Gedanken Laster und Unreinheit erzeugen und den Grund zu unheilvollen Gewohnheiten, Elend, Kummer, Krankheit und frühem Tod legen.

Zur Zeit der **Reife** muss die Erziehung des Kindes soweit gediehen sein, dass es genau weiß, was es zu seiner Weiterentwicklung zu tun hat. Denn von der Reife an geht die ganze **Verantwortung auf das Kind**

selbst über, weil sein Denkenswesen, sein Verstand, seine Vernunft, sein Urteilsvermögen inzwischen herangereift sind.

Von der Reife an muss das Menschenkind die Prinzipien der Wiedergeburt **selbst studieren und befolgen**, soweit es sich dazu getrieben fühlt, um nun aus eigenem Antrieb und Entschluss alle ihm noch anhaftenden vorgeburtlichen Einflüsse abzustreifen, ein **freier Mensch** zu werden und in Vollkommenheit das darzustellen, was sich die Eltern gewünscht hatten, aber infolge ihrer eigenen Unzulänglichkeit noch nicht verwirklichen konnten. Mit der Reife beginnt die **Selbsterziehung** des Menschenkindes.

Mag sich auch gelegentlich ein **Schatten** zwischen Kind und Eltern werfen, so müssen die Eltern immer bedenken, dass **das Kind das hellere, das volle Licht** in sich besitzt, während sie selbst immer noch zum Teil ein Ergebnis der Umstände sind. Sie dürfen also ihren Schatten nicht auf das Kind werfen, der natürlich dem Kind nicht beliebt, so dass es sich entsprechend äußert. Die Eltern müssen vielmehr immer wieder ihre eigenen Wege ändern, sich anpassen und verbessern und sich immer wieder die Heiligkeit der Gotteskinder vergegenwärtigen.

In der Familie dürfen **keine Missverständnisse** aufkommen oder aufrecht erhalten werden. Möglich ist das überhaupt nur, wenn sich **dritte Personen** zwischen die Familienmitglieder drängen, die nichts von der Sache und vom Wesen der Familie verstehen. Hat sich aber ein Missverständnis eingeschlichen, dann heißt es einfach: „Wenn man nicht mehr weiter kann, fängt man wieder von vorne an!" Nur muss man sich vornehmen, dass dergleichen nicht wieder vorkommen darf. Schürt jemand in der Familie oder gegen die Familie, dann wird ihm einfach gesagt, er möge sich einen andern Platz suchen.

Die Eltern sollten immer **unmittelbare Verbindung** mit den Kindern halten, damit nichts Fremdes zwischen sie treten kann; sie sollten daher die Jugend an sich ziehen. Das ist auch den Eltern selbst dienlicher, als wenn sie nur immer den Umgang mit älteren Leuten suchen, um vor ihnen mit ihren wunderbaren Ideen, die sie ausgeklügelt haben, zu prahlen. Die **Verbindung mit der Jugend** gibt den Eltern Anlass und Ansporn, ein Beispiel zu sein, also sich selbst jugendlich zu erhalten. Sowie die Großen die Kleinen vergessen, fangen sie an zu altern und sich zu begrenzen.

Um dem entgegenzuwirken, ist es eine uralte arische Familiensitte, dass sich **die ganze Familie um den Tisch oder Altar versammelt,** die Großen und die Kleinen. Neben den Großeltern oder Urgroßeltern sitzen zuerst die Kleinsten, dann die Größeren, je nach Alter und Entwicklung, und den Abschluss bilden die Eltern, damit man stets die Jugend oder das Kindliche als Konzentration vor sich habe.

Daher ist es auch gekommen und ist heute noch so im Kirchenwesen, dass man allerorten das **Jesuskindlein** darstellt. Nur ist die Sache im Lauf der Zeit zu hölzern, tönern, steinern, leblos geworden, weil man sich durch einen leblosen Gegenstand etwas Lebendiges vorstellen will. Ein toter Gegenstand kann aber unsere Gedanken nicht beleben; dazu braucht es etwas Lebendiges. Daher sagte auch der Heiland: „Lasset die Kindlein zu mir kommen und wehret ihnen nicht!" Ihr Eltern, haltet also die Kinder nicht von euch ab! Denn in ihnen seht ihr die Entwicklung der Zeit verkörpert.

Tritt ein Mitglied der Familie endgültig in den Übergangszustand, den man Tod nennt, so werden die **sterblichen Überreste verbrannt**. Wir wollen doch nicht immer die Grabstätte sehen oder gar den Grabstein oder das steinerne Kreuz! Das Bildnis des Lebens bleibt uns für immer eingeprägt.

Auch der Neue Bund weist hierauf hin, worin es heißt: „Was sucht ihr den Lebendigen unter den Toten! Er lebt! Geht hin und sagt es seinen Jüngern!" Macht es euch doch bewusst, dass das **Leben ewig** ist und dass sich nur die Lebensform ändert! Nur die Kirche und der Steuerfiskus sagten den Heiland tot, weil sie ihre Einnahmen durch ihn bedroht sahen. Aber sogar Pontius Pilatus, der Vertreter der Staatsgewalt, bestätigte es: „Er lebt!" und ließ es urkundlich und öffentlich anschlagen.

Deshalb sollten die Eltern mit den Kindern nie Fragen des Todes besprechen, sondern nur **Fragen des Lebens.** Durch die Beschäftigung mit den Dingen des Lebens soll das Gehirn des Kindes belebt, nicht aber soll es durch negative, leblose, zerfahrene Ideen gestört und in der Entwicklung gehemmt werden.

Das Kind ist empfänglich für Liebesbezeigungen und für **liebevolle Führung und Erziehung,** hat aber für eine Erziehungsweise mit **Angst** und **Furcht-Machen** und mit **Drohungen** und **Zwang** oder gar mit

Züchtigungen kein Verständnis. Es kann die Eltern nicht verstehen, die eben in Liebkosungen überfließen und im nächsten Augenblick in Züchtigungen die Gewalt über sich verlieren. Wenn der Vater das Kind den Stock der Macht fühlen lässt und sich nicht einmal die Mutter schützend vor das Kind stellen darf, kann es kein glückliches Familienleben geben.

Wie oft zwingt die Mutter dem Kind am Tisch den Löffel in die Hand; aber das Kind leidet darunter, weil es einfach **mit der Hand essen will.** Die Mutter meint, es beschmiere sich; aber es beschmiert sich sowieso. Denn wenn sie dem Kind den Löffel in die Hand drückt, wirft es alles aus dem Teller heraus. Selbst wenn das Kind Grütze isst, lässt man es ruhig mit der Hand essen; man gibt einfach die Milch nicht daran, sondern separat in einer Tasse. Im Laufe der Zeit greift das Kind ganz von selbst nach dem Löffel. Denn selbst wenn es noch nicht sprechen kann, versteht es das Tun der anderen, weil sich sein **Begriffsvermögen** durch das fortwährende Beobachten allmählich entwickelt.

Deshalb sollten die Eltern dem Kind auch **nie etwas verbieten**, sondern beobachten, wozu sich das Kind im Grunde seines Wesens getrieben fühlt, und ihm **den rechten Weg erleichtern**, den es sucht, der ihm aber nicht klar geworden ist. Sie sollten nie zum Kind sagen: „Das darfst du nicht!" Vielmehr sagen sie: „Dein Vater macht es so, deine Mutter macht es so, so tust du es auch!" Sind die Eltern dem Kind gegenüber immer positiv, dann entfalten sich die Talente des Kindes und es macht sein Glück. Wenn uns so vieles **missglückt** im Leben, so kommt das daher, dass das dauernde „Das darfst du nicht!" unsere **Talente verkümmerte**, so dass wir sie im späteren Leben nicht anzubringen wagten.

Der Vater wird sich nun nicht mehr aufregen über den Aufsatz des Sohnes und anstatt: „Du Esel!" sagt er nun zu ihm: „Der Aufsatz ist wirklich gut gelungen; wenn du aber an dieser Stelle **noch etwas hinzufügst**, dann kommt das Wesentliche noch besser hervor." Dann sagt der Junge: „Ja ich hatte das Gefühl, als fehle noch etwas; nun weiß ich es, gerade das war es." So lernt das Kind, **schöpferisch** zu werden, und begreift allmählich, was es heißt, dass die Schöpfung bis zum Erscheinen des Menschen „gut" war, mit dem Erscheinen des Menschen aber „sehr gut" wurde.

Das Wort „Furcht“ darf gar nicht in den Gesichtskreis des Kindes gelangen. Kommt aber durch irgendeinen Umstand so etwas wie **Furcht** über das Kind, so müssen die Eltern **diese Vorstellung sofort brechen,** indem sie mit dem Kind überall hingehen, damit es sich überzeugt, dass nichts zu fürchten ist.

Noch viel weniger dürfen die Eltern zum Kind sagen: „Du tust Unrecht; wenn du es wieder tust, gibt es Schläge!“ Schon die **Drohung mit Schlägen** verursacht **Angst** beim Kind und versetzt es in Spannung. Die Spannung verursacht verschrobene Ideen und Zweifel, so dass sich der Intellekt des Kindes überanstrengt und die mit dem Intellekt korrespondierenden Organe so geschwächt werden, dass sogar **Scheintod** eintreten kann. Der Zustand lässt sich zwar rasch brechen, indem man sofort handheißes Wasser in die beiden unteren Öffnungen gibt, so dass das Kind mit einem lauten Schrei erwacht. Es ist sich aber alles dessen bewusst, was während des Zustandes mit ihm vorging; das beweist, wie stark die Angst auf das Gehirn des Kindes gewirkt hat.

Bleibt es nicht bei der Drohung, sondern bekommt das Kind wirklich **Schläge**, so wird das Kind **verstockt**, weil es nach seinen Begriffen kein Unrecht getan hat. Wenn aber das Kind wirklich etwas **Boshaftes** in sich hat, so ist das die Folge mangelhafter vorgeburtlicher Erziehung und kann nicht durch Schläge ausgeglichen werden. Das Kind muss sich in einem solchen Falle einfach **austoben**, bis es begreift, dass es auf falschem Weg ist, und dann leicht belehrt werden kann. Dann überschlägt es sich alles und sieht ein, dass die Eltern seinetwegen viel dulden mussten. So **bahnt es sich** aus den vorgeburtlichen Einflüssen den **Weg in die Freiheit**, entwickelt sich und offenbart seine Talente.

Sollten immer noch solche **Schimpfworte** wie „Ochse“ oder „Esel“ und dergleichen zum Sprachschatz der Eltern gehören, dann sollten sie **vor den Spiegel** treten und sich selbst fragen: „Ist es wirklich möglich, dass das, was ich eben ausgesprochen habe, aus mir gekommen ist, dass es in mir war?“ In kurzer Zeit sind sie kuriert; es war nur eine schwache Stelle in ihnen, die das Denkenswesen in Mitleidenschaft gezogen hatte.

Auch den **Ausbildungsgang** des Kindes sollten die Eltern nicht durch negative Einwendungen oder durch Suggestionen beeinflussen: „Du musst Schneider werden; denn der Onkel hat eine Tuchfabrik!" „Du musst Schuster werden; denn der Mutter Vetter handelt mit Leder!" „Du musst Lehrerin werden; denn etwas anderes ziemt sich nicht für eine Pfarrerstochter!" Wenn die Mutter beim Kind von klein auf dafür gesorgt hat, dass sich das Kind in der **Konzentration** übte, so wird es seine **freie Wahl** und seinen **freien Willen** zur rechten Zeit ganz bestimmt kundtun. Eines Tages wird es sagen: „Die gewöhnliche Schule genügt mir nicht; ich möchte meine Fähigkeiten weiter ausbilden." Dann dürfen die Eltern nicht widersprechen, sondern zeigen und erklären ihm den Weg und überlassen dann die **Entscheidung dem Kind selbst.** Sie drängen es nicht, üben auch keinen Zwang, sondern geben ihm immer nur Hilfeleistung.

> Aus alle dem sehen wir, dass für das Familienleben **natürliche Gesetze** gelten und dass die **Familien-Wissenschaft** wieder ein Studium aller **Männer** und **Frauen** werden muss. Jeder einzelne Mensch muss die Gesetze des Familienlebens wieder kennen und befolgen lernen, weil davon das glückliche Familienleben, das Gedeihen des Volkes und die Vervollkommnung der Menschheit abhängen, während die Verletzung dieser Gesetze unsägliches Elend über die ganze Menschheit bringt.

Das **Gesellschaftsleben** ist das Spiegelbild des **Familienlebens** und des **individuellen Lebens**. Wird die individuelle und die Familienfrage nicht prinzipiell richtig gelöst, dann tappt die ganze Menschheit weiter im Dunkeln auf ihrer Suche nach Mitteln und Wegen, die gemeinsame **Verwaltung der Erde** ohne gegenseitige Ausbeutung zu organisieren, die **Lebenshaltung der Gesamtheit** zu verbessern, die zwiespältige Moral auf die Stufe der einfachen **Menschheitsmoral** zu heben und die **Neuerungen** der Wissenschaft und des Erfindungsgeistes vor Missbrauch zu schützen und der **Förderung der Gesamtheit** dienen zu lassen. Jeder einzelne und alle müssen Hand anlegen und das prinzipiell Notwendige für die Vervollkommnung tun; dann verwirklichen sich alle unsere Ideale eins nach dem andern.

Zunächst wenden sich alle Ausführungen dieses Werkes an die **geweckteren Teile der Menschheit**, um sie auf die Bedeutung und Wichtigkeit der Wiedergeburts- und Familienwissenschaft aufmerksam zu machen, selbst auf die Gefahr hin, dass die noch **begrenzt denkende Menschheit** den Wert unterschätzt und die Prinzipien nicht verwirklicht. Denn es sind heute genug **erweckte Seelen** unter den Lebenden, die das **hohe Ziel** erkennen, das die Mazdaznan-Botschaft auch mit dieser Wiedergeburts- und Familien-Kunde öffentlich vor aller Augen stellt. Diese erweckten Seelen werden alles aufbieten, dass der dargebotene Schatz zum Heil der ganzen Menschheit verwertet wird.

Je höher wir durch die Wiedergeburts- und Familienwissenschaft in die **Reiche der Erkenntnis**, des Lichtes und des Friedens aufsteigen, um so kleiner erscheint uns diese **materielle Welt** der Begrenztheit und um so weiter öffnen sich uns die Tore der **Unendlichkeit**. Unzählige Überraschungen neuer Erkenntnisse warten unser, und Schönheiten, die noch kein Auge gesehen hat, werden sich vor unserem Angesicht entfalten. Süße Melodien, die kein sterbliches Ohr je gehört hat, werden uns entzücken. Offenbarungen, die ein gewöhnliches Gesinn nicht aufnehmen kann, werden uns Erleuchtung bringen, wie es schon der Heiland vorausgesagt hat: „Was Augen hier zuvor noch nie gesehen und Ohren noch nie gehört haben und was eines Menschen Gesinn noch nie erreichte, soll euch offenbart werden."

Erheben wir uns also über den Durchschnitt! Lasst uns eingedenk sein, dass wir **die anderen nach uns ziehen** sollen, damit auch der Niedrigste die Gegenwart des Höchsten fühle! Sobald wir **ein natürliches, reines Leben** führen, erfüllen wir uns selbst gegenüber die Pflichten der Selbsterhaltung und nutzen zugleich unserem Nächsten und der ganzen Welt.

Möge der Tag nahe sein, an dem alle Menschenkinder durch die „offene Tür" der Wiedergeburts- und Familienwissenschaft in den **Zustand der Wiedergeburt** oder des Wohlgeborenseins treten und die ganze Menschheit der **Erlösung** entgegenschreitet!

Kombi Darm- und Scheidenspülsystem
mit Darmschlauchsonde
und Scheidenspülrohr mit Ein- und Auslauf

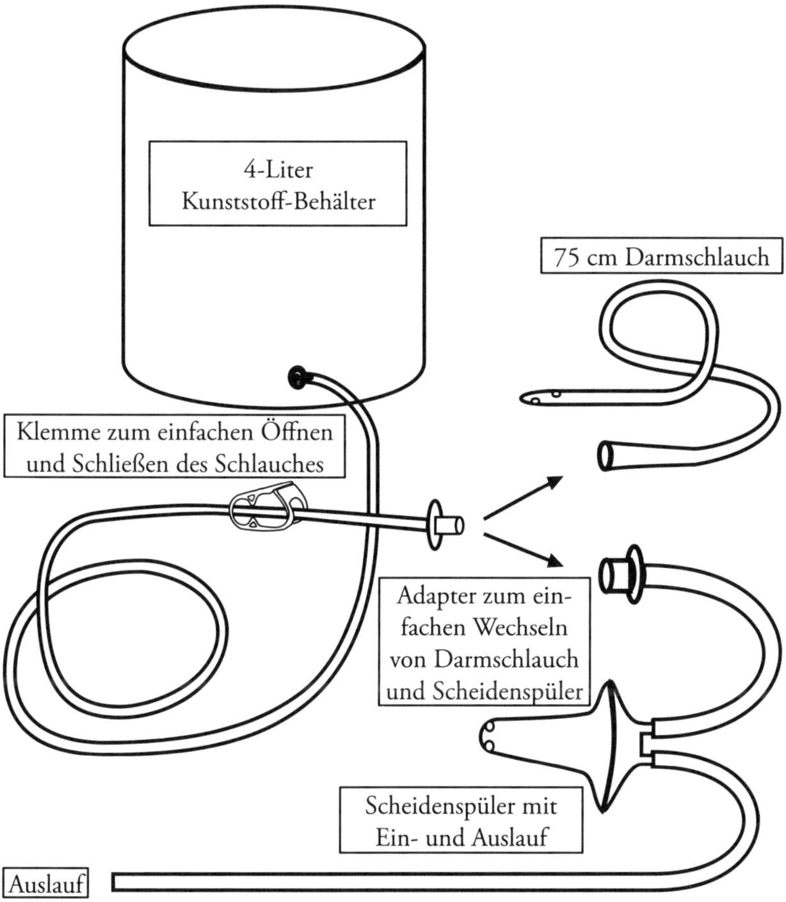

Weitere Informationen und Bezugsquellen für
MAZDAZNAN-Pflegemittel
erhalten Sie bei den hinten angegebenen Adressen.

Stichwortverzeichnis

A

Abba 76, 95, 172, 192, 202
Abendland 75, 172, 206, 229
Abendschulen 12
Aberglauben 12, 76, 98, 99, 126, 139, 170, 187
Abessinier 264
Abfallstoffe 47, 52, 58, 69
faulige 59
Abführmittel 53, 56, 79
Ablass 190
Abnabelung 264
Abneigung 208, 227
Abstoßung 199, 208, 230, 251
Abstrakt 57, 125, 159, 163, 164
Abtreibung 231
Achtung 14, 76, 97
Adam und Eva 102, 219, 224
Aderverkalkung 119
Advent 179
Afghanistan 238
Aftermaden 56
Agar-Agar 115
Ägypter 219
Ägyptische Atemübungen 74
Ahuna 145
Ainyahita 100
Airyama-Übung 75
Akademiker 119
Alaunwurzel 109
Alchemie 158, 182
Alexander der Große 239
Alkohol 127, 131, 145, 164, 250, 273, 274
All-Erkenntnis 28, 41
Alltag 159, 160, 181, 193, 212, 221
-spflichten 29, 173
erfolgreicher 72
Almosen 205
Aloe 58
Altar 286
Alter 62, 92, 106, 110, 114, 129, 137, 138, 152, 161, 177, 183, 241
-serscheinungen 23
-sstufe 32, 47
-tum 69, 169, 229
Amerika 98
Amnestie 190
Anatomie 274
Anerkennung 27, 76, 97, 211, 237
gegenseitige 257
Angeregtheit 122
Angst 18, 25, 28, 216, 286, 288
Anhänglichkeit 279
Animalisch 171
Anissamen 55
Anmut 38
Ansichten 17, 22
Anstand 276
Anziehung 46, 155, 197, 199, 222, 230
Äonen 206
Apfel 54, 146, 272
-essig 113
Apfelsinen 54, 143
-saft 79, 272
Apollo 40
Appetit 84, 141
Äquator 43
Araber 238
Arabischer Sitz. *Siehe* Hockesitz
Arbeit 38, 52, 110, 120, 136, 141, 223, 278
-slos 216
nützliche 100, 276
Ärger 279
Arimathia 237
Armut 18, 28, 205
Arzt 31, 32, 48, 114, 129, 231, 275
Aschermittwoch 81
Asthma 60
Astronom 260
Asyle 231
Atem 24, 38, 42, 75, 143, 151, 168, 174, 181, 186, 210, 214, 255, 257, 265
-kunde 30, 54, 75, 143
-pflege 27, 73, 75, 77
-rhythmus, angeborener 75
-strom 52
-Übungen 74, 79, 116, 146, 213

Ausatmung 52, 213, 262
bewusster 30
Einatmung 52, 213
tiefer 22
und Ernährung 25
vorgeburtlicher 262
Atheist 126
Äther 127, 166, 169, 185, 199, 202, 204, 237, 270
-stoffatmosphäre 57, 91, 151, 162
-wellen 270
Ätherialisation 93, 139, 141, 142, 169
Ätheroiden 153, 155, 164, 165, 166, 175, 200, 244
Ätherstoffe 27, 47, 48, 52, 60, 90, 95, 104, 105, 115, 124, 126, 152, 161, 170, 176
vergiftete 48
Äthiopier 264
Atlaswirbel 112
Atmosphäre 102, 145, 152, 155, 164, 178
religiöse 76
Atom 144, 166, 169, 185, 199, 202, 204, 237
göttlicher 125, 185
Aufdrängen 212, 272
Auferstehung 182
Aufgabe, individuelle 27, 97, 120, 180
Aufklärung 11, 274
Aufopferung 96
Aufschläge, heiße 49, 51, 61, 79, 106, 112, 132, 134, 146, 263
Aufstehen, früh 141
Augen 43, 80, 117, 158, 165
-Leiden 175
geistige 43
Aura 211, 212
Ausbeutung 96, 289
Ausdauer 97
Ausdünstung 48
Ausgeglichenheit 120, 230
Ausgleichung 45, 121, 152, 203, 204, 211, 213, 215
aller Gegensätze 207
der Geschlechter 210
Ausscheidung 47, 263
-smittel 66
-sorgane 52, 110
Ausschweifungen 30, 71, 139
Ausstrahlungen 152, 165, 211
Auswendiglernen 27
Auszehrung 79
Autorität 16, 76, 99, 192, 215

B

Babylonische Gefangenschaft 191
Bäder 80, 146, 172, 263
Bakterien 53, 55, 175
Baldrianwurzel 67
Bandwurm 53, 56
Bankier 237
Bann 97
Barbaren 239
Barfuß 173, 180
Bauchhöhle 43, 103
Bauchmuskel-Übungen 115
Bauchnabel. *Siehe* Nabel
Bauchpressen 265
Bauchtanz 117
Bauer 172
Baumwollsaatöl 84
Bedrückt 46, 68, 74, 117, 146
Beeinflussung 99, 215
Beeren 142
Befreiung der Menschheit 17
Befriedigung 277
Befruchtung 170, 246, 253
Begabung 119, 241, 256
Begeisterung 75, 78, 107
Begierde 117, 221
Begrenztheit 164, 205, 213
Begriffsvermögen 15, 262, 281
Beherrschung 81
Beine übereinander schlagen 39
Bekenntnis 18
Belebung 146
Belehrung 131, 231
Belutschistan 238
Bequemlichkeiten 76
Beruf 109, 132
Berufung 23, 242
Beschäftigungswechsel 141

Beschneidung 114, 128, 142
Beschränktheit 16, 76
Beschwerden 38, 143
Besitztum 28, 204
Bestattung 286
Bestie 61
Bestimmung 19
Betäubung 127
Beten 18, 213
Bethlehem 162
Beurteilen 61
Beweglichkeit 122, 125, 181
Bewusstlos 59
Bewusstsein 17, 39, 57, 156, 159, 163
Beziehungen 92, 197
Bibel 157, 223, 240, 260, 268, 286
Bibliothek 158
Bier 85
Bildung 72, 93, 119, 235
Bindegewebsschicht 106
Bis hierher und nicht weiter! 243
Bitten 18
Blähungen 272
Bläschen, luftloses 154, 156, 159, 160, 163, 182, 185, 255
Blase 49, 62, 79, 84, 110, 122
Bleichsucht 114
Blind 265
Blinddarm 64, 66
Blumengattungen 29
Blut 39, 41, 47, 53, 124, 138, 143, 152, 168, 220, 255, 263, 271
-armut 273
-körperchen 57, 151
-kreislauf 133, 274
-Rhythmus 57
-Umlauf 74, 80, 109, 130, 139, 151
-verfärbung 273
-vergiftung 228
-verunreinigung 129
-wärme 62
Erneuerung 61
reinigen 266
Zustand 44
Blüten 143, 269
Blütezeit, griechische 218
Blütezeit der Völker 72, 266
Borax 64, 80, 113, 142, 272
Brahmanismus 209
Brombeeren 142
Brot 273
-kruste 50, 54
saures 66, 145
Brust 75, 178
Brustkinder 272
Brustkorb 40, 42, 43
Bücher 158
Buddhismus 209
Butter 142, 273
Buttermilch 67, 145, 273

C

Carageen-Moos 115
Cascara sagrada 58, 106
Cayenne-Pfeffer 33, 69
Ceylon-Zimtöl 145
Champagner 83
Charakter 60, 71, 93, 120, 128, 140, 165, 182, 192, 222, 235, 247
Chemikalien 155, 200, 244
Chicorée 83
Chinarinde 58
Chirurg 129
Chloroform 56
Chor 132
Christentum 209
Chrystos 32, 169, 170, 188, 191, 192
-Gedanke 178, 187
-Prinzip 187
Curettement 114
Cyrus 130, 191

D

Dampfbad 82
Darm 47, 49, 52, 59, 62, 110, 112, 263, 264
-ausgang 47, 49, 51, 67, 79, 112, 132, 133, 134, 140, 147
-entleerung 47, 59, 78
-fieber 58, 59, 60, 61, 68
-lähmung 48
-schmarotzer 57, 68
-Stärkung 69
-Tuberkulose 60
Darmbad 61, 66, 79, 112, 175, 252
-schlauch 75cm 62, 64
Apparat 62

Darmbad
Dauer 62
Unterleib massieren 63
Wassermenge 63
Wassertemperatur 62
Zusätze 64, 113
Demütigung 97, 101
Denken 15, 41, 42, 57, 119, 125, 126, 144, 163, 215, 244, 276
-swesen 39, 61, 69, 89, 98, 121, 122, 143, 145, 147, 159, 162, 208
aufbauendes 28
einseitiges 136, 207
Gleichgewicht 175
göttliches 28
originelles 68, 120, 260
prinzipiell 131
Reinheit 29
schöpferisches 120
selbständig 17, 27, 98, 220
unselbständiges 139, 183
veraltet 268
zielbewusst 213
Denker 13
Denkfreiheit 16
Denkgrundlage 91
Denkvermögen 15, 31, 42
Desinfektionsmittel 44, 113
Dextrinieren 82
Diät 70, 138
Dichter 13, 45, 167
Dickdarm 47, 48, 59, 122, 175
Dimensionen 284
Distanz, Gesetz der 224, 227
Dogma 98, 106, 204, 208
Doktor 237
Drang 46, 125
innerer 14, 151
Dreieinigkeit 236
Drohungen 286, 288
Drüsen 45, 57, 115, 143, 164, 271
-kunde 127
-Sekretionen 44, 142, 146, 161, 229
-system 94, 118, 120, 125, 137, 151, 169, 274
-Übungen 141, 146
Anregung 125, 145
Dualität 202, 203, 206, 207, 218
Dunkelheit 188, 192
Dünsten 82
Durchfall 60
Durchschnittsmensch 43, 137, 143, 181, 186, 259, 275, 290

E

Ebenbild 201, 266
Ehe 197, 198, 205, 219, 221, 223, 229
-reife 226, 240
Mischehe 202
Syzigien- 206
Ehre 21, 223, 276
Ehrgeiz 226
Ehrlichkeit 37
Ei 104, 105, 111, 115
-berstung 105
-reifung 120
-wanderung 249
Eierstöcke 95, 103, 105, 106, 111, 112, 115
Eileiter 95, 103, 248
Kampf mit Samenzelle 253
Eichel 128
Eichenrinde 109, 263
Eier 111, 273
-schalenkur 84, 213
Eigelb 145
Eiweiß 111, 115, 131, 145
Eifer 93
Eifersucht 60
Eigenschaften 23, 75, 96, 106, 259
Eigentum 158, 204
Einbildung 15, 61, 215, 225, 260
Einflüsse
fremde 16, 68, 76, 110, 189
krankhafte 40
nachgeburtliche 37
negative 260, 261
vorgeburtliche 91
Eingebung 15, 68, 83, 85, 116, 198, 211, 215, 250, 255, 266, 272
Eingeweihte 72
Einseitigkeit 29, 119, 120, 206, 213, 214, 217

Einsicht 32, 98, 163, 271
Eisen 144
glühendes 55
Ekel 85, 208
Elektrismus 92, 152, 169, 178, 203, 252
entziehen 263
schwacher 213
zuviel 212
Elektrizität 167, 190, 197
Elektromagnetismus 104, 202, 211, 225, 230, 240, 252
Elektronen 144, 152, 155, 161, 200, 244
Elementarstoffe 27, 47, 48, 52, 60, 90, 95, 104, 105, 115, 161, 170, 176, 200
Elemente 91, 124, 155, 200, 244, 257
ätherialisierte 91
Eltern 12, 20, 60, 93, 179, 210, 224, 237, 243, 251, 266, 270, 275, 284
Empfängnis 27, 118, 154, 160, 185
-verhütung 231
unbefleckte 98, 164, 168, 179, 182
Endivie 83
Engherzigkeit 76, 217
Entartung 139, 171, 219, 231
Entdeckungen 14, 16, 24, 45, 147, 163
Entfaltung 28
Enthaltsamkeit 183, 227, 228, 229, 241
Entität 185
Entschlußkraft 22, 68, 120, 145, 190, 270
Entspannung 38, 42, 112, 189
Enttäuschung 223
Entwicklung 11, 25, 29, 32, 37, 38, 45, 90, 95, 115, 125, 134, 144, 164, 165, 202, 208, 221, 254, 274
des Kindes 118, 128
geistige 109, 130, 160, 282
Gesetze 156
Grad 15, 98, 279
Hemmung 107, 108, 114, 128, 286
höhere 90, 240
natürliche 109, 240
Plan 14, 20, 97, 100, 201, 243
Seele und Geist 226
Stillstand 12, 119, 121, 139, 257
Stufen 89, 102, 107, 155, 166, 182, 202, 231, 238, 254, 258
vorgeburtliche 262
Entzündung 102
Erbfeind 53
Erbsen 84, 272
Erbteil 85, 96
Erde 17, 42, 102, 147, 152, 155, 159, 164, 166, 184, 187, 192, 204, 266
Erdgebunden 186
Erdöl 153
Erfahrungen 73, 97, 147, 180
tausendjährige 61
Erfinder 16, 100, 140, 164, 282, 289
Erfindungen 14, 24, 45, 72, 147, 258
Erfolg 29, 37, 44, 50, 55, 61, 62, 97, 101, 109, 121, 131, 143, 146, 158, 217, 238, 254, 277
Ergänzung 98, 203
Ergebung 96, 179
Erholung 81, 141
Erinnerungen 161, 177
Erkältung 136
Erkenntnis 18, 32, 57, 89, 93, 98, 99, 124, 153, 156, 168, 182, 185, 271, 290
der Wahrheit 85
des ewigen Lebens 24
Gott- 41, 197
Selbst- 28
Erleuchtung 154, 163, 182, 271
Erlöser 45, 182, 191
-gedanken 189
-kinder 14, 170, 243
Erlösung 173, 189, 191, 268
Ernährung 47, 84, 101, 115, 151, 212, 213, 257
-skunde 30, 53, 271
gedankenlose 143
nach dem Fasten 73
natürliche 25, 27, 141

Ernährung
richtige 115, 145
und Atmung 25
unnatürliche 26, 70
unreine 30
von Kindern 272
vorgeburtliche 263
Wechsel 54, 70
Erneuerung 21, 92, 93, 103, 157, 187, 191
Erniedrigung 97, 157, 207, 211, 239
Ernte 143, 184
Ernten was man sät 99
Erregtheit 122
Erschöpfung 26, 97, 134
Erstgeborene 193, 246
Erweiterung 125, 130, 156
Erze 155
Erziehung 14, 93, 165, 210, 248, 254, 271
-Plan 271
-sfehler 279
freiheitliche 276
geistige 157
vorgeburtliche 179, 254, 257, 266
Esau und Jakob 247
Esra 131
Essen 52, 68, 82, 163, 272
mit der Hand 287
Ethik 15, 40, 42, 125, 225, 241
Etikette 276
Eukalyptusöl 44, 64, 80, 84, 113, 134, 146
-Kur 55, 56
Evangelium 191
Ewigkeit 17, 57, 124, 158, 164, 204

F

Fachkenntnis 125
Fähigkeiten 23, 25, 29, 43, 46, 93, 124, 204, 253, 261, 268
geistige 165, 228, 262, 271
Falschheit 164
Familie 96, 127, 173, 179, 207, 211, 220, 235, 237, 242, 277, 282, 285
-Etikette 276
-Rat 227
heilige 236, 237
Fanatiker 60
Farben 162, 167, 178, 282
Farnwurzel 56
Fasten 68, 71, 73, 80, 101, 129, 142, 283
-Brechen 81
-Dauer 81
-Ort 76
-Schleim 83
-zeit 73, 75
geistiges 22
kurzes 73, 82
langes 78, 82
trinken beim 78
Fäulnisgifte 65, 263
Fehler 70, 244
Feigen 66, 84
Feind 23
Feingefühl 279
Fenchel 56
Fernwirkung 211
Fett, tierisches 53
Fettleibigkeit 39, 81, 82, 212
Feuer 147
Fieber 26, 57, 58, 79, 140, 175, 273
Fiebermittel 58
Finsternis 153, 189
Fiskus 286
Fleisch 53, 70, 85, 131, 145
Fleiß 120, 276
Flohkraut 65, 109
Forschung 18, 93
Fortpflanzung 89, 245
Fortschritt 11, 12, 14, 19, 58, 75, 96, 98, 127, 133, 164, 167, 171, 183, 184, 186, 192, 208, 222, 235, 241, 245, 257
Hindernis für den 261
Fragen 31, 162
des Lebens 18, 286
Frankreich 239
Frau 13, 38, 40, 42, 43, 60, 71, 93, 94, 96, 97, 98, 103, 112, 114, 119, 172, 197, 199, 203, 211, 214, 217
-Ehereife 240
-enleiden 40
-Regel. *Siehe* Regel
-Übungen 118
-Weisheit 242
gebildete 158
geistiger Tod 241
morgenländische 117
Verantwortung der 222

Frechheit 276
Freie Energie 16, 155, 190
Freigeboren 186
Freiheit 14, 185, 189, 205, 243, 256, 268, 276
individuelle 17, 257
Fremdgehen 230
Freude 96, 117, 171, 181, 229
an der Arbeit 278
Freunde 23, 76
Frieden 218, 223, 242, 248
Friedfertigkeit 179, 257
Fröhlichkeit 210
Fruchtbarkeit 29, 101
Früchte des Geistes 25, 90
Fruchtsäfte 71, 82, 146, 266
Frühjahr 101, 142, 178, 184
-Fasten 81
Frühstück 74
Führung, innere 31, 179
Furcht 28, 216, 286, 288
Füße 43, 55, 173, 180
feuchte 213

G

Gaben 25, 29, 93, 124, 185, 204, 253, 268
Galle 80
Gandhi 274
Gärtner 143
Gärung 26, 53, 54, 66
Gasvergiftung 59
Gebärmutter 95, 103, 104, 107, 109, 111, 112, 115, 119, 245, 248
-Ausschabung 114
Gebet 72, 75, 141, 270
Gebildete 71
Gebote 99, 192
Gebräuche 18, 219, 258
Geburt 20, 90, 94, 120, 127, 161, 164, 165, 179, 240, 241, 255, 264
Körperstellung 264
Verzögerung 264
Geburtsrecht 85
Gedächtnis 25, 26, 161, 274
Gedanken 61, 98, 119, 137, 140, 202, 255, 284
-kraft 250
-lesen 165
-losigkeit 17, 40, 43
-schwingungen 168, 255
-übertragung 211, 252, 255, 279
bei Zeugung 253
bewusste 245
der Mutter 91
eigene 22, 124, 257
höhere 188
klare 69
Kontrolle 30, 57, 250, 258
konzentrierte 245
Macht der 43
niedere 57, 257
Geduld 97
Gefahr 62
Gefängnis 231, 258
Gefräßigkeit 263
Gefühl 109, 110, 141, 223, 262
Gegenwart 18, 23, 29, 30, 97, 100, 209, 221, 244
Geheimnisse 16, 90, 102, 127, 159
der Natur 283
Gehirn 21, 39, 41, 47, 48, 52, 57, 60, 61, 122, 124, 126, 127, 139, 144, 145, 157, 158, 168, 170, 173, 182, 276, 281
-belebung 44, 61
-durchblutung 41
-entwicklung 160
-erfrischung 38
-gruppen 15, 31, 91, 160, 260
-hälften 136
-lähmung 164, 250
-schwäche 60, 133
-zellen 26, 124, 159, 176
der Frau 215
unausgeglichenes 22, 37, 89
Gehör, geistiges 68
Gehorsam 179
Geilheit 131, 274
Geist 27, 40, 57, 91, 92, 94, 109, 156, 158, 197, 255, 284
Gleichgewicht 43
Geister 259

Geistes
-bildung 235
-gegenwart 215
-trieb 22, 197
-zustand 27, 145
Früchte des 25
Leib 92, 93
Geistliche 210
Gelassenheit 42, 181
Gelbkörper 104
Geld 212, 282
Gelehrte 72, 244
Gelenkigkeit 269
Gelenkversteifung 38, 119
Gelöbnis 237
Geltungsbedürfnis 93
Gelübde 229
Gemeinschaft 96, 206, 207, 278
Gemüse 29, 81, 82, 131, 144, 263, 273
-brühe 82
-Saft 80, 83
-Salat 115
gebackenes 115, 273
rohes 145
verwelktes 53
Gemüt 262
Generation 43, 45
Genesis 102, 219, 224
Genialität 241
Genoleo 145
Gerechtigkeit 179
Gereiztheit 70, 146
Gerste 83, 263
-Graupen 111
-Schleim 115, 129, 146, 266
Gesamtheit 22, 268
Gesang 75
Geschäftsräume 144
Geschichte 193, 209
Geschlechtsdrüsen 21, 27, 31, 41, 43, 89, 90, 94, 126, 170
Aufbau 120
Durchblutung 39
Entwicklung 114
geschwächte 119
männliche 118
Sekretionen der 25
Geschlechtslos 211
Geschlechtsorgane 47, 52, 58, 59, 89, 93, 95, 175, 275
-Atmosphäre 212
-besonnen 176
feinen Kanäle 48
Krankheiten 30, 228
männliche 99, 127
Reinigung 114, 115
Reizbarkeit 146, 273
Überhitzung 135, 273
Vorausbestimmung 118, 119, 244, 248, 249, 251
Zwitter 254
Geschlechtsverkehr 114, 221, 222, 227, 240, 246, 250, 265
Geschmackssinn 83, 85
Geschmeidigkeit 269
Geschöpf 20
Gesellschaft 12, 81, 99
Gesetz 19, 30, 217
der Ausgleichung 203
der Distanz 224, 227
der Dualität 218
der Ökonomie 283
Gesetze der Natur 99, 102, 115, 127, 198
Gesicht 165
Gesinn 17, 22, 57, 91, 92, 156, 161, 213, 255, 270, 276, 284
Gespenster 260
Gesundheit 29, 31, 47, 52, 70, 96, 114, 115, 120, 128, 130, 137, 139, 147, 151, 179, 213, 240, 249, 277
Getreideflocken 145
Gewalt 122, 164, 207, 226, 287
Gewinnsucht 93
Gewissen 43, 58, 68, 179
Gewohnheit 20, 61, 151
schlechte 57, 140
Gewürze 67, 84
Gicht 119, 180
Gift 48, 68, 100, 171, 175, 178, 248
Glanz 97
Glauben 71, 114, 117, 255, 283
Gleichberechtigung 218
Gleichgewicht 22, 39, 43, 175
Gleichgültigkeit 12, 40, 43, 146, 208, 222, 227, 230
Gleichheit 202, 204, 219, 236
Glied 95, 119, 128, 134, 135
Glück 70, 121, 181, 226, 270
im Leben 72

Glück in der Ehe 221
Glückseligkeit 13, 23, 24, 96, 157, 171, 182, 264
Gnade 188, 193
Gnostiker 206
Gold 182, 283
Golgatha 237
Gott 14, 46, 57, 94, 107, 180, 184, 200, 210, 266
-erkenntnis 19, 28, 41, 157, 159, 179, 193, 219
-esfunken 158, 174, 255, 284
-esintelligenz 20, 154, 171, 236, 257
-esintelligenz:ewigwirkende 95, 156, 159, 164, 232
-esliebe 218
-esmutterschaft 242
-estugenden 7 179
-es Ebenbild 201
-es Familie 203
-es Kind 236
-es Mutter 236
-es Offenbarung 201
-es Reich 21, 28, 159, 206
-es Sohn 191
-es Vater 236
-es Vertreter 23, 282
-es Volk 19
-es Willen 185
-es Zeugin 237
-gedanke 160, 189, 200, 235, 236, 243
Göttlicher Atom 125
griechischer 264
in mir 188, 236
Mitarbeiter 165
Grabstein 286
Grammatik 278
Granatäpfel 142
Greisenhaftigkeit 119
Grenzen, natürliche 227
Griechen 191, 218, 239, 264
Gries 83
Grundelemente 147
Grundübel 99
Gummi-arabicum 59
Gurgeln 144
Gurken 263
Gürtel 42
Güte 279

H

Ha-Yeva 219
Hafer 263
Haferflocken 83, 106
Halsweh 273
Halswirbel 51, 147
Haltung 165
Hämorrhoiden 60, 67
Hände, feuchte 80
Händedruck 165
Haoma 182
Harmonie 46, 206, 208
-Übungen 79, 262
Harnröhre 144, 146
Harnsäure 146
Hass 208
Hausfrau 225
Hausfrieden 223
Haut 48, 58, 60, 77, 80, 110, 133, 161, 165, 172, 178, 213, 263
-ausschläge 180
Hefe 145, 266
Heidelbeeren 142
Heiland 16, 21, 32, 76, 81, 147, 157, 170, 172, 185, 186, 188, 189, 191, 192, 202, 239, 243, 260, 266, 268, 286
-skinder 256, 257, 267
Heilige 12 Tage und Nächte 187
Heiligkeit 41, 223, 284
Heilkunde, moderne 72
Heilquellen des Körp. 31
Heilung 30, 31
Heirat 32, 114, 238
Helden 220
Helligkeit 153
Hemd, heiliges 283
Hemmungen 114, 118, 143, 259
Herbst 101, 143, 184
Herrschsucht 14
Herz 22, 40, 52, 68, 69, 98, 125, 145, 156, 157, 164, 192, 230, 271, 281
-beschwerden 175
-enswünsche 23, 244
-gedanken 22, 158, 256, 270
-gefühl 158, 211, 215, 250, 255
-kammer, fünfte 154, 159, 163, 182, 185
-kammern 155
-leid 18, 23
-schwingungen 156
-stimme 162

Hilflos 17
Hilfsbereit 276
Hilfsmittel, natürliche 277
Himbeeren 273
Himmel 16, 24, 157, 167, 170, 198, 204, 223, 267
Hindernisse 20
Hochatem 262
Hochmut 213
Hochschule 71
Hochzeit 224, 229
des Lammes 169
Hockesitz 49, 50, 79, 112, 133, 135, 136, 139
-Übung 137
Hoden 95, 118, 120, 122, 126, 134, 135, 139, 265
Neben- 121
Hoffnung 97, 98, 99, 114, 162, 171, 257
der Welt 43, 242
Hohepriester 19, 218
Höherentwicklung 27, 46, 130
Hölle 210, 259
Holunder 143, 264
Holzasche
-kohle 80
Honig 55, 106
Hopfen 67
Hüfte 116, 135
Hülsenfrüchte 145, 272
Hummerschalenkur 84, 213
Hunger 52, 54, 69, 263
Husten 273
Hymen-Lösung 114, 130
Hysterie 60

I

Ich lebe! 20
Ideal 14, 20, 21, 23, 24, 43, 121, 133, 171, 221, 259, 289
Ideen 17, 22, 157, 202, 212
fremde 124
negative 286
originelle 215
phantastische 43
pharaonische 189
zerstörende 277
Ideologien 29
Idioten, gebildete 260
Illumination 160
Illusion 185
Indianer 172, 258, 264
Indien 127, 158, 220
Individual-Verhältnis 219
Individualität 24, 27, 28, 76, 91, 100, 125, 156, 158, 159, 163, 181, 185, 237, 255, 270, 284
im Herzen 91, 93
Individuum 179, 191
Induktionsspule 121
Ingwer 33, 143
Inspiration 167, 171, 224
Insulaner 15, 201
Intellektuell 15, 91, 125, 160, 229, 241, 260, 262
verkümmert 273
Intelligenz 15, 161, 235
ewigwirkende 40, 68, 154, 156, 158, 200, 211
göttliche 267
Internat 210
Intuition 198
Irland 98
Irrenhäuser 231
Irrigator 62
Irrtum 18, 37, 60, 70, 106
Irrwege 29, 159
Israel 19
Italien 98

J

Jahreszeit 73, 101, 137, 142, 178, 184
Jammertal 92
Japan 71, 220, 277
Jenseits 224
Jesus. *Siehe* Heiland
Johannes 191, 268
Johannisbeeren 142
Juden 130, 191
Jugend 42, 61, 128, 270, 275
-frische 110, 111, 133, 179, 269
-sünden 274
Jugendlichkeit 31, 45, 46, 52, 96, 110, 118, 145, 152, 154
verlorene 55, 182
vollkommene 165
Junge 42
Jünger 16, 191
Jungfernhäutchen 114
Jungfrau 114
5 kluge und 5 törichte 260

K

Kaffee 67, 78, 79, 111, 131, 145, 273
Kain und Abel 242
Kaiser 239
Kaiser Franz Joseph 248
Kali, übermangansaures 80, 84, 113, 134, 143
Kampferöl 146
Kandiszucker 111
Karbolsäure 133
Kartell 190
Kartoffel 29, 131
Käse 67, 111, 131, 145, 273
Katarrh 53, 60, 102
Kauen 50, 66, 214
Kehlkopf 53, 59
Keimzellen 133, 170
Kenntnisse 57, 89, 93
Kinder 22, 27, 38, 43, 45, 55, 57, 60, 92, 170, 173, 177, 198, 210, 220, 228, 238, 240, 245, 251, 266
  Abnabelung 264
  beschäftigen 277
  des Zeitgeistes 268
  Entwicklung 154
  Ernährung 272
  Essen 287
  Gedanken 280
  gesunde 262
  Gottes 267
  intellektuell 273
  Körperpflege 265
  liebkosen 287
  massieren 281
  müde 282
  schlagen 288
  sind Gäste 267
  Sprache 279
  Talente 268
  Taufe 269
  ungewollte 12
  vollkommene 13, 31, 169
  wohlgeborene 276
  zeugen 241, 252
  Zufalls- 251
Kinematographie 254
Kinn 43
Kirche 32, 98, 286
Kirschsteine 181
Klarheit 154, 160, 206
Klarsehen 215
Klatsch 211
Kleidung 144, 172, 213
Kleie 67, 145
Klimawechsel 72
Klistier 58, 63
Klopfen 178
Kloster 209
Knechtschaft 243
Knoblauch 67, 69, 101, 263
  -kur 56
  -milch 55
  -öl 51, 101, 134, 178
  -wein 111
Knochenbruch 283
Kochkunst 276
Kochsalz 64, 113
Kohlensäure 75
Kokosöl 84
Kollektiv-Gesetz 91
Kollektivität 207
Komet 200
Kompositionen 167
Kompressen. *Siehe* Aufschläge
König 19, 130
Konkurrenz 27, 98
Konserven 266
Konzentration 42, 44, 68, 279, 281, 289
Kopf 43
Kopfarbeiter 135
Kopfschmerzen 79
Körnerfrüchte 66, 272
Körper 25, 30, 43, 93, 142
  -kontrolle 42
  -kräfte 48
  -pflege 32, 37, 73, 77, 80, 101, 257
  -reinheit 29, 41
  -verfassung 45
  -verjüngung 110
  -wärme 74
  -wesen 21, 27, 90, 165
  Disharmonie 112
  Vergiftung im 48
Kosti 283
Kotmassen 47, 48
Kraft 46, 96, 109, 114, 128, 219
  feinere 24
  Gedanken- 250
  geistige 31, 71, 165
  schöpferische 97, 107
  unerschöpfliche 27
  zur Arbeit 221
Krampfadern 139
Krankengelder 205
Krankenzimmer 144

Krankheit 18, 23, 28, 39, 58, 72, 74, 95, 147, 175, 183, 202, 210, 212, 222, 254
-sanfälligkeit 130
-serscheinungen 52, 60, 119, 228
-skeime 84, 171
-sursache 13, 31
eine Einheit 70
Kraut 143
Kräuter, bittere 80, 83, 142
Kräutertee 65, 71, 74, 146, 273
Krebs 53, 128
Kreuz 67, 147, 178, 286
-schmerzen 51, 53, 66
-wirbel 115
Kreuzigung 237
Kreuzungen 202
Krieg 19, 207, 208
Kriminalität 13, 274
Krise 147
Kristallisation 155
Kritik 37, 164, 202, 215
Krüppel 48, 267
Kuchen 266
Kuhmilch 272
Kultur 32, 72, 124, 187, 208, 209, 215, 218
griechische 240
Kümmel 56, 64
Kummer 18, 23, 221, 230
Kunst 160, 167, 241
Kurort 76

L

Lachen 213
Lähmung 176, 240
Lammkraut 83
Landwirt 143
Langweilig 277
Leben 13, 48, 52, 92, 96, 98, 99, 103, 117, 127, 164
-sabschnitt, neuer 184
-sdauer 92, 139
-selixier 182
-serfahrung 283
-sfeuer 71
-sfragen 14, 18, 99
-sfreude 70
-sgefährten, mehrere 198
-sgewohnheiten 115
-sglück 37, 240
-sjahre 120
-skeim 27
-skraft 47, 48, 53, 96, 139, 179
-skraft vergeuden 58
-slabyrinth 98
-smut 29
-söl 181
-sprinzip 181
-srätsel 244
-ssäfte 25, 92
-ssinn 22
-sspanne 92
-swasser 94, 182
-sweg, richtiger 97
-sweise ändern 30, 77, 81, 274
-swichtige Stoffe 264
-sziel 12, 25, 27, 40, 100, 179
erfolgreiches 121
ewiges 17, 22, 45, 179, 185
gedankenloses 17
glückseliges 159
lasterhaftes 208
natürliches 290
neues 30, 221
Notwendigkeiten 114
opfern 247
Schönheiten des 24
verkürzen 241
verlängern 143, 151, 183
vollkommenes 257
zukünftige 100
Leber 40, 49, 51, 53, 62, 84, 91, 112, 264, 281
Leder 41
Lehrer 12, 160, 275
Leibgürtel 42, 44, 45, 265
Leibschmerzen 80
Leichtsinn 225
Leiden 43, 70, 74, 97, 279
Leidenschaft 12, 14, 222, 225, 229, 273
-lichkeit 48, 57, 60, 61, 99, 122, 139, 221, 252
Leinen 176
Leinsamentee 80, 111
Leiste 51, 118, 134, 135, 147
Leistungsfähigkeit 39, 47, 105, 131, 139, 142, 276
erzwingen 111
geistige 168, 228
größere 24, 25, 41, 125, 126
schöpferische 29

Leitung, geistige 165
Lendenschnur 283
Lendenwirbel 115, 118
Lenden gürten 40, 43
Leto auf Delos 264
Leukokytos 57, 124, 151
Licht 152, 158, 159, 166, 167, 172
-bäder 170
-glanz 153
-samen 153, 164, 165, 166, 175, 181
-Wellen 151, 155, 159
der Erkenntnis 159, 180, 188, 193, 232
inneres 158
künstliches 176
Liebe 60, 61, 96, 107, 197, 251
-lei 132
-schwingungen 226, 230
-swerben 238
der Frau 242
gegenseitige 262
platonische 133
schöpferische 14
unendliche 23, 96
wahre 221, 230, 282
zerstörte 60
Liebeswelle 124
Liebkosungen 230, 254, 287
Lieder 33, 75, 262
Likör 85
Lilienöl 134, 178
Limonade 146
Lindenblütentee 264
Lohn 147
Löschpapier 44
Lotoslilie 123
Lots Weib 179
Löwenzahn 83
Luft 52, 147, 172
-Bäder 170, 213
-druck 16
-Kurort 173
Lüge 164
Lungen 24, 40, 52, 59, 75, 91, 110, 152, 180
-bläschen 52
-flügel 168
-spitzen 41, 44
-Tuberkulose 60
Lutein 104, 106, 249
-Entwicklung 105, 112
Luxus 173
Lymphgefäße 53

M

Macht des Gedankens 43
Macht und Kraft 14, 23, 219
Mädchen 42, 106, 107, 109, 210, 276
-häuser 220
Entwicklung 114
Maden 53
Magen 40, 42, 59, 62, 65, 78, 84, 112, 264, 281
-saft 53
-Schleimhäute 59
Stärkung 69
überladen 82
Übung 117
Verschleimung 53
Magere 81
Magie 158
Magnet 17
Magnetisches Feld 57, 91, 124, 151
Magnetismus 92, 152, 169, 178, 203, 226, 229, 252
schwacher 214
zuviel 212
Mahlzeit 49, 66, 74, 82
Mahnung 100, 223
Mai-Butter 142
Mais 263
Majoran 80
Malerei 241
Mandeln 66, 106, 263
-entzündung 273
Mandelöl 106, 113, 133, 134, 264, 265
Mangan 144
Mann 40, 42, 43, 60, 71, 93, 94, 97, 119, 121, 128, 129, 139, 197, 199, 203, 211
-tollheit 60
ausgereifter 123
Beschützer der Frau 251
böser 261
junger 132
Reif ab 40 238
über 20 133
und Frau 169, 197, 199, 204, 207, 217, 219, 221, 223, 225, 228, 237, 245
und Frau gleichgestellt 214
vollkommener 13, 90, 222, 238
wahrer 139, 140

Maria, Jungfrau 98
Maß 29
Materialität 186
Materie 40, 161, 175, 191
graue 145
vergeistigen 165
Materiell 15, 21, 91, 160, 229, 241, 262, 275
Mathematik 16, 253, 278
Mazdaznan 158, 290
-Bewegung 31, 32
-Essenz 44
-Familie 129, 130
-Melodien 145
Mechanik 16
Medizin 30, 44, 272, 275
Meinungen 17, 22, 157, 202
Melodie 145, 290
Melonen 263
Menphor 44, 134, 146, 178
-Kur 146
Menschen 92, 152, 155, 161, 185, 199
-sehnsucht 206
-typ 94
-verstand, gesunder 81
denkende 16
freie 285
Gott gleich 266
sonderbar 259
Menschheit 43, 94, 96, 99, 153, 186, 193, 257
begrenzte 290
ganze 239
Selbstvernichtung 242
vollkommene 43
Menthol 133, 146
Metal 155
Milch 55, 64, 65, 67, 83, 106, 111, 146, 272
-Kur 142
-zucker 83
mit Agar-Agar 115
saure 131
Minderwertigkeit 231
Mineralien 155, 171, 244
Mineralreich 199, 200
Mineralwasser 142
Minister 248
Missachtung 207
Missbrauch 13, 139, 239
Misserfolg 31, 58, 73, 101, 208, 212, 226
Misshandlung 96, 127
Missverständnisse 32, 60, 96, 181, 238, 280, 285
Mitglied 32
Mitleid 205
Mitmenschen 31
Mitotische Teilung 160, 162, 176
Mitschöpfer 13
Mittelpunkt 18, 167
Möglichkeiten, unbegrenzte 243
Mohammedanismus 127, 130, 209
Möhren 55, 56
Moleküle 155, 200, 244
Momentum, hemmendes 259, 260
Monatspflege der Frau 107
Mönche 209
Mond 102, 105
Mongolen 71, 201, 264
Monopole 190
Moral 15, 40, 42, 120, 125, 133, 225, 235, 241, 262, 289
-predigt 274
Morgen 276
Morgenland 117, 172, 264
Morgenländischer Sitz 37
Moses 201
Moskitoplage 143
Müdigkeit 130, 138, 145, 263
Mühe 92, 110
Mundwasser 80
Mund spülen 84, 144
Mürrisch 97
Muschelschalenkur 213
Musik 160, 168, 241, 253
Muskeln 39, 47, 125
-entwicklung 132
-schwäche 107
-zucken 119
des Unterleibes 33
Müßiggänger 30
Mut 40, 97, 255
Mutlosigkeit 97, 146
Mutter 13, 31, 43, 91, 93, 96, 117, 179, 203, 210, 217, 220, 222, 225, 236, 242, 255, 284
-Milch 265, 272
-witz 215
Maria 98, 256
Mosis 256

Mutter
Sorgen 279
Unmäßigkeit der 263
vollkommene 13
werden 240
Mysterium 16, 99

N

Nabel 43, 51, 55, 133, 147, 176, 270
-binde 265
-schnur abtrennen 264
Nachahmen 27, 28
Nachbehandlung, kalte 141
Nachentleerung, schleimige 47, 50
Nachlässigkeit 222
Nacht 67
Nachtkleider 140
Nachtruhe 252
Nacken 51, 147, 178
Nährsalze 47
Nahrung 20, 24, 52, 61, 74, 75, 81, 161
hitzende 132
Napoleon 239
Narita 71
Nase 80, 144
-bluten 132
Natron 64, 113, 142
Natur 17, 27, 29, 40, 89, 97, 98, 99, 100, 125, 126, 127, 136, 139, 147, 151, 153, 158, 168, 171, 173, 182, 184, 186, 189, 208, 241, 245, 264
-Geschichte 278
Natur-Gesetze 12, 26, 29, 46, 69, 89, 102, 106, 130, 140, 152, 192, 198, 203, 221, 227, 250, 261, 266, 271, 275
-Gesetze übertreten 13, 70
-sprache 280
-trieb 61
-völker 172
als Lehrmeister 37
Geheimnisse 283
menschliche 89
Rhythmus 102, 110
Nebensächlichkeiten 29, 214
Negativ 40, 169, 197, 203, 260
Negativität 31, 68, 74
Neid 27
Nerven 39, 44, 47, 143, 271
-anregung 44
-bahnen 142
-belebung 133
-entwicklung 132
-erschütterung 51
-fluidum 26, 57, 123
-knoten 39
-kraft 97, 226
-lähmung 250
-masse, graue 57, 182
-reizungen 128
-revibrierung 130
-schlag 264
-schwäche 263
-strömungen 121
-substanz 182
-tätigkeit 26
-überreizung 175
-zentrum 274
abgestumpft 115
Nervensystem 51, 62, 104, 151, 168, 170
cerebrospinale 115
sympathische 26, 115
Nervosität 81, 119
Neu-Ordnung 188
Neugeborenes 127
Neugeburt 31
Neugierig 30
Neumond 103, 105, 110, 228
Neuschöpfung, individuelle 91
Neuzeugung 20
Niedergang, geistiger 131
Niedergeschlagenheit 140, 263
Nieren 51, 62, 84, 91, 112, 142
Nikodemus 21, 157
Nonnen 209
Nordpol 43
Not 18, 92
Nukleus 154, 156, 160, 185, 254
Nüsse 251
Nützliches 78, 277

O

Objektivität 159, 164
Obst 29, 66, 81, 82, 106, 115, 214, 251, 263
-saft 54, 66, 80, 83, 272
saures 131
verdorbenes 53

Offenbarungen 92, 168, 187, 236, 290
Offenbarung Johannes 268
Öffentlichkeit 31, 237, 239
Ohnmacht 60
Ohren 80
Okkult 16, 100, 157, 158
Ökonomie 93, 235, 283
Öl
-Einreibungen 74, 108
ätherisches 44
Salbung 269
Oliven 84
Olivenbaum 123
Olivenöl 84, 113
Olivenölseife 65
Olyptol 80
Operation 48, 106, 114, 115, 126, 129
Opfer 97, 101, 182, 225, 241
Ordnung 37, 58, 107, 271
Organ
-Entwicklung 119
-Intelligenzen 59, 60, 73, 272
-Schwäche 127
-Tätigkeit 44
-Verlagerung 31, 59, 117
Orient 157
Orientalischer Sitz 38
Originalität 27, 120, 124, 140, 215
Orthodox 32
Ostern 73

P

Palmsonntag 81
Pampelmuse 54, 143
Paradies 13, 43, 159, 192, 206, 207, 219, 223, 224
Parallelen 160
Parasiten 53, 55
Parfüm 60, 269
Paria 15, 201
Parsen 130
Parteien 218
Partnerwahl 223
Paten 269
Paulus 186
Pepi I. 219
Periode. *Siehe* Regel
Peristaltik 50
Perser 130, 191, 264
Persönlichkeit 154
Perzeption 15
Petersilie 67, 114
Petrolatum 51, 65, 101, 108, 113, 134, 146, 178, 263, 265
Pfefferminz-Essenz 44
Pfefferminzblätter 67
Pfeifen 277
Pflanzen 24, 89, 143, 155, 199
-fettseife 133, 145
Pflaumen, getrocknete 66, 266
Pflegeeltern 248
Pflicht 21, 31, 97, 100, 164, 276
der Frau 43
ethische 40
religiöse 76
Pfortader 53
Phantasie 61, 100, 180
Pharao 256
Philosophen 90, 229, 244
Philosophie 93, 156, 158
Pinienkerne 263
Planeten 152, 166, 200
Plan für das kommende Jahr 187
Plato 191
Pleroma 206
Pneumatiker 183
Pol 17
Polarisation 136, 144, 197, 266
Polen 98
Politik 217, 220, 256
Pontius Pilatus 286
Poren der Haut 58
Portwein 58, 111
Positiv 169, 197, 203, 214
Preiselbeeren 142
Priester 130, 215, 218
Prinzip 28, 131, 228, 254
der Unendlichkeit 99
erstes 96, 165
göttliches 95
männliches 245
weibliches 97, 245
Privat 32
Professor 237, 260
Propheten 13, 45, 274
Prophezeiungen 192
Protoplasma 254
Prüfungen 260
Prunk 213
Pubertät. *Siehe* Reife
Puffmais 81, 82
Pusteln 178

Q

Qual 269
Quark 145
Quelle 97
Quellwasser 79

R

Rache 97
Rainfarn 264
Rat 48, 248, 274, 283
Ratschläge 37, 276
Rätsel 162, 189, 244
Räuber 248
Rauchen 212
Räumlichkeit 28, 204
Rechenschaft 80, 188
Rechnen 26
Recht 27, 97
-fertigung 18
gleiches 189, 221
göttliches 24
Reflektion 163
Reformen 257
Refraktiv 151, 163
Regel 103, 106, 107, 139, 246, 247, 248
Beginn 104, 112
bei Mädchen 108
bei Neumond 110
Blutverlust 273
Ernährung 111
krankhafte 60
natürlicher Ablauf 111
Schmerzen 49, 107
unnormale 26
verkürzen 109
Verlust 106, 210
Regierung 12, 220, 235, 254
Reife 108, 120, 131, 179, 284
geistige 271
natürliche 273
Reinheit 59, 61, 80, 100, 144, 175, 284
des Denkens 29
des Körpers 29, 41
Reinigung, innere 38, 142, 146, 265
Reis 83, 131, 151, 263
Reise durch Russland 247
Reizbarkeit 26, 60, 111, 128, 140
der Geschlechtsorgane 146
Reizmittel 78, 145, 164, 250
Rekapitulation 270
Religiosität 72, 179, 262
Rettung der Welt 242
Revibrierung 138
Rheumatismus 79, 119, 180
Rhythmus 75, 262
Jahreszeiten 101
Natur 102
Rippen 42
Ritual 131
Rizinusöl 56
Roggen 263
Rohheit 207
Rohkost 145, 214
Rohrzucker 111, 272
Romane lesen 274
Römisches Reich 239
Rosinensirup 67, 266
Rote Rübe 142
Rückenmark 48, 117, 147
Rückgrat 38, 39, 51, 74, 135, 139, 142, 174, 177
-massage 282
Rücksicht 14, 97, 139, 214, 217, 262, 276
Ruhe 145, 188
Ruhm 60, 254
Rührselig 60
Rundschnitt 129
Russland 98, 247

S

Sago 83
Salat 131, 145, 273
Salbei 80
Salbeitee 80
Salböl 269
Saline 47, 52, 143, 152, 161, 162, 269
Salizylsäure 54
Salomon 219
Salz 55, 80, 84, 269
-Einreibungen 74
-kognak 74, 80, 83
-wasser 65, 80, 108, 133
Sämann 284
Samen 245, 253
-bläschen 122, 133, 137
-Erguss 122
-leiter 95, 119, 122, 126
-verluste 26, 60, 139, 140, 141
Magnetisierung 121
reife 120, 121, 139
Samenkorn 170
Samuel 19

Sanatorium 76
Sandbäder, heiße 180
Sänger 132
Sanktionierungen 198
Sassafrasöl 146
Sassafrastee 80
Satz im Darm und Blase 52
Satz in den Lungen 52
Sauerampfer 83
Sauermilch 145, 273
Sauerstoff 144
Säugling 272
Säuren 139, 171
Schafgarbe 83
Schafwolle 113
Schambein 112, 147
Schande 58
Scharfsinn 119
Schätze, geistige 26
Schauspiel 241
Scheide 95, 103, 119
  nach der Geburt 265
  Spülungen 108, 112, 113, 263
Scheintod 288
Scheitelfontanelle 270
Scheitelhirn 91
Schildkröte 42
Schlaf 50, 67, 140, 141, 145
  -losigkeit 175
  -zimmer trennen 227
Schlaffheit 145
Schleim 103
  -haut 57, 103, 249
  giftiger 48, 249
  im Darm 48
  im Körper 142
Schließmuskel 47, 67, 101
Schluchzen 210, 214
Schmarotzer 48, 49, 53, 55, 56, 68
Schmerzen 74, 97, 107
Schokolade 131
Schönheit 46, 168
Schöpfergedanke 156, 166
Schöpferkraft 28, 107, 168
Schöpfung 11, 20, 75, 102, 155, 164, 166, 200, 201, 224, 235, 255, 287
Schriftstellerei 241
Schüchtern 95
Schuhe 173
Schule 12, 210, 235, 256, 275, 289
Schulterblätter 147
Schürzenjägerei 60
Schutz 223
Schutzengel 259
Schwäche 29, 66, 78, 109, 138, 205, 216, 222
Schwachsinn 126, 231, 251, 264
Schwammbad 67, 80, 174, 176, 252
Schwangerschaft 31, 118, 240, 241, 246
Schwarzwurzel 58
Schweiß 147
Schwerfälligkeit 181
Schwindsucht 114, 128
Schwingungen 41, 145, 153
  elektromagnetische 182, 221
Schwitzbad 74
Seele 17, 57, 91, 92, 156, 158, 165, 179, 197, 255, 284
  erweckte 290
Seelenverwandtschaft 225, 232
Segen 101, 114, 243, 269
Seher 13, 215
Seide 113, 176, 213
Seife 56, 64, 140, 278
Seitenstechen 53
Sei stille! 22
Sekretär 33
Sekretionen
  äußere 25, 31, 61, 94, 115, 130, 133
  innere 25, 31, 61, 94, 115, 124, 133, 137
  Stauung 26, 119
Sekte 127
Selbst
  -achtung 97
  -ändigkeit 124
  -befleckung 131, 132, 273
  -befriedigung 119
  -behauptung 227
  -beherrschung 12, 20, 68, 168, 226, 230, 238, 252, 276
  -beobachtung 62, 147
  -bestimmung 97
  -bewusstsein 18, 85, 179
  -erhaltung 15, 97, 241, 290
  -erkenntnis 19, 28, 41, 89, 91, 98, 159, 219

Selbst
-erneuerung 183
-erziehung 179, 285
-kontrolle 31, 238, 249, 252
-studium 37
-sucht 14, 29, 239
-verantwortung 179
-vernichtung 13, 242
-vertrauen 38, 98, 283
-zucht 124, 141, 226, 249, 276
-zweck 30
Sellerie 84
Semiten 130
Senf 83
Sennesschoten 79, 106
Seuche 30
Sicherheit 145, 162
Simeonos 268
Simmern 56
Singen 33, 132, 141, 213, 241, 262, 277
Sinne 163, 243, 256
-sstörung 114
feinere 45, 118, 211, 215, 224
zwölf 125
Sinnlichkeit 68, 89, 229
Sinn und Zweck 29
Sirup, weißer 55
Sitten 18, 219, 227, 238, 258, 269
Sitzbad 141
-übung 137
heiß 133
kalt 135
Wechselbad 136
Sklaven 17, 157, 186, 189, 256, 257
Skrofulose 83
Sohn 224
Solarsonne 17
Sommer 101, 103, 184
Sonne 17, 102, 152, 162, 166, 169, 172
Sonnen
-aufgang 180
-bäder 170, 174, 178, 213
-rhythmus 101
-strahlen 97, 175
-strahlen desinfizierend 44
Sonntag 174
Sorgen 18, 23, 25, 58, 230, 279
Sozialpolitik 28, 72, 214
Spannungen 38, 63, 114, 210
Spargel 84
Spazierengehen 77, 262
Speichel 50, 78
Spezialisten 44
Spielsachen 280
Spigelia-Extrakt 55
Spiritualität 15, 125
Spirituell 91, 160, 229, 241, 260, 262
Sport 71, 125
Sprache 157, 278
des Kindes 280
Staat 218, 231, 239
Staatenbund, paneuropäischer 239
Stammesideal 226
Stände 237
Stärke 114, 128
Starrheit 120
Statistik 274
Steif 138
Stein der Weisen 182
Steißbein 112, 115, 147
Sternwarte 260
Stern von Bethlehem 162
Steuerfiskus 286
Stille 105, 214
Stillen 172, 272
Stillstand 27, 128, 131
Stimmbänder 43, 132
Stimme 41, 130, 132, 134
des Herzens 100, 165
innere 68, 69, 137, 142
Stimmrecht, politisches 217
Stirn 15, 43, 61, 91
Stolz 281
Strafe 190
Streit 18, 122, 222, 253
Strümpfe 80, 173, 213
Studium 27, 32, 37, 71, 93, 125, 160, 209, 248, 274
Stufe, höhere 96, 241
Stuhlgang 47, 51, 52, 53, 79, 84, 263, 266
zweimal täglich 54
Substanz 25, 41
Suchen 18, 93
Südpol 43
Sudrah 283
Suggestionen 106, 157
Sühne 190
Summen 213, 277
Sumpfgelände 143
Sünde 66, 183, 184, 237
Suppen 263

Süßigkeiten 273
Sympathie 205
Syndikate 190
Syphilis 30
Syzigien-Ehe 206
Szintillationen 162

T

Tabak 85, 145, 164, 250
Talente 119, 124, 164, 185, 188, 204, 253, 268, 270, 287
Tannennadeln 143
Tanzen 114, 127
Taroina 83
Tatkraft 107, 120
Tee 33, 78, 79, 111, 113, 131, 145
  für Spülungen 109
  Kastanienblätter 114
  schwarzer 273
Tempel des lebendigen Gottes 98
Temperament 47, 62, 68, 137, 177, 229, 256, 272
  nervös-aktiv 273
Testament, altes 130, 219, 224, 247
Testament, neues 268
Teufel 210, 259
Theologie 98
Theoretisieren 29, 30, 93, 212, 215, 238
Thymian 80
Tier 29, 47, 61, 70, 89, 155, 161, 163, 164, 171, 199, 200, 271
  -fett 85
Tochter 117, 225
Tod 48, 153, 184, 224, 237, 286
  geistiger 241
  totgeboren 265
Ton 75, 145, 168, 213, 262
Traubensaft 54, 79, 142
Trauer 74
Treibhauswachstum 131
Trennung der Geschlechter 210
Trieb 90
Trost 205, 270
Tugenden 43, 117
  männliche 252, 255
  weibliche 118
Türkei 220
Türkisches Bad 82

U

Übel 70, 71, 212
Übelkeit 80
Üben 22
Überanstrengung 105, 138, 139, 230
Übergewicht 39
Überheblichkeit 93, 99, 214, 215
Überhitzung 26, 175
Überlegenheit 99
Überlieferungen 62
Übermut 276
Übernatürlich 16
Überreizung 175
Überschwemmung 247
Übertreiben 173
Übungen 32, 33, 38, 78, 262
  Beuge- 174
  für Frau und Mann 118
  Gesäß- 135
  harmonische 79
  in der Sonne 173
  religiöse 75
Ulmenrinde 80, 109, 111
Umgebung negative 77
Umschläge, feuchte 67
Umwege 159
Unausgeglichenheit 48
Unbeherrschtheit 128
Unendlichkeit 15, 17, 26, 28, 57, 95, 99, 100, 102, 107, 124, 125, 160, 166, 198, 200, 204, 243, 290
Unentschlossenheit 146
Unerklärliches 159
Unermüdlich 221
Unerschöpflichkeit 17, 28, 46
Unfruchtbarkeit 120
Ungebildet 239
Ungerechtigkeit 192, 239, 276
Ungeziefer 143
Unglück 138, 215, 254
Unglückszahl 260
Unheil 261
Universell 99, 243
Universität 260
Universum 169, 185
Unkenntnis 225
Unmoral 13, 43, 60, 139, 183, 273, 276
Unmündigkeit 121
Unnachahmbar 27
Unreif 247
Unreinheit 59, 68, 153, 284
Unschuld 57

Unselbständigkeit 99, 133, 139
geistige 29
Unsicher 95
Unsinn 163
Unsittlichkeit 139
Unsterblichkeit 24
Unterdrückung 97, 253, 256
Unterkleider 67
Unterleib 38, 44, 67, 75, 178
Blutandrang 111, 273
einziehen 42
Muskeln 33, 117
Senkung 265
stützen 40, 41
Verlagerung 39, 115
Unterricht 276
Unterschätzung 214, 256
Unterscheidungsgabe 68, 281
Unterschiedlichkeit 202
Unterschied der Geschlechter 95
Unterwürfigkeit 17
Untreue 230
Unvermeidliches 106
Unvernünftig 239
Unwissenheit 11, 12, 76, 98, 99, 139, 170, 187, 222, 224, 259, 276
Unwohlsein 85
Urbevölkerung 130
Urchristen 180, 183, 206
Urlicht 153, 154, 176
Ursache 17, 26, 261
Ursamenzellen 120
Ursonne 152
Ursprünglichkeit 107
Urteil 18, 68, 131, 135, 145, 212, 262
-sfähigkeit 120
-svermögen 31, 37, 68
Urzelle 105, 154, 156, 160
Urzustand 199

V

Variationen 91
Vater 13, 76, 93, 203, 210, 224, 236, 284
Vegetarisch 71
Veilchenwurzelpulver 56
Venus 40
Verantwortung 19, 31, 98, 174, 189, 224, 239, 243, 257
der Mutter 13, 96, 179
Verbesserungen, vermeintliche 62
Verbindung
geistige 211
harmonische 97
mit Gott 19
Verblödung 13
Verbrechen 207, 240, 251, 254
Verbrecher 60, 231, 258
Verbrennungen 176
Verdammnis 92
Verdauung 46, 69, 75, 79, 84
-sorgane 58, 70, 272
-sschwäche 60, 61, 263
Veredlung 30, 89, 90, 95, 111, 151, 165, 170
Vererbung 25
Verfall 48, 207
Verfassung 19
Verfeinerung 25, 93, 123
Vergangenheit 18, 96, 165, 216, 231, 240, 244, 268
Vergebung der Sünden 183
Vergeistigung 21, 27, 93, 206, 269
der Materie 41, 42
Vergessenheit 268
Vergeudung 26
Vergewaltigung 229
Vergnügungen 71
Verheißung 22
Verjüngung 107, 111, 115, 142, 169, 182, 183
Verklärung 206
Verleumdung 164
Vermischung 130
Vermittler 258
Vernunft 244, 284
Verrat 230
Versäuerung 83, 110, 213
Verspannung 227
Verstand 81, 137, 173, 244, 255
Verstopfung 51, 59, 60, 61, 67, 84
Verteilung der Güter 212
Vertrauen 255, 279
Vertreter 32
Verunreinigung 69, 100
Vervollkommnung 69, 90, 92, 99, 144, 161, 190, 241, 243, 289
Verwandte 76

Verwesung 161
Verwirklichung 44, 98, 158, 212, 221, 267
Verzweiflung 29
Vielesser 75
Violettstrahlen 144, 155, 178
Virginität 183
Vitamine 47, 52, 161, 162
Volk 43, 61, 96, 187, 192, 215, 217, 218, 235, 240, 241, 254
  -sbelehrung 231
  -sheilmittel 72
  -ssitte 72, 143
  Denkweise 258
Völkerwanderung 130
Vollkommenheit 11, 14, 23, 24, 31, 42, 96, 154, 171, 187, 190, 208, 237, 251
Vollmond 103, 105, 110, 228
Voraussetzungen 24
Voraussicht 224
Vorbeugung 108
Vorbild 14, 43, 140, 171, 193, 214, 223, 239, 250, 256, 264, 276
Vorfahren 69, 127, 188
Vorgeburtlich 31, 91, 94, 254, 255, 288
Vorhaut 128, 265
Vorsteherdrüse 95, 119, 122, 123, 126, 135, 137, 147
Vorurteil 29, 37
Vorwürfe 20

W

Wachstum 25, 45, 90, 94, 104, 105, 120, 122, 161, 179, 245, 269, 282
Waden 43, 139, 178
Wahl, freie 69, 76, 100, 185, 189, 204, 243, 244, 271, 289
Wahrheit 29, 37, 85, 98, 157, 197, 276
Warmhaltung 108
Waschungen 132
Wasser 94, 144, 147, 273
  -anwendungen 74
  -kresse 83
  -Kur 138
  destilliertes 55, 78, 79, 138, 272
  kaltes 136, 263
Was hält mich zurück? 259
Wechselbäder 136
Wechseljahre 106
Wechsel der Beschäftigung 141
Wecker 140
Weiblichkeit 90, 238
  vollkommene 222, 252
Weihnachten 183, 187, 192
Weinessig 113
Weingeist 146
Wein des Lebens 127
Weise 97, 162, 164, 169, 170, 182, 224, 229
Weisheit 19, 71, 125, 128, 156, 157, 182, 188, 193, 197, 255, 284
  -sschulen 19, 98
Weißkraut 263
Weistum 127
Weizen 66, 83, 250, 263
  -gries 272
  -kleie 67, 106
  -schleim 81, 82, 115, 129
  für Mütter 265
  gedämpfter 273
Welt 180, 217, 242
Weltall 17, 155, 160, 162, 167, 168, 204, 243
Weltanschauungen 29
Weltenseele
  -geist 24
Weltmacht-Nation 19
Weltverbesserung 43
Wermut 65
Wesen
  der Frau 98
  göttliches 28
  höheres 89, 91
Wetter 176
Widerstandsfähig 48, 60, 95, 173
Widerwärtigkeiten 268
Wiederbelebung 162
Wiedergeburt 20, 21, 27, 28, 31, 57, 90, 92, 93, 130, 164, 165, 168, 179, 180, 184, 186, 187
  -skunde 29, 30, 32, 130, 232, 290

Wiedergeburt
-sprinzipien 32
-svorgang 92, 95, 228, 269
-szustand 90, 100
aus Wasser und Geist 93
der Frau 107
verhindern 53
Wiederverkörperung 186
Wildheit 131
Willen 93, 200
-skraft 46, 139, 275
-sschwäche 263
Abbas 76
eigener 257
freier 69, 76, 100, 185, 204, 243, 244, 271, 289
Gottes 185
Willkür 12, 212, 222, 239
Winter 101, 103, 143, 184
-sonnenwende 178
Wirbelsäule 51, 115, 147
Wirtschaft 33
Wirtshaus 220
Wissenschaft 30, 44, 72, 73, 93, 126, 193, 231, 253, 289
Dogma 106
Witterung 102, 137, 178
Witz 213
Wöchnerin 265
Wohlfahrtspflege 28, 143
Wohlstand 14
Wohnung 144
Wunder 152, 180, 183, 260, 261
Würde 213, 222
Wurm-Kuren 55
Würmer 53
Wurzel 123, 143
-schnitt 129
Wüste 189

Y

Yatha ahu 145
Yima-Übung 75

Z

Zähne 80
Zarathustrismus 179, 182, 239, 283
Zaubertrank 94
Zehn-Gebote 19
Zeichensprache 279
Zeit 28, 92, 97, 204, 220
Zeitalter 61, 72, 97, 219
neues 43, 266
Zeitgeist 14, 101, 181, 214, 242, 268, 275
Zeitung lesen 138
Zell
-Atmosphäre 162, 164, 176
-gewebe 75, 90, 161, 269
-Intelligenz 163
Zelle 91, 154, 160, 161, 245
Zendleute 71
Zentrosomen 160, 161, 162
Zeremonien 198, 224
Zersetzung 53, 175
faulige 53
Zeuge 261
Zeugung 20, 89, 154, 169, 245, 251, 252
-sakt am Morgen 252
-ssubstanz 21
Geschlechtsbestimmung 248
unmöglich 241
Vorbereitungszeit 245
Zeitpunkt 249
Ziel 30, 31, 93, 171, 244
-bewusst 164
-los 270
des Lebens 25, 151, 164
hohes 40, 43, 77, 89, 100, 151, 168, 179, 209, 226, 258, 290
Zigaretten 260
Zimtöl-Kur 145
Zimttee 33
Zirbel 22, 43, 57, 91, 147, 159, 161, 168, 270, 281
Zitronen 33, 79, 273
-Kur 54
-limonade 67
-milch 145
gebackene 54, 67
Zitwertee 264
Zivilisation 33, 193, 207, 208
Zölibat 183
Zucht 89, 274
Züchtigung 287
Züchtungen 29
Zucker 56, 67, 111
Zufall 259
Zugghetti 263

Zugluft 176
Zukunft 12, 18, 209, 210, 223, 240, 244
bessere 30, 268
der Kinder 278
der Menschheit 43
Zuneigung 221
Zunge 50
belegte 53
Zurückgezogenheit 105
Zusammenhänge 44
Zuversicht 114, 264, 283
Zwang 63, 189, 272, 280, 286
-sjacke 41
Zweifel 22
Zweigeschlechtlich 199, 245
Zweites Kommen Christi 192
Zweitgeborene 246
Zwerchfell 42, 214
-atem 262
Zwietracht 220
Zwillinge 246
Zwillingskräfte 91, 92, 152
Zwischenmahlzeiten 71
Zwischenzellen 106
Zwitter 254

Weiterführende Literatur

MAZDAZNAN

ATEM-
und
GESUNDHEITS-
KUNDE

MAZDAZNAN–Atem- und Gesundheitskunde (388 S.)

„Atem ist Leben!"

Die Atemkunst ist das A und das O.
Atem kommt von Odem und Odem ist das Leben,
das Wiederbeleben, das Bewusstsein des Lebens, das ewig ist.

Über Wert und Bedeutung des bewußt geführten Atems für die körperliche Hygiene, die leiblich-seelische Gesundheit und die geistige Entwicklung.

Inhaltsübersicht: Bewußte Atempflege – Gesichtssinn – Gehörssinn – Geruchssinn – Geschmackssinn – Tastsinn – Gefühlssinn – Panopraktik, Körperkunde – Ernährungsfragen – Nerven- und Gehirnentwicklung – Atme dich frei! – Alltagsangelegenheiten – Belehrung, Erziehung, Entwicklung – Rückgratsübungen – Ägyptische Übungen – Alles atmet.

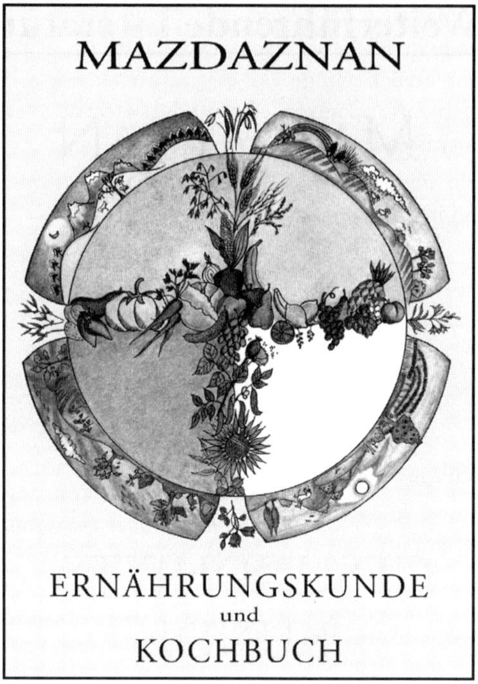

MAZDAZNAN – Ernährungskunde und Kochbuch (348 S.)

„Leben wir um zu essen“
oder
„Essen wir um zu leben“?

Glauben Sie auch, gesunde Ernährung macht zu viel Arbeit?
Glauben Sie auch, gesunde Ernährung schmeckt nicht?
Glauben Sie auch, gesunde Ernährung ist einseitig?
Glauben Sie auch, gesunde Ernährung ist teuer?
Glauben Sie auch, die Familie mag das nicht?
Glauben Sie auch, „Das hilft sowieso nicht!“?
Glauben Sie auch, „Ich kann das nicht!“?
Glauben Sie auch . . . . ?

Verschaffen Sie sich Gewissheit!

Die Mazdaznan-Ernährungskunde führt uns in die Grundprinzipien des menschlichen Lebens ein und stellt die Einzigartigkeit jedes Menschen in den Mittelpunkt.

Das Alter, die Klimazonen, die Jahreszeiten, die berufliche Tätigkeit, die Herkunft und die gesundheitliche Verfassung werden bei der Wahl unserer individuellen Ernährung berücksichtigt. Dabei ist die Mazdaznan-Ernährung keine neue „Ernährungstheorie“, sondern eine auf die Erfahrung von Jahrtausenden beruhende Lebenswissenschaft und Lebenspraxis.

Erfahren Sie mehr über die Heilwirkungen der Nahrungsmittel, die richtige Kombination und ihre Zubereitung.

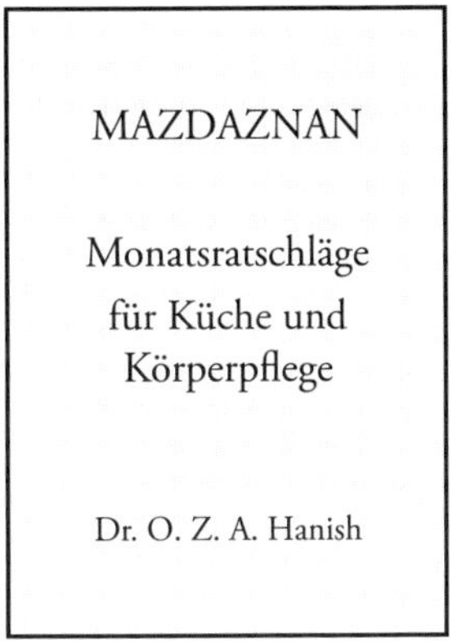

MAZDAZNAN–Monatsratschläge
für Küche und Körperpflege (258 S.)

Über die tägliche Küche und Körperhygiene im Wechsel der Jahreszeiten, mit Winken zur Herstellung und Erhaltung der Gesundheit. Die Ratschläge machen uns wieder darauf aufmerksam, dass Mutter Natur nach einem weisen Plan wirkt, zu jeder Jahreszeit etwas besonderes hervorbringt, womit sich der Mensch gesund und leistungsfähig erhalten kann, und auch mit jeder Jahreszeit wechselnde Verhältnisse schafft, aus denen wir Nutzen ziehen sollen und können, wenn wir uns diesem natürlichen Rhythmus anpassen.

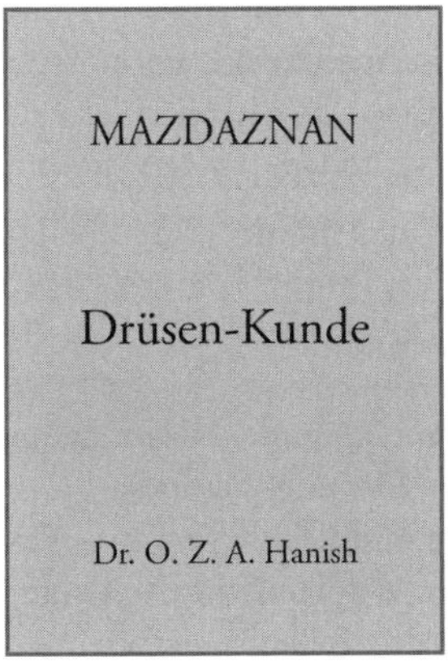

MAZDAZNAN–Drüsen-Kunde

Inhaltsübersicht: Drüsen-Kunde – Drüsen-Wesen – Hirn-Anhang – Schilddrüse – Brustbein-Drüse – Sonnengeflechts-Drüse – Neben-Nieren – Geschlechts-Drüsen – Zirbel-Drüse – Drüsen-Übungen. »Je weiter man liest, um so mehr wird es klar, dass die Drüsenkunde der Schlüssel des Weisheitstores ist und die Fülle der unendlichen Weisheit eröffnet. Nicht nur lesen muss man, sondern studieren, dann aber auch üben. Denn in der Eurhytmie der Drüsenkunde erkennt man die Entwicklung des geistigen Wesens.«

Dr. Hanish

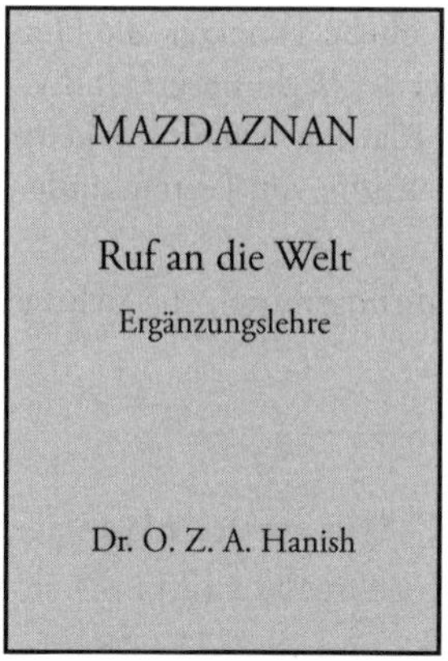

MAZDAZNAN–Ergänzungslehre

Der Ruf an die Welt/Panopraktik (248 S.)
Eine umfassende Gesundheitslehre.

Inhaltsübersicht: Der Ruf an die Welt – Wiederherstellung der Gesundheit – Krankheits-Stillstand – Krankheits-Ausrottung – Lockerung durch Panopraktik – Entwicklung durch Übung – Übungen für alle Körperteile.

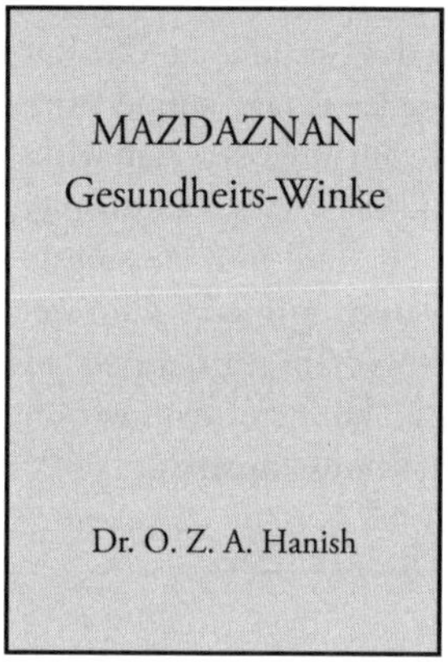

MAZDAZNAN–Gesundheitswinke (120 S.)

Wiederherstellung der Gesundheit, Krankheits-Stillstand, Chronische Krankheiten, Abwehrkraft des Atems, Vorbeugung.

Gesundheits-Winke: Atem, Asthma, Augen-Pflege, Ausschläge, Bandwurm, Blasen-Schwäche, Blinddarm-Entzündung, Durchfall, Erkältung, Fieber, Frauen-Pflege, Geistes-Krankheit, Haar-Pflege, Hämorrhoiden, Herz-Leiden, Heu-Fieber, Hühneraugen, Husten, Kinder, Klima-Wechsel, Krebs, Lähmung, Leber-, Lungen-Leiden, Magerkeit, Männer-Pflege, Müdigkeit, Nerven-, Nieren-Leiden, Rheumatismus, Schlaflosigkeit, Stottern, Verdauungs-Pflege, Vergiftung, Arterien-Verkalkung, Zahn-Pflege, Zucker-Krankheit.

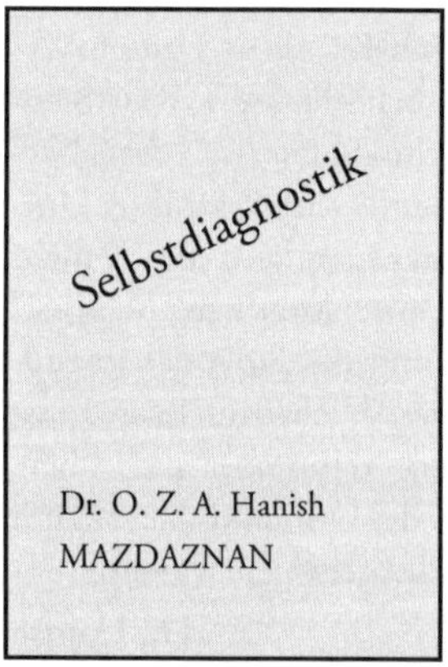

MAZDAZNAN–Selbstdiagnostik (206 S.)

Sich selbst diagnostizieren und sich seines Wesens kundig zu werden, ist eine der größten Leistungen im Leben. Sobald wir uns selbst kennen lernen, bekommen wir Selbstvertrauen, finden unsere Stärken und Schwächen heraus, können vergleichen und ausgleichen und befähigen uns dadurch mehr und mehr, folgerichtig zu denken und zu handeln.

Inhaltsübersicht: – Grundlage und Neigungen – Die Mitgift der Natur – Dreierlei Naturell – Der intellektuelle, spirituelle und materielle Typ – Variationen – Grundlinien der Heilkunst – Vorgeburtliches – Das Gesetz der Vollkommenheit.

MAZDAZNAN

Natürliche und harmonische Gesundheitspflege (97 S.)

Inhaltsübersicht: – Grundlage und Neigungen – Unnatürliche Körperzustände – Unnatürliche Gehirnzustände – Beziehungen im Körper – Drüsentätigkeit – Leistungssteigerung – Begriffsvermögen – Feingefühl.

MAZDAZNAN–Selbsterziehungs-Kunde (186 S.)

Inhaltsübersicht: – Gedankenlauf – Selbstbewußtsein – Schöpfertum – Zeitgeist – Erziehung des Denkens – Möglichkeiten und Erfolge – Fortschritt – Vergegenwärtigung des Gedankens – Abstraktes Denken – Ausgleichungen – Ergebung – Vervollkommnung – Zügeln und Lenken – Freie Wahl

---

MAZDAZNAN–Harmonie–Kunde (147 S.)

Inhaltsübersicht: – Der Grundton – Die Vokale – Die Tonleiter – Erste bis sechste Harmonie-Übung – Meisterung der Materie – Geistiges Üben – Ton-Lenkung – Musik als Wegbereiter – Das Schwingungsgesetz – Universelle Harmonie – Unser Instrument – Reflektion und Refraktion – Lichtschwingungen – Druck und Gegendruck – Künstlertum – Melodien.

MAZDAZNAN–Bambino Bezzari (157 S.)

Ein autobiografischer Einblick in das Leben von Dr. Hanish. Inhaltsübersicht: – Erfahrungen – Beobachtungen – Folgerungen.

MAZDAZNAN–Ainyahita in 23 Perlen (235 S.)

Die Weisheiten der hl. Ainyahita, die sie vor nunmehr ca. 10 000 Jahren auf Steintafeln der Nachwelt hinterlassen hat. In der Übersetzung von Dr. O. Z.A. Hanish sind uns 23 dieser Steintafeln als ein Dokument aus uralten Zeiten übergeben worden.

Inhaltsübersicht: – Mazda und Ainyahita – Ainyahita in Mazdas Gegenwart – A. und ihre Verbundenheit – A. und ihr guter Gedanke – A. auf dem Kampffelde – A. und ihre Frawaschis – A. und der Herr der Heerscharen – A. am Altar des Mana-Sees – A. und der Alte der Zeiten – A. und die Schlange – A. und die Auferstehung – A. und der Schatten – A. und der Ahnenstein – A. und die Elementargeister – A. und die Erlösung der Erde – A. und die Stimme – A. in ihren Gebeten – A. und der Geist der Erde – A. und der Geist der Ausgleichung – A. und Mithra – A. und der Ahnengeist – A. und der Gesalbte des Herrn – A. und der Herr der Herren

MAZDAZNAN–Yehoshua, Das Leben Jesus (242 S.)

Inhaltsübersicht: – 1.Teil: Yehoshua Nazir, Jesus der Nasiräer. – 2.Teil: In den Tagen des Augustus. – 3.Teil: Die geistige Verfassung der Zeit Yessus. – 4.Teil: Jesus im Licht der Mazdaznan–Botschaft.

MAZDAZNAN–Imanuel 1925 (Meistervorträge)
Band I+II (gesamt 358 S.)

Aus dem Inhalt: Die Mazdaznan-Wissenschaft – Verbreitung der Lehre – Entwicklungs-Lehre – Erziehungs-Lehre – Vollkommenheits-Lehre – Mechanik der Vollkommenheit – Frei denken lernen – Sich selbst erziehen – Warum bin »Ich« hier? – Die einzige Schöpferkraft – Die Naturgesetze erfüllen – Das Bindemittel der Ewigkeit – Der Buchstabe tötet – Das Ziel unserer Entwicklung – Das Gesetz der Vollkommenheit – Selbstentwicklung – Das auserwählte Volk – Die umwälzende Luftdruckidee – Das erste Gesetz der Ökonomie – Die Talente anbringen im Alltag – Gedankenübertragung – Die Lehre der Unendlichkeit – Äther-Schwingungen – Das Gesetz der Intus-sus-zeption – Das Gesetz der Introspektion – Leibeigenschaft – Das Gehirnwesen entwickeln – Übungen zur Erweiterung im Denken – Nach der Erziehung die Entwicklung – Der Göttliche Atom – Mitotische Teilung – Verwirklichung.

MAZDAZNAN–Das Evangelium des Lebens (263 S.)

Inhaltsübersicht: – Chrystosgedanke – Abstrakter Gedanke – Göttlicher und weltlicher Atom – Intelligenz und Materie – Gedanken-Kontrolle – Intelligenzen und Energien – Bewußtseins-Stufen – Harmonische Konzentration – Wegbereiter der Menschheit – Herzgedanke – Abendmahl – Erleuchtung – Talente – Alpha und Omega – Der verlorene Sohn – Individuelle Lebensschule – Schöpfertum – Ungehobene Schätze – Atomzeitalter – Worte der Seeligkeit – Männer und Frauen Gottes – All-Bewußtheit – Himmlische Berufung – Erlösung – Ehre sei Gott – Wahrheit und Auslegung – Wunder? – Heilandswissenschaft – Gottesbegriff.

MAZDAZNAN–Offenbarungen 1931 (Meistervorträge) (288 S.)

Aus dem Inhalt: Was ist der Mensch? – Selbstbewertung – Sünde – Talente – Recht und Wahrheit – Das Auge Gottes – Harmonie – Freie Energie – Körper und Gehirn – Selbstdiagnostik – Selbsterkenntnis – Reflektion und Refraktion – Irdische und himmlische Scheibe – Der statische Zustand – Das Herz – Vergeistigung – Die Macht des Gedankens.

MAZDAZNAN–Offenbarungen 1932 (Meistervorträge) (352 S.)

Aus dem Inhalt: Der Zweck unseres Daseins – Der gleiche Entwicklungsweg für alle – Die Erkenntnis erweitern – Entdecker- und Erfindergeist – Ökonomischer vorgehen – Äußere und innere Massage – Druck und Gegendruck – Lungen- und Herzmuskeln – Die 3 Gehirnanlagen – Das innere Auge – Selbstvertrauen – Körperkunde für Männerpflege und Frauenpflege – Der Staat, die erweiterte Familie – Arbeitsbeschaffung – Steuerentlastung – Finanzwesen – Handel und Verkehr – Individuelle Freiheit.

MAZDAZNAN–Biblische Gegenwart (128 S.)

Inhaltsübersicht: – Bibel ein Leitfaden der Kultur – Schöpfung – Gedanken sind Dinge – Sünden der Väter – Macht des Gedankens – Gemeinschaftsgeist – Chrystos-Botschaft – Bücher der Bibel – Offenbarung Johannis – Satanas – Taufe – Abendmahl – Lama Sabachthani – Judas Ischariot – Christenheit – Islam – Entwicklungspause – Mazdaznan – Blick in die Zukunft.

MAZDAZNAN–Weisheitsbuch (266 S.)

Inhaltsübersicht: – Gesetz und Ordnung – Vorwärts und Aufwärts – Ich und die Unendlichkeit – Vergeistigung – Eingebung und Offenbarung – Das innere Licht – Das Auge des Allmächtigen – Riten und Symbole – Verantwortung der Frau – Klarheit – Kenntnis – Verwirklichung

---

MAZDAZNAN–Lebensfragen (214 S.)

Inhaltsübersicht: – Was weiß ich von Mazdaznan? – Was lehrt mich die Schöpfungsgeschichte? – Wer bin ich? – Begreife ich Gottes Allgegenwart? – Ob auch Gott in mir regiert? – Warum bin ich hier? – Bekenntnis oder Erkenntnis? – Warum innerwärts schauen? – Wie weit reicht mein Glauben? – Habe ich Selbstvertrauen? – Werden mir Offenbarungen? – Kenne ich die Naturgesetze? – Halte ich Ordnung? – Gegensätze oder Ausgleichung? – Wie denke ich? – Wie weit reicht mein Denkvermögen? – Nutze ich meine Wahlfreiheit? – Bin ich erfinderisch? – Habe ich den richtigen Beruf? – Wie helfe ich mir selbst? – Mitleid oder Gerechtigkeit? – Was weiß die Frau von sich? – Was weiß der Mann von sich? – Bin ich ein Kulturmensch? – Kann ich abstrakt denken? – »Jetzt ist die angenehme Zeit!« Auch für mich?

MAZDAZNAN – Gegenwartsmenschen

(58 Kapitel auf 298 S.)

Einige Kapitel: Recht und Ordnung – Prinzip und Gesetz – Das ewige Leben – Erkenne dich selbst – Selbst-Kontrolle – Freiheitlich denken – Zurück zur Natur – Konzentration – Erleuchtung – Was ist Wahrheit? – Der Erfindergeist – Die ewigwirkende Intelligenz – Das Herzensgefühl – Höhere Schwingungen – Der individuelle Atem – Die Luftdruck-Idee – Die Erhaltung der Körperzellen – Die Ernährungsfrage – Vorgeburtliche Einflüsse – Heilandskinder – Eltern-Pflichten – Der Ruf an die Frau – Der Tag des Heils.

MAZDAZNAN–Das deutsche MANTHRA (252 S.)

Mazdaznan in Lied und Gebet

Inhaltsübersicht: – Mazdaznan – Der Ruf an die Welt – Mazdaznan im Lied – Wie wir singen sollen – Liedertexte – Mazdaznan im Gebet – Wie wir beten sollen – Mazdaznan: Gebete, Erklärungen, Anrufungen – Ainyahita: Aus den 23 Perlen – Avesta: Gatha und Manthra – Gnostische Lob- und Preislieder – Omar Khayyam: Aus seinen Rubayat – Bambino Bezzari: Inspirationen – Mazdaznan in Zusammenkünften – Fasten-Andachten – Tagessprüche: 11 Spruchreihen – Wort-Erklärungen.

Das Wunschkind (128 S.)

Inhaltsübersicht:

Geleitworte von Mutter Maria Hilton und David Hamburger Dr. Hanish: Intime Studien – Ehegeheimnisse – Natur-Gesetzmäßigkeiten – Sexualität, das Eheproblem – Sexualität, das philosophische Problem – Sexualität, das biologische Problem – Die vollkommene Umarmung;

A. Schröder: Emanzipation;

M. Geldmacher: Das Wunschkind – Der Menschheit Sehnsucht – Vorbereitung und Zeugung – Die Zyklen der Frau – Geschlechtsbestimmung – Die Schwangerschaft – Vorgeburtliche Erziehung – Die erste, zweite, dritte Periode – Allgemeine Winke – Vorbereitung zur Geburt – Die Geburt – Die Pflege des Neugeborenen, der Mutter, des Kleinkindes – Die Ernährung des Kindes – Anhang: – Erstlingsausstattung – Ausrüstung zu Geburt und Wochenbett – Erläuterungen Mutter und Kind – Rezepte für Mutter und Säugling – Ernährung während der Schwangerschaft – Schlußwort;

G. Schröder: Zur Entstehung dieser Schrift

Frauen-Buch (112 S.)

Zeitgemäße Frauenpflege von Dr. med. N. Müller

Der erste Teil des Buchs macht, unterstützt von 10 anatomischen Tafeln, die Frau mit dem Wunderbau der weiblichen Organe bekannt.

Der zweite Teil deckt die Zusammenhänge auf zwischen Gesundheit und Drüsensystem und geistiger Entwicklung, als deren Folge Glück und Erfolg in Beruf und Ehe sich einstellen. Der dritte Teil, aus der Feder von Frau Elisabeth Müller, der Gattin des Autors, gibt schließlich die praktische Anleitung zur Frauenpflege, ergänzt durch eine kurze Einführung in Atemschulung und Gymnastik.

Diätetische und kosmetische Ratschläge beschließen das Buch.

Männerbuch (82 S.)

Die sexuelle Aufklärung des Mannes von Dr. med. N. Müller

Mit anatomischen Illustrationen und Anleitung zu einer wissenschaftlichen Pflege. 14. Auflage.

Das Buch ist für jeden vorwärtsstrebenden Mann ein unentbehrlicher Führer. Von einem befreienden Gesichtspunkt aus klärt es auf über das Wesen der Geschlechtlichkeit und zeigt einen sicheren Weg, wie die sexuellen Kräfte zur körperlichen Gesundung und zur geistigen Entwicklung der Persönlichkeit schöpferisch verwertet werden können.

Kontaktadressen

Mazdaznan im Internet: www.MAZDAZNAN.de

Literatur - Informationen - Seminare:

Lichtweg Arbeitsgemeinschaft
Seesener Str. 15, D - 31167 Bockenem
☎ 05067 - 6362
Fax: 05067 - 2280
Lichtweg@Mazdaznan.de

Wassermann Arbeitsgemeinschaft
Zur Ziegelhütte 13, D - 76228 Karlsruhe
☎ 0721 - 94531-44
Fax: 0721 - 94531-48
Wassermann@Mazdaznan.de